中国肥胖预防和控制蓝皮书

CHINA BLUE PAPER ON OBESITY PREVENTION AND CONTROL

编　著　中国营养学会

主　编　王友发　孙明晓　杨月欣

北京大学医学出版社

ZHONGGUO FEIPANG YUFANG HE KONGZHI LANPISHU

图书在版编目（CIP）数据

中国肥胖预防和控制蓝皮书/中国营养学会编著
．—北京：北京大学医学出版社，2019.3（2021.11 重印）
ISBN 978-7-5659-1776-9

Ⅰ.①中… Ⅱ.①中… Ⅲ.①肥胖病—防治—研究报告—中国 Ⅳ.①R589.2

中国版本图书馆 CIP 数据核字（2019）第 059199 号

中国肥胖预防和控制蓝皮书

编　　著：中国营养学会
出版发行：北京大学医学出版社
地　　址：（100191）北京市海淀区学院路 38 号　北京大学医学部院内
电　　话：发行部 010-82802230；图书邮购 010-82802495
网　　址：http://www.pumpress.com.cn
E - mail：booksale@bjmu.edu.cn
印　　刷：北京溢漾印刷有限公司
经　　销：新华书店
策划编辑：赵　莳
责任编辑：袁朝阳　张立峰　　**责任校对**：靳新强　　**责任印制**：李　啸
开　　本：710 mm×1000 mm　1/16　　**印张**：16.25　　**字数**：305 千字
版　　次：2019 年 3 月第 1 版　2021 年 11 月第 4 次印刷
书　　号：ISBN 978-7-5659-1776-9
定　　价：65.00 元

编者名单

主　编　王友发　孙明晓　杨月欣

编　委　（按姓氏笔画排序）

于冬梅	教授	中国疾病预防控制中心营养与健康所
王友发	教授	西安交通大学全球健康研究院和公共卫生学院
王丽敏	教授	中国疾病预防控制中心慢性非传染性疾病预防控制中心
王京钟	教授	中国疾病预防控制中心营养与健康所
王惠君	教授	中国疾病预防控制中心营养与健康所
成　果	教授	四川大学华西医学院公共卫生学院
米　杰	教授	国家儿童医学中心（北京）　首都医科大学附属北京儿童医院
安　楠	教授	国家体育总局运动医学研究所
孙长颢	教授	哈尔滨医科大学公共卫生学院
孙明晓	教授	北京怡德医院
李兆萍	教授	美国加州大学洛杉矶分校医学院
杨月欣	教授	中国疾病预防控制中心营养与健康所
杨振宇	教授	中国疾病预防控制中心营养与健康所
杨晓光	教授	中国疾病预防控制中心营养与健康所
何更生	教授	复旦大学公共卫生学院
何玫子	教授	美国得克萨斯州大学
赵文华	教授	中国疾病预防控制中心营养与健康所
徐　斐	教授	南京市疾病预防控制中心
常翠青	教授	北京大学第三医院运动医学研究所
谢敏豪	教授	国家体育总局运动医学研究所
翟　屹	教授	首都医科大学附属北京天坛医院

秘书组　朱欣娅　薛　宏　程亚芬

序　言

肥胖是威胁人类健康最严重的慢性病之一。目前全球范围内约40%的成年人肥胖或超重，而儿童超重和肥胖患病率的上升，会使整个生命周期内慢性疾病的发病率明显升高。肥胖及其相关疾病已成为全球性的重大公共卫生问题。

我国政府高度重视居民营养改善与慢性病防治工作。《“健康中国2030”规划纲要》和《国民营养计划（2017—2030年）》均把控制肥胖作为重要工作内容。国家卫生健康委员会（简称卫健委，原国家卫计委）和有关部门联合发起的“三减三健，迈向健康”主题行动，即“减盐、减油、减糖，健康口腔、健康体重、健康骨骼”，作为现阶段活动的具体内涵和目标。希望能以此次行动为指引，采取具体可行的措施，遏制慢性病高发态势，不断改善居民营养健康状况。

中国营养学研究是我国肥胖预防与控制的基础之一。希望《中国肥胖预防和控制蓝皮书》的出版，推动我国肥胖与慢性病防控领域工作的全面开展，在全社会力量的共同参与下，将肥胖的预防和控制贯穿整个生命周期，有效地改善居民生活质量，降低肥胖造成的各种经济和社会负担，为大众造福，为“健康中国”建设贡献力量。

王陇德院士

中国营养学会荣誉理事长

中华预防医学会会长

第十一、十二届全国人大常委

2018年12月

前　言

肥胖是威胁全球和我国居民健康的严重问题。在过去的30年里，超重和肥胖人群的数量在全国范围内有了惊人的增长。超重和肥胖的患病率不仅在城市而且在农村也显著增高。最新全国数据显示，我国超重和肥胖的比例为监测人数的40%以上。儿童中也有10%～20%肥胖或超重。肥胖是发生慢性病的主要危险因素，80%以上的2型糖尿病与超重和肥胖相伴；同样，肥胖与高血压、高血脂、高血糖等心脑血管病的高危因素有密切关系。世界卫生组织（World Health Organization，WHO）早就定义了肥胖为一种疾病。在此大背景下，中国营养学会在2015年组织国内外知名专家学者成立了中国营养学会肥胖工作组，从多角度、多层面，全方位地针对肥胖的流行、危害、诊断、治疗、预防等领域进行最新文献的归纳和讨论，制订中国肥胖的防治策略和管理措施，编写了《中国肥胖预防和控制蓝皮书》（简称《蓝皮书》）和简要本。

该书编者均在肥胖研究和临床治疗中有多年经验，编写过程中，参考了国内外相关的最新研究和指南，涵盖了个体、群体与公共卫生及政策等多方面内容。《蓝皮书》共有七章，包括概览，中国肥胖流行现状，肥胖的筛查与诊断，肥胖的预防和全生命周期控制，肥胖的治疗，肥胖干预项目的实施、督导、评价，中国肥胖预防控制与治疗政策。特别是明确了不同人群肥胖的诊断方法、干预流程，以及针对群体的行为干预，实施、督导和效果评价，提出了适合中国情况的以饮食和运动干预为主的肥胖预防策略的相关建议。

《蓝皮书》为肥胖与超重的防治提供了基于循证医学证据的适宜技术、典型方法和不同层面的政策建议。该书的出版旨在为我国肥胖人群的预防和治疗在技术层面提供全面的参考，推动今后肥胖的防控和科研工作，同时，倡导全社会动员和国际交流，遏制肥胖的发生、发展。

基于相关研究领域研究的不断发展和应用层面的需要和广泛性，欢迎读者来信来函，提出宝贵意见，以便更加完善。请联系cns@cnsoc.org。

杨月欣
中国营养学会
2018年12月

目　　录

第一章 概 览

章节综述

目前，中国已经成为世界上超重和肥胖人数最多的国家，约42%的成年人和16%的儿童青少年超重或肥胖。超重和肥胖的预防工作刻不容缓。肥胖是指脂肪在体内过度堆积达到危险的程度，造成人体器官和系统的功能损伤，最终导致其他慢性疾病发生的一种疾病。肥胖以体内脂肪堆积过多和（或）异常分布为特点，早在1948年就被列入国际疾病分类名单（ICD编码E66）[1]。

体重是否健康可以根据身体脂肪成分或者体重与身高比的相关指标判定，但是在成年人和儿童青少年中的判定标准不同。

人体体内脂肪的形成是一个缓慢而长期的过程，不论是体内脂肪细胞数量还是细胞内脂肪含量的过度增加，都会对机体健康造成不利影响。在这种不利影响的长期作用下，机体会进行代偿性的调节和修复，但是肥胖的危害是长期持续存在的。

肥胖对人体健康危害的特点表现为渐进性和持续性的损伤[2-3]。肥胖的治疗并无先进医疗手段，也没有长期有效的方法，所以肥胖的预防非常重要，平衡膳食和良好生活方式对长期保持健康的体重非常重要。

第一节 背景和目标

肥胖的快速增加和广泛流行已经构成威胁全球健康的严重问题。在过去的几十年里，超重和肥胖人群的数量在世界范围内已达到惊人的水平，目前全球范围内约40%的成年人超重或肥胖[4]。超重和肥胖增加很多慢性疾病的风险，而儿童超重和肥胖患病率的上升则会使慢性非传染性疾病在整个生命周期内的发病率升高[2]。肥胖的流行是全球经济发展以及人们不良生活方式流行的结果，超重和肥胖的患病率不仅在发达国家增加，在发展中国家也迅速增加，肥胖及其相关疾病已成为全球性的重大公共卫生问题[3]。近年来，一些中低收入水平国家包括中国和墨西哥等，超重和肥胖人口的快速增加更加引人瞩目。

一、中国与全球肥胖现状

（一）中国居民肥胖现状及流行趋势

目前，中国已经成为世界上肥胖和超重人数最多的国家，约 42％的成年人和 16％的儿童青少年肥胖或超重。同时，预期今后肥胖和超重患病率还会持续上升（见图 1-1、表 1-1、表 1-2）[5]。肥胖和超重的预防工作刻不容缓。为了了解我国居民营养和慢性非传染性疾病状况的变化，“中国居民营养与健康监测”项目和“中国居民健康与营养调查”项目组在过去 20 年中进行了多次大规模人群营养流行病学调查。“中国居民营养与健康监测”是全国代表性的居民营养监测，1992、2002 和 2012 年的监测结果显示出中国居民中肥胖流行现状和持续增加[5-7]。“中国居民健康与营养调查”项目是从 1989 年开始的有关中国居民膳食营养变迁的队列研究项目，抽样范围涵盖黑龙江等九个省份，且 2011 年增加北京等直辖市样本[7]。1989—2011 年对队列人群进行了九次追访，多时点详细描述了中国居民肥胖流行趋势。根据中国疾病预防控制中心、国家心血管病中心、国家癌症中心近年来的监测、调查的最新数据，结合国家统计局等部门人口基础数据，国家卫生健康委员会组织专家综合采用多中心、多来源数据系统评估、复杂加权和荟萃分析等研究办法，发布了最新数据《中国居民营养与慢性病状况报告（2015 年）》[8]。

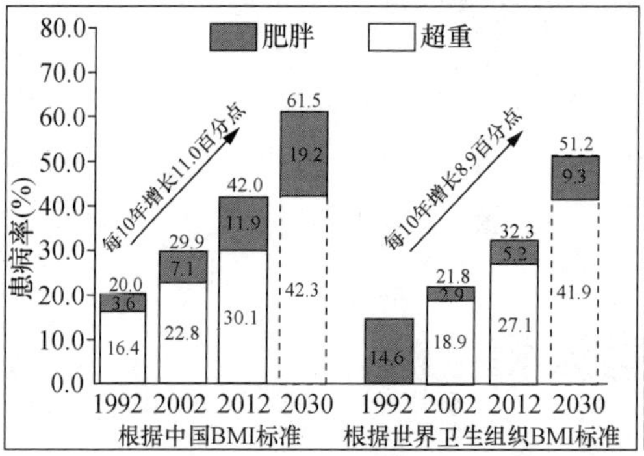

根据1992、2002和2012年中国居民营养与健康状况监测数据（王友发等，未发表研究结果）

（1）成人肥胖和超重的流行趋势

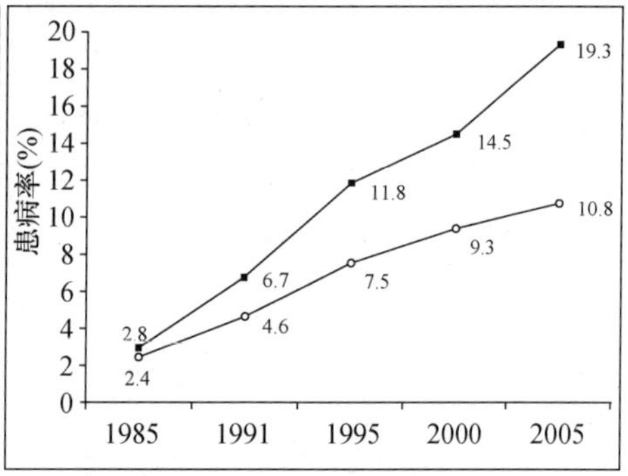

注：上边曲线为男孩，下面曲线为女孩。来自Ji CY, Cheng TO. Epidemic increase in overweight and obesity in Chinese children from 1985 to 2005. Int J Cardiol. 2009 Feb 6；132（1）：1-10.

（2）儿童青少年肥胖和超重的流行趋势

图 1-1 中国成人和儿童青少年中肥胖和超重的流行状况及趋势

最新的中国居民营养与健康状况监测结果表明，我国成年居民超重率达到30.1%，肥胖率达到11.9%，两者合计为42.0%[8]。2012年，中国约有4.4亿成年人超重，其中近1.3亿人肥胖。2012年，我国成年居民中心型肥胖率为25.7%，男性中心型肥胖率（26.0%）略高于女性（25.3%）。

2002—2012年，我国6～17岁儿童青少年超重率上升了5个百分点，肥胖率上升超过4个百分点，我国学龄儿童、青少年中超重和肥胖率已经达到16%，男孩现患率明显高于女孩，几乎可以达到2倍[7-8]。

表1-1 中国居民（成年人和儿童）营养状况和慢性病的流行趋势，2002—2012年中国居民营养与健康状况监测数据

	2002 (%)	2012 (%)	绝对变化 (百分点)*	相对变化 (%)*
超重和肥胖率				
超重和肥胖率（成人>18岁）	29.9	42.0	12.1↑	40.5↑
超重（成人>18岁）	22.8	30.1	7.3↑	32.0↑
肥胖（成人>18岁）	7.1	11.9	4.8↑	67.6↑
超重（儿童：6～17岁）	4.5	9.6	5.1↑	113.3↑
肥胖（儿童：6～17岁）	2.1	6.4	4.3↑	204.8↑
平均身高体重				
男性身高（cm）	166.7	167.1	0.4↑	0.2↑
女性身高（cm）	155.1	155.8	0.7↑	0.5↑
男性体重（kg）	62.7	66.2	3.5↑	5.6↑
女性体重（kg）	54.4	57.3	2.9↑	5.3↑
慢性病				
心血管病（死亡率/100 000）	145.0	271.8	126.8↑	87.4↑
癌症（死亡率/100 000）	142.0	144.3	1.3↑	0.9↑
高血压患病率	18.8	25.2	6.4↑	34.0↑
糖尿病患病率	2.6	9.7	7.1↑	273.1↑
营养不良				
营养不良（成人）	8.5	6.0	2.5↓	29.4↓
发育迟缓（儿童）	6.3	3.2	3.1↓	49.2↓
消瘦率（儿童）	13.4	9.0	4.4↓	32.8↓
贫血（>6岁）	20.1	9.7	10.4↓	51.7↓
贫血（6～11岁）	12.1	5.0	7.1↓	58.7↓
贫血（孕妇）	28.9	17.2	11.7↓	40.5↓

* 绝对变化：2002年与2012年的差别（=2012−2002）；相对变化：2012年与2002年的百分比（见参考文献[7]）

表 1-2　中国 2012 年不同地区成年居民的超重及肥胖率（%，根据中国肥胖与超重诊断标准）

	超重率			肥胖率			超重和肥胖率		
	城乡合计	城市	农村	城乡合计	城市	农村	城乡合计	城市	农村
合计	30.1	32.4	27.8	11.9	13.2	10.5	42.0	45.6	38.3
男	30.3	33.8	26.9	12.1	14.1	10.1	42.4	47.9	37.00
女	29.9	30.9	28.8	11.7	12.3	11.0	41.6	43.2	39.8
青年（18～44 岁）									
小计	26.4	27.5	25.4	11.00	12.1	10.0	37.4	39.6	35.4
男	27.8	30.4	25.3	13.1	15.1	11.2	40.9	45.5	36.5
女	24.9	24.4	25.4	8.9	9.00	8.8	33.8	33.4	34.2
中年（45～59 岁）									
小计	36.9	39.1	34.3	13.9	15.1	12.5	50.8	54.2	46.8
男	35.5	38.6	31.8	12.1	14.1	9.6	47.6	52.7	41.4
女	38.3	39.5	36.9	15.8	16.1	15.5	54.1	55.6	52.4
老年（≥60 岁）									
小计	31.9	36.6	26.9	11.6	13.6	9.4	43.5	50.2	36.3
男	31.00	36.5	25.3	8.6	10.6	6.5	39.6	47.1	31.8
女	32.7	36.6	28.5	14.4	16.5	12.2	47.1	53.1	40.7

中国肥胖与超重诊断标准：超重，24≤BMI＜28；肥胖，BMI≥28。根据 2012 年中国居民营养与健康状况监测数据[3]；BMI. bady mass index，体重指数，单位：kg/m^2

（二）全球肥胖现状

肥胖已成为全球性流行病[9]。根据最新数据，全球超过 40%的成年人超重或肥胖，其中超过 13%是肥胖；4200 万 5 岁以下的儿童超重；1.55 亿（或 1/10）的学龄儿童青少年（5～17 岁）超重或肥胖[4]。肥胖成因非常复杂，除遗传等不可改变的因素外，环境因素和不良的行为习惯是主要的外因，其中不健康饮食和缺乏运动是最主要的不良行为习惯（见图 1-2）[2]。

肥胖已经成为威胁全球人类健康的严重问题。在过去的几十年里，超重和肥胖人群的数量在世界范围内已达到惊人的水平。超重和肥胖的患病率不仅在发达国家增加，而且在发展中国家也迅速增加[9]。目前全球范围内约 40%的成年人肥胖或超重[4]。全球不同国家中肥胖患病率差别很大，从＜5%至＞25%[4]。

（三）肥胖的危害

超重和肥胖增加很多成人慢性非传染性疾病的风险（见图 1-3）。儿童超重和肥胖患病率的上升可能导致慢性非传染性疾病在整个生命周期内的发病率增加[10]。肥胖还有很多其他的危害，如影响生产力，并可造成大量的经济损失。

肥胖还导致巨大的经济损失，据估计我国每年因超重和肥胖导致的经济损失约为243.3亿元，占全国医疗卫生支出约2.5%。此外，肥胖流行也会对国家安全构成负面影响，例如，由于超重、肥胖及相关慢性非传染性疾病引起青少年人群健康状况下降，征兵时的身体检查标准已被迫进行了调整。

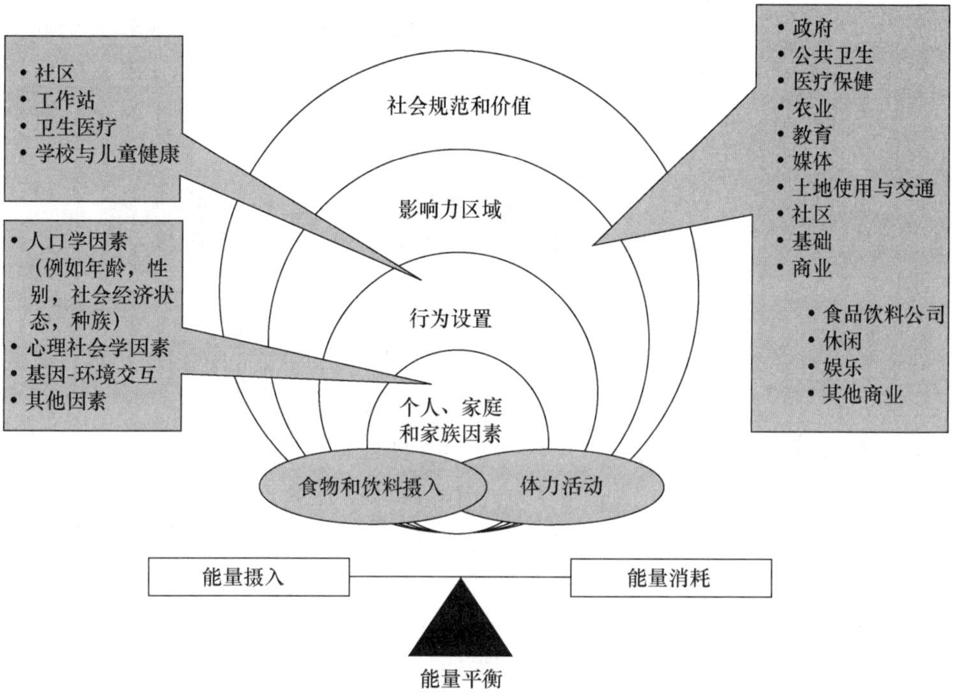

图 1-2 人群中肥胖的不同层级影响因素

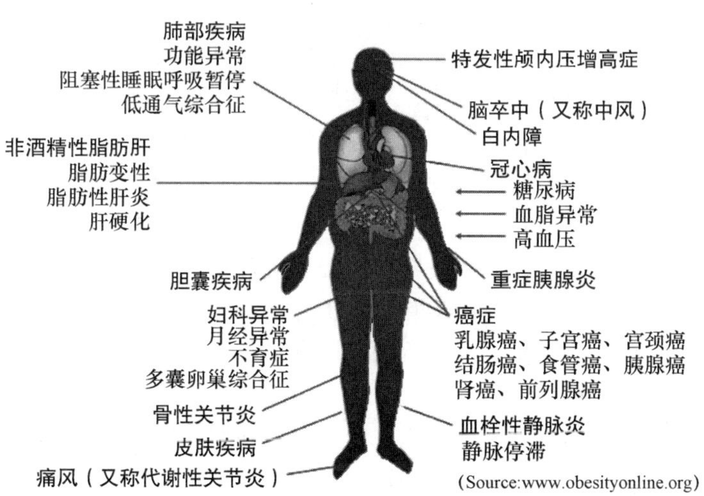

图 1-3 肥胖增加其他疾病的风险

二、《蓝皮书》的目标

我国政府和各级机构高度重视居民营养改善与慢性非传染性疾病防治工作，自 1988 年就发布了第一部居民膳食指南，2003 年（原）国家卫生部疾控司发布了《中国成人超重和肥胖症预防控制指南（试行）》，针对成年人肥胖的预防工作进行论述和指导[3]。2007 年“全民健康生活方式行动”开展，10 年间以“和谐我生活，健康中国人”为主题，以合理膳食、适量运动为切入点，在全国范围内宣传健康生活方式。2017—2025 年为该项活动的第二阶段，以“三减三健，迈向健康”为主题，由国家卫生健康委员会和有关部门联合督促，将“减盐、减油、减糖，健康口腔、健康体重、健康骨骼”作为本阶段活动的具体目标。

《蓝皮书》将继续覆盖广泛的人群和内容，为我国肥胖的预防、控制和治疗工作提供指导和帮助。希望能借此采取具体可行的措施，遏制慢性非传染性疾病高发态势，不断改善居民营养健康状况。要实现健康体重这个目标，我国急需关于肥胖预防和治疗的全面和权威的指南，以帮助指导个体、群体、社区不同层面的工作，也是对整合资源、加强多部门合作的指导。肥胖是慢性非传染性疾病的根源，与健康的关系极为密切，之前有些学术组织出台了一些针对肥胖管理的指南或共识，但由于各学术组织的专业不同，拟定的指南或共识通常有所侧重。其中，关于肥胖的外科治疗、维生素矿物质补充剂在超重和肥胖防治中的使用等均发布了共识。另外，一些与肥胖相关的疾病如糖尿病、阻塞性睡眠呼吸暂停综合征、多囊卵巢综合征、难治性高血压等的防治共识，也均涉及了肥胖管理的一些内容。由（原）国家卫生部支持发布的《中国成人超重和肥胖症预防控制指南（试行）》距今已经 10 多年，从内容到理念均有待更新[3]。

在过去的十余年间，国内外对肥胖的研究日新月异，很多新的发现和成果不断涌现。我国的情况也有很大变化，有些新的研究成果推翻了以前关于肥胖的认知。肥胖涉及遗传、认知、膳食、运动和环境等多方面因素，肥胖的发生、预防与治疗非常复杂，包括个体的、群体的、社会的乃至国际上的因素，例如国际食品贸易等。所以，建立开展有效的肥胖预防与治疗工作要考虑这些因素的复杂性。在我国，虽然健康工作者和公众对肥胖及其危害的认识逐渐加深，但是针对肥胖的预防工作较少，对肥胖的治疗管理仍存在不规范、个性化和可行性不强的问题，学术界应对近些年来不断涌现的肥胖预防治疗相关的研究成果和实际工作中出现的问题及时总结。

本研究报告由中国营养学会组织支持，联合在肥胖研究及管理领域的国内外知名学者专家，参考了国内外相关的研究，包括一些肥胖治疗与预防指南，从多角度、多层面，全方位地针对肥胖的流行、危害、诊断、治疗、预防等领域进行最新文献的总结、归纳和讨论，并针对特殊人群、特殊环境制订肥胖的防治策略和规范化的评价及管理措施等，为肥胖的防治提供参考，指导和促进我国今后肥胖的预防与治疗工作的方向和速度。

第二节 《蓝皮书》的内容

《中国肥胖预防和控制蓝皮书》包括七章，每章内容均是在进行了独立的文献检索与分析、专家组讨论的基础上完成。2015—2017 年，在该项目的设计和实施过程中，《蓝皮书》项目的领导团队，包括王友发、孙明晓、杨月欣等进行了多次会议讨论研究，专家组分别进行撰写。在整个项目进程中也获得了其他国内外相关领域内专家的帮助与支持。

一、方法

本研究报告首先开展系统的文献研究，也包括相关领域国内外专家的讨论。文献研究包括两个方面，一是检索 PubMed 等系统中最近 10 年有关中国肥胖的有代表性的人群研究文献和机构报告，结合中国疾病预防控制中心开展的全国营养与健康调查状况，归纳整理出中国肥胖最新流行状况、变化趋势、肥胖危险因素、健康后果和社会疾病和经济负担，明确中国肥胖问题的严重性、立即采取防治行动的必要性以及防治策略的总体方向和目标。二是检索医学文献数据库，例如 PubMed 和 Google Scholar 等系统中 2005—2015 年全球正式发表和公开出版的肥胖防治有关白皮书、蓝皮书、指南、行动纲要等，然后分析和梳理各个机构的关于肥胖防治指南的共性和差别，整理出目前全球关于肥胖防控的关键内容和基于循证证据的共识，为《中国肥胖预防和控制蓝皮书》提供框架和内容方面的参考。在系统文献研究的基础上，项目组综合性地从多个角度、多个层面制订蓝皮书的撰写框架，应用德尔菲法开展多轮专家咨询和专家会议讨论，确定了相关共识和政策建议等重要章节。

二、内容简介

该研究报告共分为七个专题。

第一章为概览，介绍《蓝皮书》形成的背景和过程，也强调了目前中国已经成为世界上肥胖和超重人数最多的国家，肥胖的预防工作刻不容缓。肥胖的治疗非常困难，目前国际上也没有长期有效的方法，所以肥胖的预防非常重要。

第二章为中国肥胖的流行现状，介绍了中国肥胖的流行现状、肥胖的影响因素与危害。

第三章为肥胖的筛查与诊断，介绍了身体脂肪的测量，不同年龄组、群体超重和肥胖的筛查与诊断标准，以及针对问题提出今后研究方向的建议。

第四章为肥胖的预防和全生命周期控制，介绍了肥胖的预防通则及针对不同生命周期人群的肥胖预防控制。肥胖预防以饮食和生活方式管理为主，同时针对生命早期、儿童青少年和老年人群的肥胖预防控制进行了全面的梳理和总结。

第五章为肥胖的治疗，是针对已经明确诊断为肥胖的个体如何依据规范化流程进行治疗。准确描述了限制能量摄入和增加能量消耗两方面的核心技能，以及有效的行为修正方法。

第六章为肥胖干预项目的实施、督导和评价，介绍肥胖干预项目的实施、监督、评价和政策，概述了国内外肥胖干预项目的主要模式、我国肥胖干预项目的现状和面临的问题及挑战，以及国际肥胖干预项目的经验；介绍了完成一个肥胖干预项目所需要的设计、实施和评价的全过程，同时介绍了多个行为与健康促进的理论模型和成功实践的范例。本章目的是促进中国未来的肥胖预防和治疗工作以及相关研究，为实现《“健康中国 2030”规划纲要》中提出的预防慢性病和促进公众健康的目标提供帮助[1]。

第七章是中国肥胖预防控制与治疗政策，概述了国际组织倡导的肥胖干预领域的各类政策和宣言，阐述了这些政策对肥胖干预的重要性和可持续性，同时，也列举了有代表性的国家政府在肥胖干预方面针对不同人群、不同场所的政策实例；归纳性地提出了中国肥胖干预的政策性建议。本章阐述的内容为基于中国社会、文化、经济和人文传统环境的未来肥胖干预政策设计与执行提供指导，为决策者制订肥胖预防和治疗相关政策提供可行、有效、经济和科学的建议，包括由世界卫生组织推荐，经很多发达国家努力推动的肥胖干预项目的主要模式和重点方向，包括多层次综合干预模式、多成分综合干预模式、政策和法律强制干预模式[11]。

总体来看，该研究报告直面中国肥胖流行的实际问题和症结，剖析近 20 年肥胖飞速增加的动向和原因；从科学实证出发，以解决预防和临床诊断、治疗等实际问题为目标，详实的描述、精确的专业提炼，尤其是对一些焦点问题和现象的捕捉和评述，突出显示了肥胖研究的基本现状、趋势、技术、干预措施，以及发展演变中的特点和存在问题；在国内外专家共识的基础上，提出了个体、群体的预防策略和手段，包括政府责任、营养师使命、干预策略和治疗方法。《蓝皮书》为专业人员、政府公务员，以及商业界人士提供最新指导。

第三节　肥胖的预防控制和“健康中国”建设

一、主要结论

以肥胖盛行为特点的中国慢性非传染性疾病流行，不但驱动了我国糖尿病、心血管疾病、高血压等的加速发生和发展，也揭示了膳食、运动等方面的不良生活方式在年轻人、中年人中盛行，以及社会环境、健康素养的恶化。预防和控制肥胖是“健康中国”建设中的重中之重。研究报告的主要结论包括：

1. 超重与肥胖的快速增加和广泛流行已经成为威胁全球人类健康的严重问题。在过去的几十年里，超重和肥胖在我国的增加已达到惊人的水平，2012 年全国的调查数据表明，约 42%的成年人肥胖和超重，在城市中，已经有约 50%的成人肥胖和超重，1/3 的儿童青少年肥胖和超重。

2. 超重与肥胖可以导致很多不良的健康后果和医疗费用增加，世界卫生组织定义肥胖为一种多因素的体内脂肪过度积累引起的慢性代谢性疾病。肥胖危害公众的健康，影响社会的发展。

3. 很多健康医务工作者和大众缺乏肥胖相关的知识或存在不正确的认识，因此迫切需要规范化肥胖与超重的定义、诊断、预防和治疗。同时，要加强对相关医务工作者和大众相关知识的普及教育。

4. 超重和肥胖的诊断标准中，以体重指数［body mass index，BMI（单位：kg/m^2）］为主。BMI 随年龄而变化，在儿童青少年期间，也有性别差异。各类人群中的 BMI 不对应于相同的脂肪含量。国际上多使用 BMI 临界点≥25 和≥30 分别诊断成人（部分包括青少年）超重和肥胖；我国目前建议使用 BMI 临界点≥24 和≥28 分别诊断成人超重（24≤BMI＜28）和肥胖（BMI≥28）[12]；同时用与之相对应的年龄-性别比 BMI 临界点诊断儿童青少年的超重和肥胖[13]。

5. 超重和肥胖防治策略的核心是控制饮食中总能量的摄入、增加运动量等健康的致肥胖环境与政策。肥胖成因复杂，除遗传等不可改变的因素外，不良的行为习惯，环境、社会、政策等因素是主要的外因。不健康饮食和缺乏运动是最主要的因素。

6. 在整个生命周期中，都需要维持适宜体重和预防肥胖（从怀孕前、孕期、产后到出生、婴幼儿、儿童青少年、成年，直至老年）。健康体重能减少肥胖以及相关疾病的患病风险，有效地降低肥胖造成的各种经济和社会负担。合理有效的监测和评价应该贯穿在干预项目的全过程。

7. 针对肥胖的治疗需要个性化的多维评估，结合营养状态、能量平衡、运动能力、病理生理等具体情况，制订营养、运动、药物和（或）手术等多种方式的联合治疗方案，辅以行为方式的矫正，达到治疗肥胖以及其并发症的目的。

8. 群体和社区的干预政策非常重要，多层次、多部门的合作和综合干预，政策和法律强制干预模式，以及纠正行为与健康促进的模式是项目成功的重要保障。主要政策建议包括：医疗保险政策对肥胖治疗的支持、规范开展医疗机构肥胖诊疗服务、强化医务人员肥胖防治知识和技能的培训、标准化肥胖的临床治疗、促进肥胖患者的自我管理。

我国一直重视预防为主的卫生方针，近年大力推动《“健康中国2030”规划纲要》[1]的实施，这些都为肥胖的预防干预工作提供了良好的支持。同时，另一个重要现状是我国急需推动相关科研和实际工作的开展。

二、今后重点工作建议

我国目前迫切需要建立或修订超重与肥胖的定义、诊断、预防和治疗的规范化文件、标准。身体脂肪量及分布的测量评估、“金标准”检测方法及参照标准亟待建立、修订和完善。我们需要科学并简单的工具和策略（可靠、易操作、成本低、受试者依从性好），定义或诊断超重和肥胖，制订适合的预防和治疗目标。

加强对个体肥胖患者的精准诊断和预防、治疗、控制的研究，建议以国家政策为导向，将肥胖作为一种疾病进行治疗和预防、控制，并且管理措施政策化、标准化。既需要对肥胖的诊治临床标准化，也需要将肥胖患者的生活方式管理纳入肥胖临床治疗范畴。个体化的肥胖干预项目的合理设计、实施、督导和评价非常重要；合理有效的评价应该贯穿全过程。在肥胖干预项目的设计和实施过程中，适当的行为与健康促进理论模型的运用是项目成功的重要保障。

同时，要开展关于肥胖长期后果的研究，包括对健康和经济社会后果的研究，加强全社会不同机构共同参与的肥胖预防工作，与“全民健康”和“健康中国2030”重大国家战略和相关的健康促进和慢性病防控项目相结合[1]。肥胖的预防和控制策略需要贯穿整个生命周期。在每个生命周期对可能造成肥胖的风险因素进行干预控制，才能有效地控制肥胖的发生和发展，控制肥胖相关疾病的患病风险，从而有效降低肥胖造成的各种经济和社会负担。

我国今后要加强对相关医务工作者和大众相关知识的普及教育，加快关于肥胖预防、治疗、控制相关政策法规的研究与制订和实施。整合和利用现有资源；完善国家和地方的监测系统；鼓励成本效益分析以及其他健康经济学和相关学科在政策实施中的应用；实施全方位、多层次、多方面政策和干预措施。具体干预领域应包括食品环境、人居环境和社会环境。加强与国外的交流合作，包括与“一带一路”相关的重大国家发展战略和相关项目的结合。

第四节　《蓝皮书》的使用和意义

《蓝皮书》的发表将满足国内多个领域、部门和人群的很多不同需求。《蓝皮书》包括关于临床与公共卫生及政策等多方面内容，可以供多个与健康相关单位及人员使用，例如医务工作者、科研人员、政府工作人员、健康与医学领域的学生、关注健康的非政府机构人员、其他社会团体与人员等。

2004 年世界卫生大会通过的“世界卫生组织关于饮食、身体活动和健康全球战略”（简称“战略”）描述了支持健康饮食和定期身体活动所需采取的行动。“战略”呼吁所有利益相关方在全球、地区和当地各级采取行动，改善人群的饮食和身体活动模式[11]。

2011 年 9 月，联合国大会关于预防和控制非传染性疾病问题高级别会议的政治宣言强调了改善不健康饮食和身体不活动这一状况的重要性。政治宣言承诺促进实施“世界卫生组织关于饮食、身体活动和健康全球战略”，包括酌情通过采取旨在促进健康饮食和增加所有人群身体活动的政策和行动。世界卫生组织还制定了“2013—2020 年预防控制非传染性疾病全球行动计划”，其目的是实现 2011 年 9 月经各国国家元首和政府首脑批准的“关于预防和控制非传染性疾病问题高级别会议的政治宣言”（NCDs）的承诺[14]。全球行动计划将有助于在 2025 年九个全球非传染性疾病控制目标方面取得进展，其中包括到 2025 年，非传染性疾病的过早死亡率相对降低 25%，全球肥胖率停止上升，并保持在 2010 年的水平。按照世界卫生大会决议的要求，世界卫生组织秘书处制定了 2013—2020 年非传染性疾病预防和控制全球行动计划，其中一项全球目标是将糖尿病和肥胖发生率控制在低于 2010 年的水平[14]。

“健康中国 2030”提出的一个主要目标是 2030 年中国人均期望寿命提高至 79 岁，并将符合国家体能健康标准的居民比例提高到 92.2%[1]。因此，控制作为主要死因的非传染性疾病应该成为首要核心任务。肥胖作为多方面影响健康的非传染性疾病危险因素，其有效预防对实现“健康中国 2030”的目标至关重要。

《蓝皮书》提供了肥胖相关的背景知识，例如：中国肥胖最新流行现状和发展趋势、肥胖的危险因素、肥胖的健康后果和社会疾病与经济负担；还包括肥胖预防与控制问题的专家共识，明确中国肥胖防治的优先人群、优先场所和关键环节；修订和明确不同人群肥胖的诊断方法与分级标准；提供具有适合中国情况的以饮食和运动干预为主的肥胖预防策略，包括针对特殊人群，如孕妇、婴儿和学龄前儿童、青少年、老年人的肥胖预防控制策略，以及特殊环境下的肥胖预防策略；涵盖健康行为改变、药物、手术等手段的规范化个体肥胖干预流程；还有针对群体的行为干预，生活环境改变，政策法规干预的评价、实施、监督和循环效果评价标准和规范，以及国内外针对肥胖的政策制定以及经验分享。

我们希望《中国肥胖预防和控制蓝皮书》的出版将推动今后我国肥胖与慢性非传染性疾病领域的科研工作，尤其是推动并支持多学科、多部门、多单位的国内和国际合作。《蓝皮书》的出版也将会帮助在国际上更好地宣传我国在相关领域的工作及成果。今后，在此基础上将建立更多、更详细的专门指南，促进我国肥胖和慢性非传染性疾病的预防与治疗工作。

（王友发　孙明晓　杨月欣）

参考文献

[1] 中共中央，国务院．“健康中国 2030”规划纲要．中华人民共和国中央人民政府网站（www. gov. cn），2016-10-25.

[2] 中华医学会内分泌学分会肥胖学组．中国成人肥胖症防治专家共识．中华内分泌代谢杂志，2011，27（9）：711-717.

[3] 中华人民共和国卫生部疾病控制司．中国成人超重和肥胖症预防与控制指南（试行），2003. http://www. bjcdc. org/data/upload/feipangfzzn. pdf.

[4] Romieu I，Dossus L，Barquera S，et al. Energy balance and obesity：what are the main drivers? Cancer Causes & Control，2017：1-12.

[5] Wang Y，Mi J，Shan XY，et al. Is China facing an obesity epidemic and the consequences? The trends in obesity and chronic disease in China. Int J Obes（Lond），2007，31（1）：177-188.

[6] 王陇德．中国居民营养与健康状况调查报告之一：2002 综合报告．北京：人民卫生出版社，2005.

[7] Wang Y，Wang L，Qu W. New national data show alarming increase in obesity and non-communicable chronic diseases in China. Eur J Clin Nutr，2017，71（1）：149-150.

[8] 国家卫生和计划生育委员会．中国居民营养与慢性病状况报告（2015 年）. http：//mp. weixin. qq. com/s? _biz=MjM5OTIyODc1NA==&mid=205782183&idx=1&sn=12d59495ff4866ffa0d92023e4efc40e&scene=1#rd（accessed on 23 July，2016）.

[9] Ng M，Fleming T，Robinson M，et al. Global，regional，and national prevalence of overweight and obesity in children and adults during 1980—2013：a systematic analysis for the Global Burden of Disease Study 2013. Lancet，2014 Aug 30，384（9945）：766-781.

[10] World Health Organization. Population-based approaches to childhood obesity prevention，2012.

[11] World Health Organization. Report of the commission on ending childhood obesity，2016.

[12] 中国肥胖问题工作组．中国学龄儿童青少年超重、肥胖筛查体重指数值分类标准．中国流行病学杂志，2004，25（2）：97-102.

[13] 中国超重/肥胖医学营养治疗专家共识编写委员会．中国超重/肥胖医学营养治疗专家共识（2016 年版）．中华糖尿病杂志，2016，8（9）：525-540.

[14] World Health Organization. Global action plan for the prevention and control of noncommunicable diseases 2013—2020，2013.

第二章　中国肥胖流行现状、影响因素及危害

章节综述

本章通过大量的数据资料，详细描述了中国居民超重和肥胖的现状及流行趋势；根据超重和肥胖形成的机制，从不同方面阐述了超重和肥胖相关的影响因素，以及超重和肥胖对儿童和成人各器官系统健康的危害，从而说明我国预防和控制超重和肥胖的重要性和迫切性；分析超重和肥胖的主要影响因素及其健康危害，为干预政策措施的制订与实施提供基础信息。

本章节数据资料基于“中国居民营养与健康监测”和“中国居民健康与营养调查”项目，在过去20年中进行了多次大规模人群营养流行病学调查，阐述了中国居民超重和肥胖流行现状和趋势。“中国居民营养与健康监测”结果表明，2013年，中国6岁以下儿童超重率和肥胖率分别为8.4%和3.1%；2012年，我国6～17岁儿童青少年超重率和肥胖率分别为9.6%和6.4%；18岁及以上成年居民超重率达到30.1%，肥胖率达到11.9%，与2002年全国营养与健康状况调查结果相比，超重和肥胖率均明显上升。与美国和英国比较，虽然肥胖率比美、英低，但我国居民肥胖率呈现上升趋势，美、英人群肥胖率相对稳定。

超重和肥胖的发生和发展受到多种因素的综合影响，从大的方面可以分成遗传、环境、社会等因素。在超重和肥胖的影响因素中，虽然遗传因素仍然被认为是决定肥胖的最主要原因之一，但环境因素中的饮食和身体活动对肥胖的影响同样不容忽视，特别是在居民膳食结构和生活方式变化时期采取切实可行的干预措施，引导居民膳食结构和生活方式的变化对控制超重和肥胖有不可忽视的作用。本章从影响超重和肥胖的基因入手，结合饮食、身体活动，以及心理等环境和社会因素，对超重和肥胖形成进行了全面分析。

超重和肥胖对人体健康造成的危害是渐进性和持续性的，脂肪组织过度堆积，特别是在内脏周围的过度增加，会对机体多个系统的正常生理功能造成不利影响。当机体的代偿和修复能力不足时，器官或组织继而发生相应的病理改变，

进而形成机体单一或多个系统的疾病。本章从人体循环、呼吸、运动、生殖、内分泌等系统，详细阐述了超重和肥胖对人体造成的不良影响和可能形成的相关疾病。同时从社会经济负担、对预期希望寿命的减损，以及相关疾病的死亡率角度，阐述超重和肥胖对健康的长远影响。

第一节　中国居民肥胖流行的现状和趋势

肥胖是高血压、糖尿病、血脂异常、冠心病、心肌梗死、卒中、乳腺癌等多种慢性非传染性疾病发生的主要危险因素，被世界卫生组织认定为影响健康的第五大危险因素。改革开放以来，我国居民的生活水平显著提高，居民的生活方式也发生了迅速的转变。高脂肪、低碳水化合物膳食方式，以及身体活动强度普遍下降，使肥胖率在我国各类人群中迅速上升，成为一种重要的流行病。

“中国居民营养与健康监测”和“中国居民健康与营养调查”项目是在过去20年中进行的多次具有全国代表性的大规模人群营养流行病学调查。我们利用2012年监测结果总结分析出中国居民中超重和肥胖的流行和分布规律，与2002年“中国居民营养和健康状况调查”中居民肥胖状况进行比较，全面说明中国居民肥胖流行趋势。“中国居民健康与营养调查”项目是从1989年开始的有关中国居民膳食营养变迁的队列研究项目，抽样范围涵盖黑龙江等9个省份，2011年又增加了北京等直辖市样本。1989—2011年，对队列人群进行了9次追访，多时点详细描述了中国居民肥胖流行趋势。

一、中国居民体重指数、腰围现状及变化趋势

（一）2012年中国居民营养与健康状况监测结果[1-2]

1. 6～17岁儿童青少年

2012年中国居民营养与健康状况监测结果表明，与2002年相比，我国城乡6～17岁儿童青少年体重指数均呈增加趋势，9岁及以上各年龄组同地区男性增加幅度均高于女性，农村增加幅度高于城市（见图2-1、图2-2）。

2. 18岁及以上成年人

与2002年相比，中国城市男性居民除60～和70～岁年龄组外，各年龄组平均体重指数均有所增加（增加了0.2～1.3 kg/m^2）；城市女性居民中，除50～、60～和70～岁年龄组外，其余各年龄组平均体重指数均略有增加（增加了0.2～1.3 kg/m^2）。农村男性和女性成年居民体重指数各年龄组均不同程度增加，且各年龄组增加值均超过1.0 kg/m^2。不论城乡和男女，80岁及以上老人的体重指数均不同程度增加（见图2-3、图2-4）。

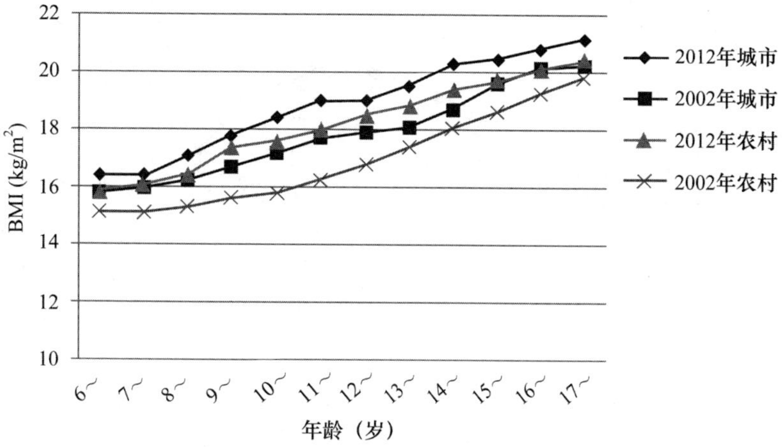

图 2-1 2002—2012 年中国 6～17 岁男生体重指数变化

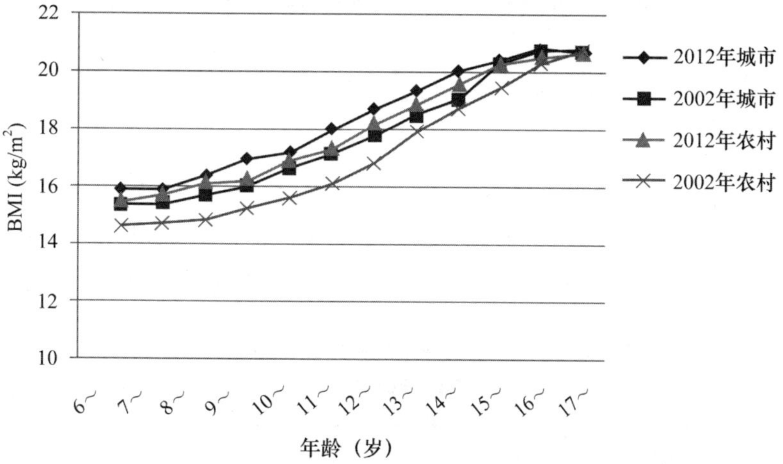

图 2-2 2002—2012 年中国 6～17 岁女生体重指数变化

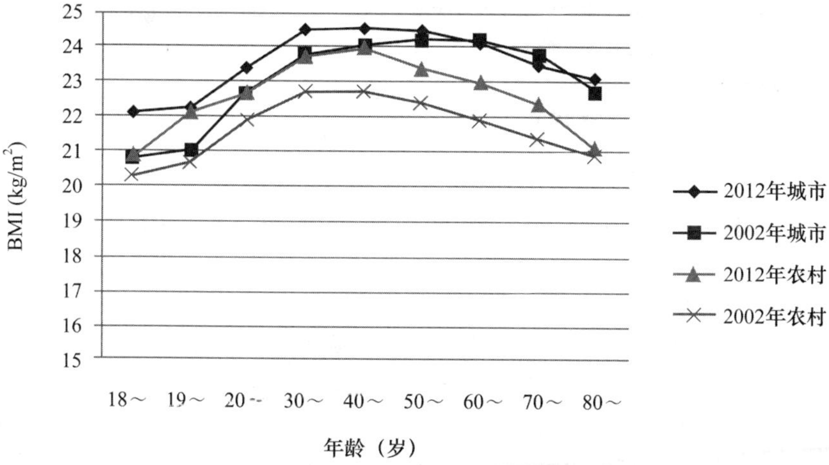

图 2-3 2002—2012 年中国男性成年居民体重指数的变化

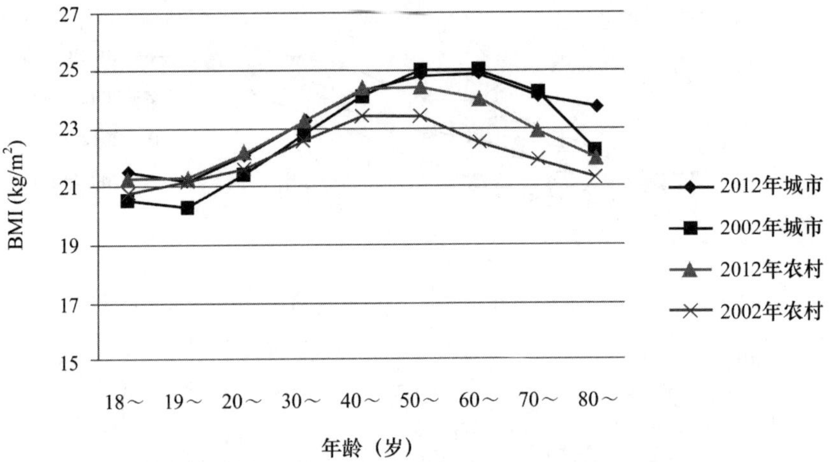

图 2-4　2002—2012 年中国女性成年居民体重指数的变化

（二）1993—2011 年中国居民健康与营养调查

1. 体重指数（BMI）[3]

选取“中国居民健康与营养调查”1989—2011 年 9 轮调查资料中 18～45 岁成人为研究对象，结果表明，1989—2011 年中国 9 省（区）18～45 岁成人 BMI 总体呈现逐渐增高的趋势，BMI 均值由 21.2 kg/m^2 增至 22.9 kg/m^2（见图 2-5）。

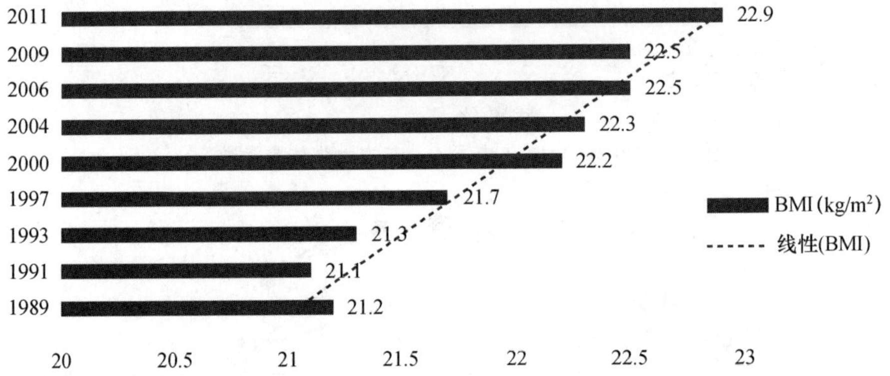

图 2-5　1989—2011 年间中国 9 省（区）18～45 岁成人 BMI 分布

如图 2-6 所示，采用偏度均值变异系数法（LMS）拟合 18～45 岁成人男性和女性 1989、1997、2011 年 BMI 分布曲线。分布曲线变宽，峰值下降，曲线右移，说明该人群 BMI 呈现增大的趋势。BMI 分布的变化不是匀速的，女性在 1991—1997 年右移幅度较 1997—2011 年大，而男性 1997—2011 年 BMI 分布曲线右移幅度较大。此外，腰围分布曲线变化的幅度存在性别差异，男性变化幅度较大而女性变化幅度较小。BMI 四分位范围男性从 3.4 kg/m^2 增至 4.8 kg/m^2，女性从 3.7 kg/m^2 增至 4.4 kg/m^2。

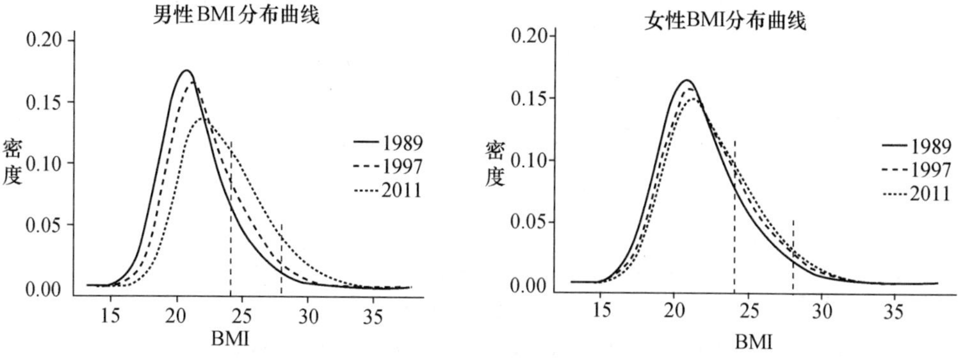

图 2-6 1989 年、1997 年、2011 年 BMI 分布的 LMS 曲线

如图 2-7 所示，用 LMS 法拟合 1989、1997、2011 年 BMI 第 15、50、85 位百分位数曲线。结果显示，从 1989 年至 2011 年，男性和女性 15、50 和 85 位百分位数曲线都呈现增高趋势。从增长的幅度看，男性和女性各年龄段 85 位百分位增幅均较 15、50 百分位高。男性 15、50 和 85 百分位数曲线提高的程度均大于女性，且 50 岁之前男性的腰围水平普遍高于女性，但女性 BMI 百分位数曲线较男性稳定，男性各年龄段腰围增高水平普遍高于女性。

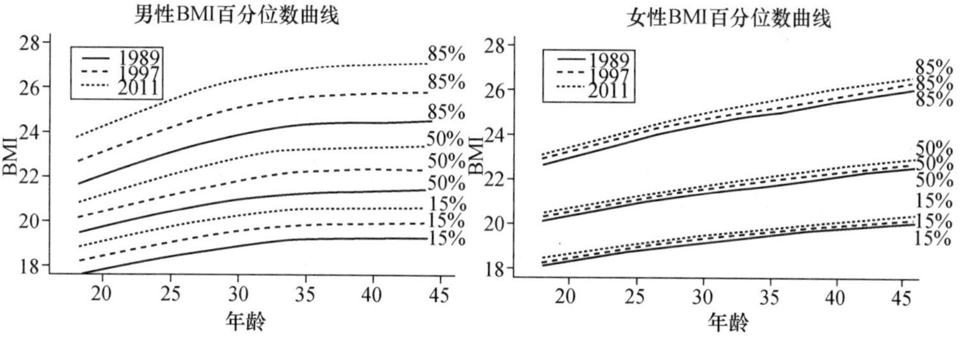

图 2-7 1989 年、1997 年、2011 年 BMI 第 15、50、85 百分位数分布曲线

2. 腰围[4-5]

1989—2011 年中国疾病预防控制中心营养与健康所与美国北卡罗来纳大学人口中心合作开展"中国居民健康与营养调查"的 9 次调查中选取了有腰围测量数据的 1993—2011 年 7 次调查数据，以 18～65 岁成人为研究对象，结果表明，1993—2011 年中国 9 省（区）18～65 岁成人腰围总体呈现逐渐增高的趋势。腰围均值男性从 76.9 cm 增至 84.7 cm，女性从 76.4 cm 增至 80.7 cm（见图 2-8）。

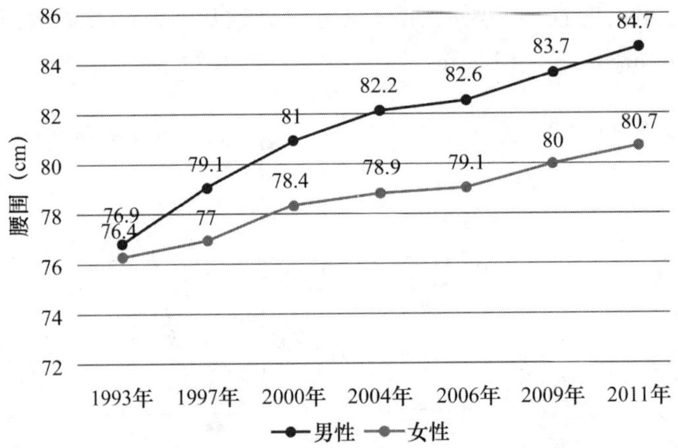

图 2-8　1993—2011 年男性和女性腰围的变化趋势

如图 2-9 所示，采用偏度均值变异系数（LMS）法揭示腰围分布变化趋势。拟合 18～65 岁成人男性和女性 1993 年、2004 年、2011 年腰围分布曲线。分布曲线变宽，峰值下降，曲线右移，说明在过去 18 年中该人群腹部脂肪堆积程度呈现增大的趋势。腰围分布的变化幅度不同，1993—2004 年男性和女性腰围分布曲线右移幅度均较大，2006—2011 年右移幅度则较小。此外，腰围分布曲线变化的幅度存在性别差异，女性腰围分布曲线峰值下降和曲线右移的幅度均小于男性。

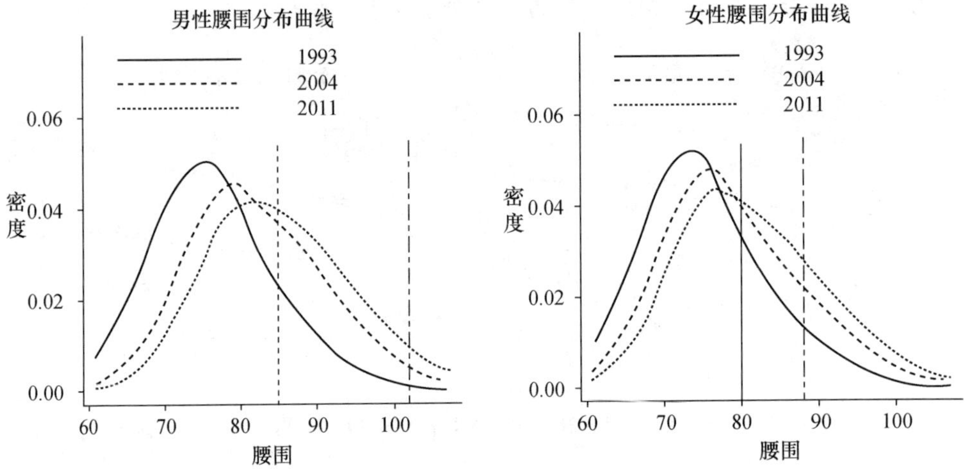

图 2-9　1993 年、2004 年、2011 年腰围分布的 LMS 曲线

从中心型肥胖不同腰围判定标准来看，腰围分布曲线的右移导致无论采用 WHO 建议的诊断标准（男性腰围≥102 cm、女性腰围≥88 cm 作为中心型肥胖的定义），还是采用 2013 年我国新颁布的判断标准（男性腰围≥85 cm、女性腰围≥80 cm 作为中心型肥胖前期的定义），中国 9 省（区）18～65 岁成年居民中

心型肥胖率均呈现显著增加的趋势。

如图 2-10 所示，用 LMS 法拟合 1993 年、2004 年和 2011 年腰围第 15、50、85 位百分位数曲线。结果显示，男性和女性第 15、50 和 85 位百分位数曲线都呈现增高趋势，男性各年龄段腰围增高水平普遍高于女性，但女性腰围随年龄增长的幅度大于男性。从增长的幅度看，男性 30 岁之前 15、50 百分位增幅基本一致，85 位百分位增幅较 15、50 百分位高；30 岁以后 50、85 百分位增幅均较 15 百分位大。女性 30 岁之前各百分位增幅基本一致，30 岁之后 85 位百分位的增幅大于 15、50 百分位。男性 15、50 和 85 百分位数曲线提高的程度均大于女性，且 50 岁之前男性的腰围水平普遍高于女性。

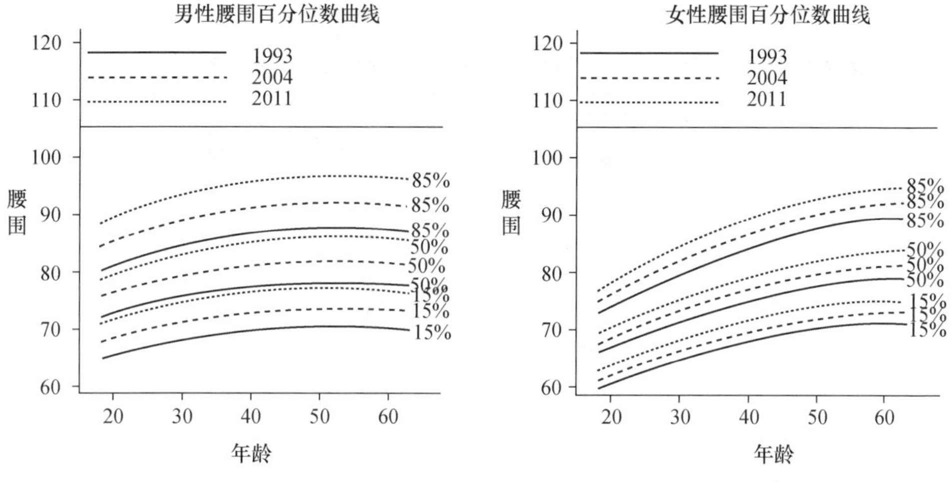

图 2-10　1993 年、2004 年、2011 年腰围第 15、50、85 百分位数分布曲线

二、超重和肥胖流行状况及变化趋势

（一）2012 年中国居民营养与健康状况监测[1-2]

1. 6 岁以下儿童

（1）5 岁以下儿童：采用 WHO 2006 年生长发育标准，计算 Z 评分，2＜WHZ≤3 为超重，WHZ＞3 为肥胖（http://www.who.int/childgrowth/standards/en/）[WHZ，weight for height（Length）Z score，身高（身长）别体重 Z 评分]。

（2）5～6 岁儿童：采用 WHO 2007 年生长发育参考值，1＜BMIZ≤2 为超重，BMIZ＞2 为肥胖（http://www.who.int/growthref/en/）（BMIZ，BMI for age Z score，体重指数 Z 评分）。

2013 年，中国 6 岁以下儿童超重率为 8.4%，城市、农村均为 8.4%；男、女童分别为 9.4%和 7.2%（表 2-1）。与 2002 年相比，中国 6 岁以下儿童超重率增加了 1.9 个百分点；城市、农村分别增加了 0.7 和 2.9 个百分点；男、女童分别增加了 2.1 和 1.7 个百分点。

2013 年，6 岁以下儿童的肥胖率为 3.1%，城市、农村分别为 3.3% 和 2.9%；男、女童分别为 3.6%和 2.5%（表 2-1）。与 2002 年相比，全国合计肥胖率增加了 0.4 个百分点；城市、农村分别增加了 0.6 和 0.2 个百分点；男、女童分别增加了 0.6 和 0.3 个百分点。

在与不同国家进行趋势性比较时，我们使用 WHO 发布的各国 5 岁以下儿童超重率和肥胖率。发达国家如美国和澳大利亚 5 岁以下儿童超重率、肥胖率较高，发展中国家相对较低（表 2-2）（http://www.cdc.gov/nchs/nhanes/newnhanes.htm）。

表 2-1　2002 年和 2013 年中国城乡 6 岁以下儿童超重率、肥胖率比较（%）

	2013 年			2002 年		
	合计	城市	农村	合计	城市	农村
超重率						
合计	8.4	8.4	8.4	6.5	7.7	5.5
男	9.4	9.7	9.2	7.3	8.8	6.1
女	7.2	6.9	7.4	5.5	6.4	4.7
肥胖率						
合计	3.1	3.3	2.9	2.7	2.7	2.7
男	3.6	4.1	3.3	3.0	3.4	2.8
女	2.5	2.4	2.5	2.2	1.9	2.5

表 2-2　不同国家 5 岁以下儿童超重率与肥胖率的比较

国家	数据时间	年龄（岁）	超重率			肥胖率		
			合计	男	女	合计	男	女
美国	2011—2012	0～5	6.0	5.2	6.9	1.9	1.6	2.2
澳大利亚	2007	2～5	8.0	—	—	1.6	—	—
印度	2005—2006	0～5	1.9	2.2	1.7	0.8	0.9	0.6
菲律宾	2011	0～5	4.3	4.7	3.9	2.2	2.4	1.9
越南	2010—2011	0～5	4.6	5.5	3.8	1.5	1.8	1.2
斯里兰卡	2009	0～5	0.8	0.7	1.0	0.3	0.2	0.4
南非	2003—2005	0～5	19.2	20.6	17.7	7.6	8.1	7.1

2. 6～17 岁儿童青少年

2012 年中国居民营养与健康状况监测结果表明，我国 6～17 岁儿童青少年超重率和肥胖率分别为 9.6%和 6.4%，其中男性分别为 10.9%和 7.8%，女性分别为 8.2%和 4.8%。城乡 6～17 岁儿童青少年超重率、肥胖率均为男性高于女性，城市高于农村（表 2-3）。

与 2002 年全国营养与健康状况调查结果相比，我国城市 7～17 岁儿童青少年的超重率和肥胖率均有所上升；其中，男生超重率从 10.4%上升到 12.7%，肥胖率从 5.2%上升到 9.4%；女生超重率从 6.6%上升到 8.9%，肥胖率从 3.4%上升到 5.3%。而农村 7～17 岁儿童青少年超重率和肥胖率的增加幅度均在 2 倍左右，涨幅显著高于城市（图 2-11）。

我国 6～17 岁儿童青少年中心型肥胖率为 11.1%，其中女生（11.6%）高于男生（10.6%），城市（12.6%）高于农村（9.7%）（图 2-12）。

表 2-3 2012 年中国不同地区 6～17 岁儿童青少年超重率及肥胖率（%）

	超重率			肥胖率		
	城乡合计	城市	农村	城乡合计	城市	农村
合计	9.6	11.0	8.4	6.4	7.7	5.2
男	10.9	12.8	9.3	7.8	9.7	6.2
女	8.2	9.0	7.4	4.8	5.5	4.1
儿童（6～11 岁）						
小计	10.3	11.6	9.2	8.9	10.4	7.5
男	12.3	14.3	10.5	10.9	13.1	8.8
女	8.1	8.6	7.7	6.6	7.4	6.0
青少年（12～17 岁）						
小计	9.0	10.4	7.8	4.3	5.4	3.2
男	9.8	11.4	8.3	5.3	6.8	3.9
女	8.2	9.3	7.2	3.1	3.9	2.4

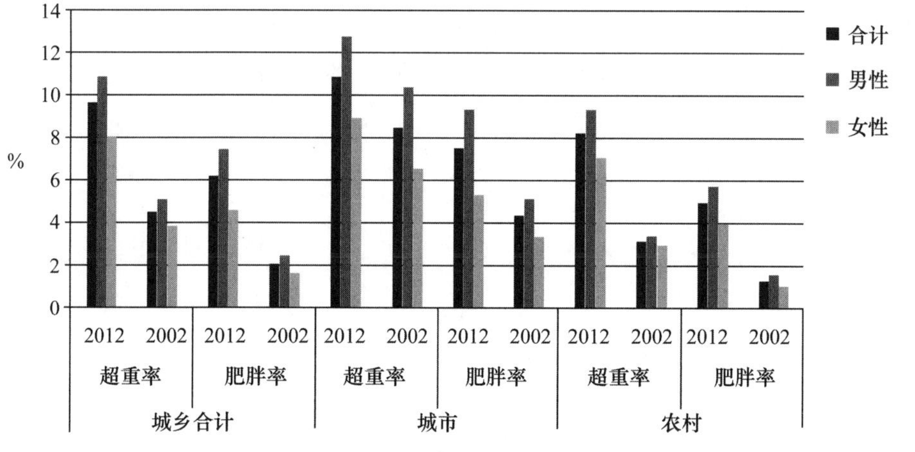

图 2-11 2002—2012 年中国 7～17 岁儿童青少年的超重及肥胖率变化

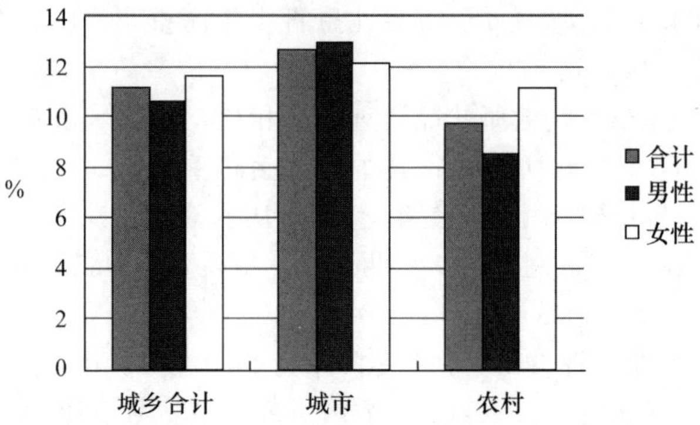

图 2-12 2012 年中国 6～17 岁儿童青少年中心型肥胖率

3. 18 岁及以上成年人

2012 年中国居民营养与健康状况监测结果表明，我国 18 岁及以上成年居民超重率达到 30.1%，肥胖率达到 11.9%，两者合计为 42.0%（表 2-4）。以 2010 年第六次人口普查数据为基础计算，2012 年中国约有 4.4 亿成年人超重，其中近 1.3 亿人肥胖。2012 年我国 18 岁及以上成年居民中心型肥胖率为 25.7%，男性中心型肥胖率（26.0%）略高于女性（25.3%）。

表 2-4 中国不同地区成年居民的超重及肥胖率（中国标准）(%)

	超重率			肥胖率		
	城乡合计	城市	农村	城乡合计	城市	农村
合计	30.1	32.4	27.8	11.9	13.2	10.5
男	30.3	33.8	26.9	12.1	14.1	10.1
女	29.9	30.9	28.8	11.7	12.3	11.0
青年（18～44 岁）						
小计	26.4	27.5	25.4	11.0	12.1	10.0
男	27.8	30.4	25.3	13.1	15.1	11.2
女	24.9	24.4	25.4	8.9	9.0	8.8
中年（45～59 岁）						
小计	36.9	39.1	34.3	13.9	15.1	12.5
男	35.5	38.6	31.8	12.1	14.1	9.6
女	38.3	39.5	36.9	15.8	16.1	15.5
老年（≥60 岁）						
小计	31.9	36.6	26.9	11.6	13.6	9.4
男	31.0	36.5	25.3	8.6	10.6	6.5
女	32.7	36.6	28.5	14.4	16.5	12.2

与2002年全国营养与健康状况调查结果相比，中国成年居民超重率明显上升，从22.8%上升至30.1%，其中男性从23.0%上升到30.3%，女性也从22.7%上升到29.9%。与2002年相比，中国成年居民肥胖率也明显上升，从7.1%上升至11.9%，其中男性从6.6%上升到12.1%，而女性从7.6%上升到11.7%。我国成年人中心型肥胖率有所上升（19.3%上升至25.7%，增长6.4个百分点），男性增幅（17.5%上升至26.0%，上升8.5个百分点）略高于女性（20.8%上升至25.3%，上升4.7个百分点）（表2-5）（图2-13、图2-14）。

在过去的几十年里，超重和肥胖人群的数量在世界范围内已达到惊人的水平。超重和肥胖的患病率不仅在发达国家增加，而且在发展中国家也迅速增加。超重和肥胖是有据可查的成年人慢性疾病的贡献者。儿童超重和肥胖患病率的上升可能导致慢性疾病在整个生命周期内的发病率增加。2002—2012年，我国7～17岁儿童青少年超重率上升了5个百分点，肥胖率上升近4个百分点；成年人超重率上升7个百分点，肥胖率上升近5个百分点。美国于20世纪80年代开始进入超重肥胖突增期，2～19岁儿童青少年肥胖率每十年上升5个百分点，2000年

表2-5　2002—2012年中国成年居民超重及肥胖率变化（中国标准）（%）

	超重率						肥胖率					
	城乡合计		城市		农村		城乡合计		城市		农村	
	2012	2002	2012	2002	2012	2002	2012	2002	2012	2002	2012	2002
合计												
18～44岁	26.4	22.6	27.5	26.6	25.4	20.8	11.0	6.4	12.1	8.1	10.0	5.7
45～59岁	36.9	29.0	39.1	37.4	34.3	25.8	13.9	10.2	15.1	15.1	12.5	8.4
≥60岁	31.9	24.3	36.6	37.2	26.9	19.5	11.6	8.9	13.6	16.0	9.4	6.2
小计	30.1	22.8	32.4	28.1	27.8	20.6	11.9	7.1	13.2	9.8	10.5	6.0
男性												
18～44岁	27.8	23.6	30.4	30.8	25.3	20.4	13.1	6.8	15.1	10.1	11.2	5.4
45～59岁	35.5	26.3	38.6	36.6	31.8	22.4	12.1	7.2	14.1	12.5	9.6	5.2
≥60岁	31.0	23.5	36.5	38.1	25.3	18.1	8.6	6.6	10.6	12.7	6.5	4.3
小计	30.3	23.0	33.8	31.1	26.9	19.6	12.1	6.6	14.1	10.3	10.1	4.9
女性												
18～44岁	24.9	21.8	24.4	23.3	25.4	21.1	8.8	6.1	9.0	6.6	8.8	5.9
45～59岁	38.3	31.4	39.5	38.1	36.9	28.8	15.8	12.9	16.1	17.1	15.5	11.3
≥60岁	32.7	25.2	36.6	36.2	28.5	21.1	14.4	11.2	16.5	19.1	12.2	8.3
小计	29.9	22.7	30.9	25.8	28.8	21.4	11.7	7.6	12.3	9.5	11.0	6.8

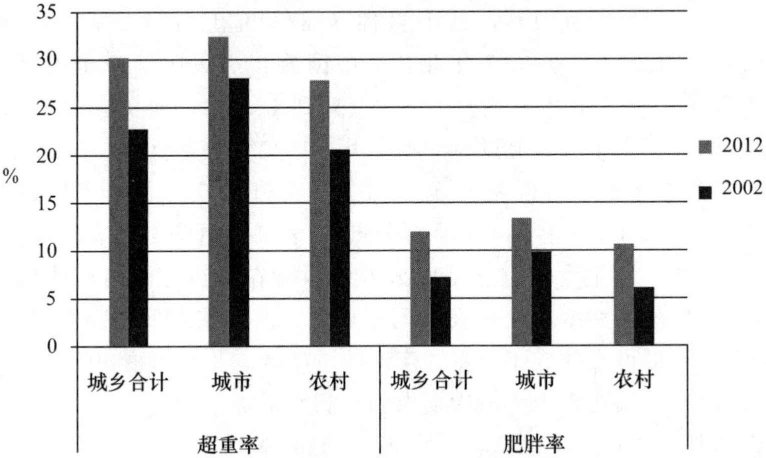

图 2-13　2002—2012 年中国成年人超重率、肥胖率变化

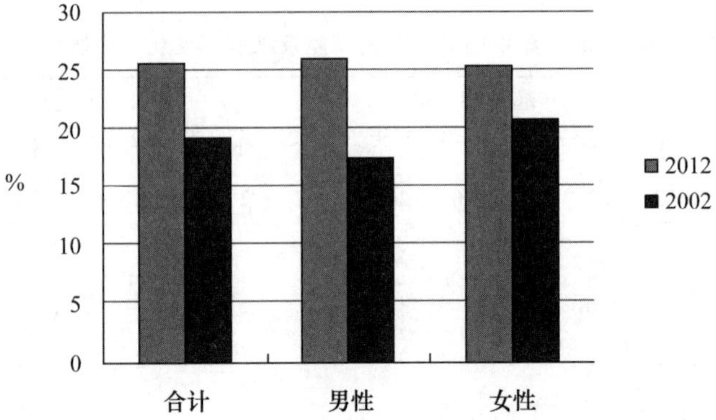

图 2-14　2002—2012 年中国成年人中心型肥胖率比较

后进入缓慢上升期；成年人每十年上升近 8 个百分点，2002—2012 年上升 4 个百分点，上升速度相对变缓。日本国民营养与健康调查结果表明，20 世纪 80 年代至今，日本居民超重和肥胖率略有增长，但目前控制良好（http://www.mhlw.go.jp/bunya/kenkou/kenkou eiyou chousa.html）。

因此，我国居民超重与肥胖形势严峻，如不能得到有效控制，我国将有超过半数的成年人超重或肥胖。

（二）1989—2011 年中国居民健康与营养调查

对 1989—2011 年不同年份中国 9 省（区）18～45 岁男性和女性的超重率和肥胖率变化趋势进行分析，结果显示，从 1989 年至 2011 年，男性超重率增加了 19%，女性增加了 3.2%，男性肥胖的患病率增加了 9.7%，女性增加了 4.1%。

2000 年之前男性的超重和肥胖患病率均低于女性。然而，2000 年之后，男性的超重和肥胖的患病率均高于女性，至 2011 年，男性超重肥胖的患病率几乎是女性的两倍。女性各年龄组比较发现，40～45 岁年龄组女性超重和肥胖患病率最高。与此同时，男性肥胖患病率最高的是 30～34 岁年龄组，40 岁以后，变化率趋于缓慢[3]（见图 2-15、图 2-16）。

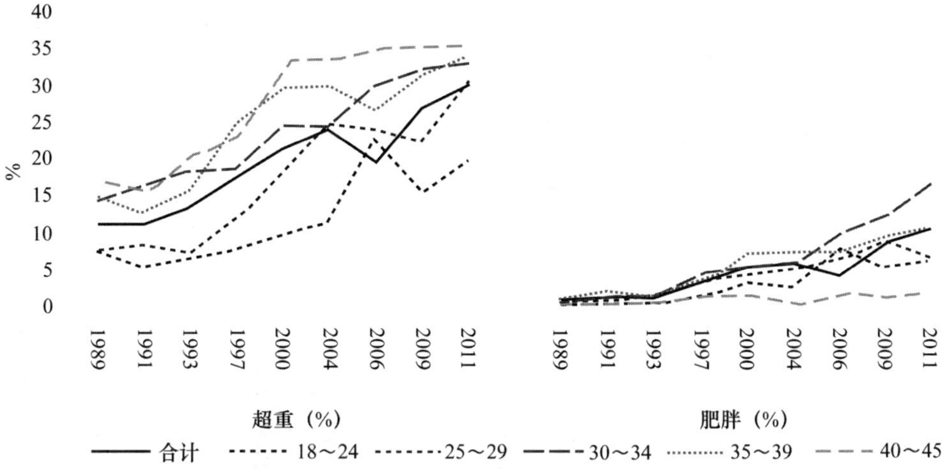

图 2-15　中国 18～45 岁男性居民超重肥胖率变化趋势

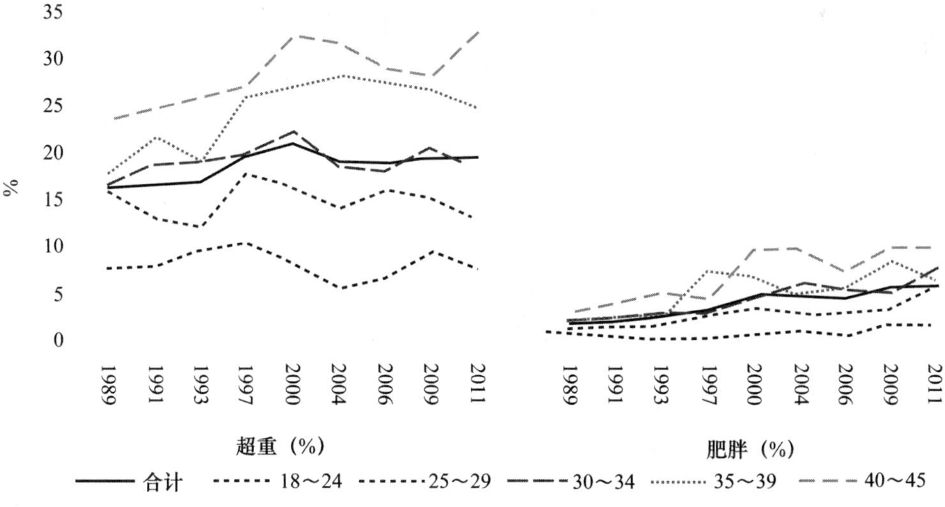

图 2-16　中国 18～45 岁女性居民超重肥胖率变化趋势

采用《中华人民共和国卫生行业标准——成人体重判定》中规定的“成人中心型肥胖分类”标准，即 85 cm≤男性腰围<90 cm，80 cm≤女性腰围<85 cm 为中心型肥胖前期，男性腰围≥90 cm，女性腰围≥85 cm 为中心型肥胖标准。

图 2-17 显示，1993—2011 年中心型肥胖前期率男性和女性分别增加 9.7%和 5.9%，男性平均每年增加 0.5%，女性平均每年增加 0.3%；中心型肥胖率男性和女性分别增长 22.0%和 12.9%，男性平均每年增加 1.2%，女性平均每年增加 0.7%，可见男性中心型肥胖前期率及中心型肥胖率增幅均大于女性。2006 年之前的调查中男性中心型肥胖率均低于女性，到 2006 年，男性中心型肥胖率为 22.5%，女性中心型肥胖率为 21.7%。2006 年以后男性中心型肥胖率开始超过女性。至 2011 年，男性中心型肥胖前期率为 18.3%，中心型肥胖率为 30.4%，二者合计为 48.7%，即 2011 年 18～65 岁男性有 48.7%存在腰围超标。2011 年女性中心型肥胖前期患病率为 18.9%，中心型肥胖率为 28.1%，二者合计为 47.0%，即 2011 年 18～65 岁女性有 47.0%存在腰围超标[4-5]。

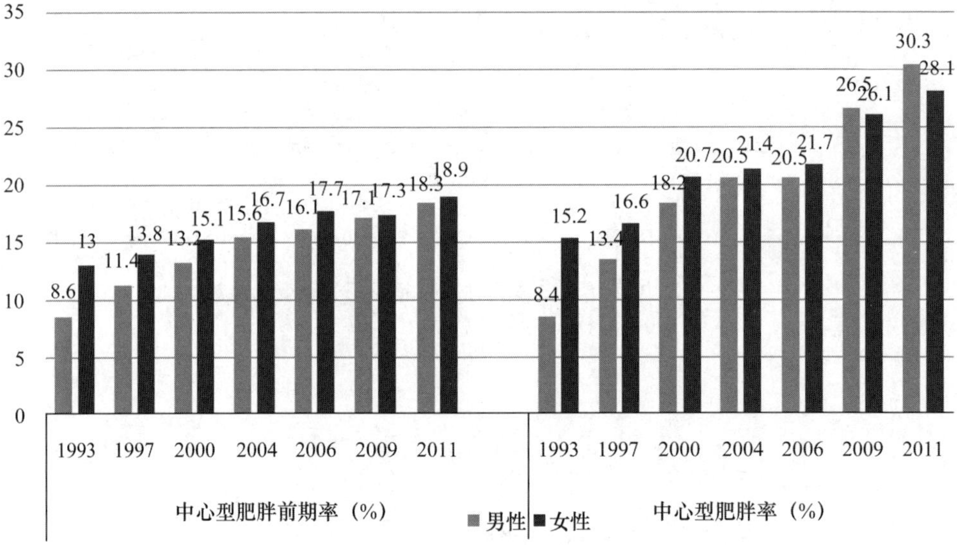

图 2-17　男性和女性不同年龄组中心型肥胖流行趋势

三、中国居民超重肥胖与其他国家比较

（一）中国儿童青少年超重肥胖流行率与其他国家比较

与美国、英国、韩国相比，2013 年中国 6～17 岁儿童青少年肥胖率 6.4%，低于英国（17%）、美国（16.9%）和韩国（9.7%）；2013 年中国 6～17 岁儿童青少超重率为 9.6%，低于美国（14.9%）、英国（14%），高于韩国（7.7%）。无论男性或女性，中国儿童青少年肥胖率均比美国、英国和韩国低；中国儿童青少年女性超重率比美国、英国和韩国低，但男性超重率高于韩国（表 2-6、图 2-18）。

表 2-6 中国儿童超重率及肥胖率与其他国家比较

国家	数据时间（年）	年龄（岁）	超重率（%）			肥胖率（%）		
			合计	男	女	合计	男	女
美国	2010—2011	2～19	14.9	15.3	14.4	16.9	16.7	17.2
英国	2014	2～15	14.0	13.0	15.0	17.0	19.0	16.0
韩国	2011	2～18	7.7	5.3	10.5	9.7	11.0	8.3
中国	2013	6～17	9.6	10.9	8.2	6.4	7.8	4.8

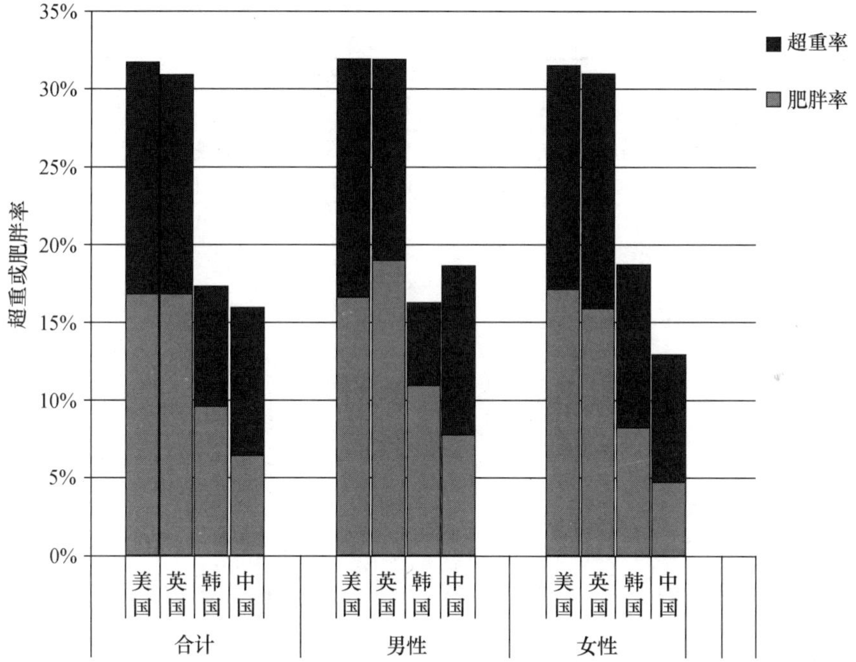

图 2-18 儿童与青少年超重或肥胖流行现状与其他国家比较

参考内容：

美国	定义	Overweight or Obese（BMI for Age≥85th Percentile of the CDC Growth Charts）；Obese（BMI for Age≥95th Percentile of the CDC Growth Charts）
	参考文献	Ogden CL，Carroll MD，Kit BK，et al. Prevalence of childhood and adult obesity in the United States，2011-2012. JAMA，2014，311（8）：806-814.
	数据来源	National Health and Nutrition Examination Surveys（NHANES）

续表

英国	定义	Overweight was defined as at or above the 85th but below the 95th UK National BMI centile; obese was defined as at or above the 95th UK National BMI centile.
	参考文献	Health Survey for England，2014 [NS] http://content.digital.nhs.uk/catalogue/PUB19295
	数据来源	The Health Survey for England（HSE）
韩国	定义	Overweight（85th-94th percentile），obese（≥95th percentile including BMI ≥25）with reference to 2007 Korean growth charts
	参考文献	Ah LH，Hyesook P. Overview of noncommunicable diseases in korean children and adolescents：focus on obesity and its effect on metabolic syndrome. Journal of preventive medicine and public health = Yebang? ihakhoe chi，2013，46（4）：173-182.
	数据来源	K-NHANES
中国	定义	采用《中国学龄儿童少年超重和肥胖预防与控制指南》中按年龄、性别的BMI超重和肥胖标准判定
	参考文献	常继乐，王宇主编. 中国居民营养与健康状况监测 2010—2013 年综合报告. 北京：北京大学医学出版社，2016.
	数据来源	中国居民营养与健康状况监测

（二）中国成人超重肥胖流行率与其他国家比较

与美国、英国、韩国相比，2013 年中国成人肥胖率 14.1%，低于美国（34.9%）、英国（26%）和韩国（31.3%）；2013 年中国成人超重率（32.4%），低于美国（33.6%）、英国（36%），高于韩国（23.4%）。无论男性或女性，中国成人肥胖率均比美国、英国和韩国低；中国成人女性超重率 31%，与美国、英国接近，高于韩国，成人男性超重率 33.7%，低于美国和英国，高于韩国（表 2-7、图 2-19）（注：美、英、中、韩四国成人超重、肥胖标准不一致）。

表 2-7 中国成人超重率与肥胖率与其他国家比较

国家	数据时间（年）	年龄（岁）	超重率（%）			肥胖率（%）		
			合计	男	女	合计	男	女
美国	2011—2012	≥20	33.6	37.8	29.7	34.9	33.5	36.1
英国	2014	≥16	36.0	41.0	31.0	26.0	24.0	27.0
韩国	2007—2009	≥20	23.4	26.3	21.3	31.3	36.3	27.6
中国	2013	≥18	32.4	33.7	31.0	14.1	14.0	14.1

参考内容：

美国	定义	超重：25 kg/m²≤BMI<30 kg/m²；肥胖：BMI≥30 kg/m²
	参考文献	Ogden CL，Carroll MD，Kit BK，et al. Prevalence of childhood and adult obesity in the United States，2011—2012. JAMA，2014，311（8）：806-814.
	数据来源	NHANES
英国	定义	超重：25 kg/m²≤BMI<30 kg/m²；肥胖：BMI≥30 kg/m²
	参考文献	Health Survey for England，2014［NS］http://content.digital.nhs.uk/catalogue/PUB19295
	数据来源	HSE
韩国	定义	超重：23 kg/m²≤BMI<25 kg/m²；肥胖：BMI≥25 kg/m²
	参考文献	Kang HT，Shim JY，Lee HR，et al. Trends in prevalence of overweight and obesity in Korean adults，1998—2009：the Korean National Health and Nutrition Examination Survey. Journal of Epidemiology，2014，24（2）：109-116.
	数据来源	K-NHANES
中国	定义	超重：24 kg/m²≤BMI<28 kg/m²；肥胖：BMI≥28 kg/m²
	参考文献	中国疾病预防控制中心，中国疾病预防控制中心慢性非传染性疾病预防控制中心编著. 中国慢性病及其危险因素监测报告. 2013. 北京：军事医学出版社，2016.
	数据来源	中国慢性病及其危险因素监测

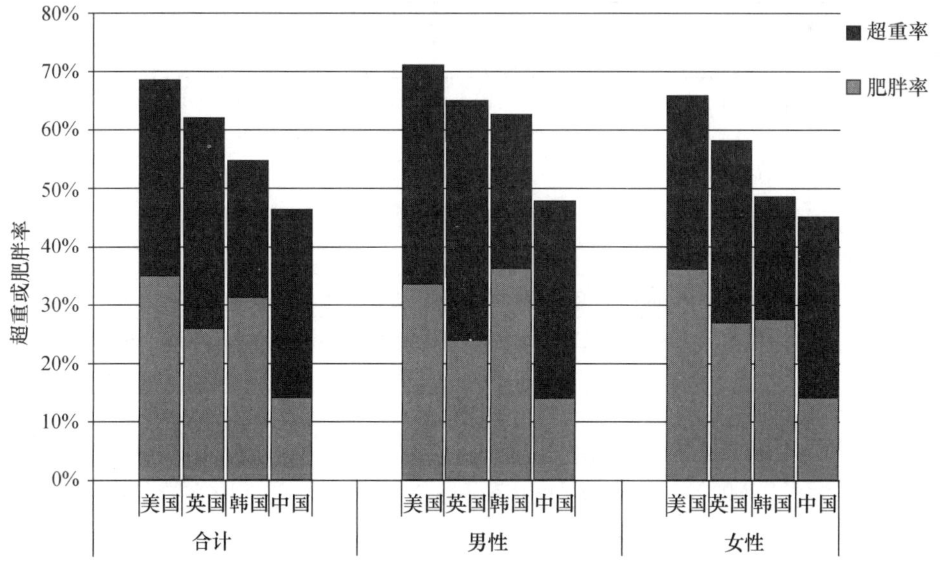

图 2-19 中国成人超重率与肥胖率与其他国家比较

2003—2012 年中国成人肥胖率呈现上升趋势；美国、英国和韩国成人肥胖率变化不大（表 2-8）。

表 2-8 2003—2012 年成人肥胖流行趋势比较

国家	年龄（岁）	数据时间（年）	肥胖率（%）
美国	2～19	2003—2004	32.3
		2005—2006	34.3
		2007—2008	33.7
		2009—2010	35.7
		2011—2012	34.9
英国	2～15	2003	23
		2005	23
		2007	24
		2009	23
		2011	25
韩国	6～17	2001	29.2
		2005	32.9
		2007	32.5
		2009	32.6
		2011	32
中国	7～18	2000	7.24
		2004	7.98
		2006	8.28
		2009	9.82
		2011	11.3

参考内容：

美国	定义	Obesity for youth aged 2 to 19 years defined as body mass index（BMI）at or above the 95th percentile on the CDC sex-specific BMI for age growth charts
	参考文献	Ogden CL，Carroll MD，Kit BK，et al. Prevalence of childhood and adult obesity in the United States，2011-2012. JAMA，2014，311（8）：806-814.
	数据来源	NHANES
英国	定义	obese was defined as at or above the 95th UK National BMI centile
	参考文献	Health Survey for England，2014［NS］http://content.digital.nhs.uk/catalogue/PUB19295
	数据来源	HSE
韩国	定义	Obesity was defined as being 95th percentile of sex-specific body mass index（BMI）for age in the 2007 Korean National Growth Charts or BMI>25
	参考文献	Kwon E，Nah EH. Secular trends in height，weight and obesity among Korean children and adolescents in 2006-2015. 2016，33（2）：1-13.
	数据来源	K-NHANES

（续）

中国	定义	中国肥胖工作组（WGOC）根据 7～18 岁年龄别、性别 BMI 界值点定义超重和肥胖，超重：相当于 BMI＝24 kg/m² 的 18 岁成人所在的百分位数曲线位置；肥胖：相当于 BMI＝28 kg/m² 的 18 岁成人所在的百分位数曲线位置。
	参考文献	赵静．1991—2011 年中国 2～18 岁儿童青少年超重和肥胖患病率及流行趋势研究［D］．河北医科大学，2015.
	数据来源	中国健康与营养调查（CHNS）

第二节　肥胖的影响因素

一、遗传因素

肥胖受多种因素影响，大量家族聚集性以及双生子试验皆证明遗传因素是肥胖的最主要原因之一。遗传因素可以占肥胖影响因素的 40%～70%，另外研究证明，遗传因素可以解释 21%的 BMI 变异程度[6]。遗传因素对肥胖的影响是多方面的，主要表现在以下几点。

1. 遗传因素不仅影响肥胖的程度，还影响脂肪分布的类型。遗传因素影响皮下脂肪厚度及内脏脂肪组织，特别是对内脏脂肪的影响尤为显著。

2. 过度喂养后的反应性，即过度喂养后体重增加的敏感性是由遗传决定的。

3. 遗传还可影响个体的基础代谢率、食物的热效应和运动的热效应，即能量的支出受遗传因素的影响，个体间能量支出的差别可达 40%以上。

4. 人们摄入蛋白质、糖类及脂肪的比例可能受遗传的影响。

5. 习惯性的体力活动水平也受遗传因素的影响[7]。

随着近几年全基因组关联研究（genome-wide association studies，GWAS）的应用及发展，越来越多的肥胖相关基因位点被识别，目前已识别超过 200 个与肥胖相关的基因位点[8]，如 Leptin、FTO、GPR120、CRTC3 等，并且肥胖相关基因的研究不再限制于单基因遗传变异领域。尽管如此，目前已经被识别出来的基因及位点也只能解释 2%～4%的肥胖变异程度，这种现象被称为丢失的遗传度(missing heritability)。另外，表观遗传学也能影响机体发生肥胖。来自荷兰的饥荒研究表明，在生命早期经历饥荒可导致 IGF2 基因发生甲基化，从而使机体成年后发生肥胖。目前被识别的肥胖相关基因根据其主要作用功能分为以下三类：

1. 调节能量消耗的基因，如 UCP 基因家族、肾上腺受体基因家族等。

2. 调节能量摄入的基因，如瘦素、POMC 基因、MC4R 基因等。

3. 调节脂肪细胞储存脂肪的基因，如过氧化物酶体增殖物激活受体基因、脂联素基因等[9]。

（一）调节能量消耗的基因

1. β-肾上腺素能受体（β-adrenergic receptor，ADRB）

肾上腺素能β受体家族包括 ADRB1、ADRB2 和 ADRB3 三大类，均与肥胖相关，如在肾上腺素能β（ADRB1、ADRB2 和 ADRB3）受体敲除的小鼠中，给予高脂肪饮食，与野生型小鼠相比，不含肾上腺素能β受体的小鼠更容易发生肥胖，原因是抑制了膳食诱导的生热作用。与肥胖的关系更为密切的是 ADRB3 基因，ADRB3 主要在脂肪组织中表达，参与脂肪分解和产热的调节。人群研究发现，ADRB3 基因突变 W64R 与机体体重增加的能力有关，W64R 杂合子的体重累计 25 年变化（从 20 岁起）为 67 kg，而没有突变者为 51 kg，杂合子中最大体重差异为 74 kg，而无突变者为 59 kg。此外，对 278 名日本男性调查发现，在 BMI 较高的受试者中 W64R 突变更为频繁，同时在中度肥胖症受试者中，W64R 突变与内脏肥胖（内脏与皮下脂肪区域的比例较高）相关。

2. 解耦联蛋白（uncoupling proteins，UCPs）

解耦联蛋白基因家族参与机体能量代谢，对机体能量平衡有显著的影响，与机体 ATP 的生成相关，其中 UCP1、UCP2 与 UCP3 与肥胖关系最为密切。UCP1 在人类和成年大型动物中含量很少，但是在调节啮齿类动物体重中有重要作用。UCP3 主要存在于骨骼肌和啮齿类动物的棕色脂肪组织，调节产热和能量平衡。UCP3（ARG143TER）基因突变能导致变态肥胖，可以作为肥胖候选基因。UCP2 在人体组织中广泛表达，在高脂肪摄入诱导的肥胖中，UCP2 在白色脂肪组织中表达量上调，此外 UCP2 多态性（-866G-A）与肥胖相关。

3. IRX3 和 IRX5 基因

IRX3 和 IRX5 基因是易洛魁族同源因子基因家族 IrxB 子群中的两种蛋白质，它们在人体中分别编码 IRX3 和 IRX5 基因。它们能直接调节白色脂肪细胞产热，并决定是否消耗或储存能量。有研究表明，在人的大脑中，肥胖相关单核苷酸多态性与 IRX3 的表达（而不是 FTO）有关。IRX3 基因缺陷小鼠体重减轻 25%～30%可显示 IRX3 的表达与体重之间有着直接联系，这充分说明 IRX3 基因影响肥胖。此外，调控 IRX3 和 IRX5 通路可以减少人类细胞中与脂肪相关的标志物，并改变脂肪细胞功能，使白色脂肪逐步转变为消耗能量的棕色脂肪，从而减少脂肪和减轻体重。

（二）调节能量摄入的基因

1. 瘦素（leptin）以及瘦素受体（leptin receptor）

瘦素能够抑制体重的增加，抑制食欲、促进能量消耗，其主要作用于下丘脑区，即调节摄食与能量代谢的主要中枢区域。人群试验发现，肥胖者机体内瘦素的含量水平较高，其原因可能是瘦素负反馈调节体重；另外，机体极易出现瘦素抵抗，也可导致机体瘦素水平增高[10]。瘦素受体主要在下丘脑表达，瘦素通过与瘦素受体结合，从而发挥调控机体体重的作用。大量研究已经证实，人类瘦素受体发生变异会引起机体肥胖[11]。

2. 黑素皮质激素受体 4（melanocortortin-4receptor，MC4R）

MC4R 是下丘脑腹内侧核分泌的一类肽类物质[12-13]。MC4R 在调节食欲、体重稳态和能量平衡方面起关键作用，如敲除 MC4R 基因的小鼠出现胰岛素分泌增多、肥胖等症状。Branson 等在肥胖的人群中发现，机体食欲大增是 MC4R 基因变异的一个典型特征[14]，MC4R 基因以及周围发生变异能够增加肥胖、糖尿病的发病风险[15-16]。此外有研究认为，6％的极度肥胖患者出现 MC4R 基因变异，其机制可能是 MC4R 与脑分泌的天然内源配体 α-促黑激素相结合，并能拮抗刺鼠色蛋白的表达，进而发挥调节机体体重的作用[17-18]。

3. 阿黑皮素原（proopiomelanocortin，POMC）

POMC 基因突变可导致人严重肥胖，患者以幼年发病、肥胖、多食以及红发为主要临床症状。POMC 是瘦素重要的靶器官，并且 POMC 代谢途径是瘦素介导的能量代谢途径的一个下游分支通路。机体内的瘦素随血液进入下丘脑后与其受体结合后，促使下丘脑神经细胞 POMC 基因表达加强，其基因表达产物是一种前激素原，该蛋白质分解产生的促黑素细胞激素能与 MC4R 结合，进而调控机体体重及能量平衡。人群试验表明，POMC 变异会增加早发性肥胖的危险。此外，POMC 还能促进机体产生饱腹感[19]。另有研究表明，POMC 神经元能够促进体内内源性大麻素诱导的进食行为，内源性大麻素通过与大麻素受体结合可以调节人体食物摄入、能量储存和消耗。POMC 介导的机体能量代谢途径是一个复杂的过程。

（三）调节脂肪细胞储存脂肪的基因

1. 过氧化物酶体增殖物激活受体 γ（peroxisome proliferators activated receptor gama，PPARG）

PPARG 是过氧化物酶体增殖物激活受体家族的一员，主要在脂肪组织中表达。PPARG 参与能量代谢、脂肪细胞分化，是前脂肪细胞分化过程中重要的调节因子，PPARG 能够刺激前脂肪细胞分化成为成熟脂肪细胞，使脂肪细胞的数目增加，通过适度抑制 PPARG 的活性，可以抑制前脂肪细胞的分化，从而起到抑制肥胖发生的作用。PPARG 还可以抑制成熟脂肪细胞中瘦素的表达，而瘦素在调节体重的过程发挥重要的作用。人群试验发现，PPARG2 突变与过度肥胖相关，在 4 例重度肥胖的德国受试者中，Ristow 等鉴定了 PPARG2 基因的外显子 6 中的 pro115-to-gln（P115Q）突变。

2. 脂联素（adiponectin，ADPN）

脂联素是前脂肪细胞向脂肪细胞分化过程中转录高表达的、脂肪细胞分泌的一种激素，它在调节能量稳态、葡萄糖和脂质代谢中起重要作用。脂联素的自分泌活性有助于脂肪细胞分化。研究表明，小鼠胚胎前脂肪细胞 3T3L1 表现出脂联素的高表达。它的过表达保护了高脂肪饮食引起脂质积累的脂毒性、急性和慢性毒性作用，并且还能增加小鼠脂肪组织的代谢活性。据报道，肥胖型糖尿病 KKAy 小鼠可以通过上调脂联素表达激活 PPARα 来刺激脂联素发挥作用，从而改善肥胖小鼠胰岛素抵抗。此外，大量研究发现，肥胖患者的脂联素表达受负反馈调节，其与肥胖患者的体质指数呈负相关。

（四）其他

与肥胖相关的基因很多，按照相关基因的位点及功能分类如下（见表 2-9）。

表 2-9 肥胖相关基因

基因	位点	特点
体脂量和肥胖症相关基因（fat mass and obesity associated gene，FTO）	16q12.2	生长迟缓、发育迟缓和面部畸形，FTO 多态性（rs1421085）与肥胖相关[20-21]
瘦素受体（leptin receptor，LEPR）	1p31.3	瘦素发挥调控体重的作用主要通过瘦素受体
胃饥饿素（ghrelin and obestatin prepropeptide，GHRL）	3p25.3	有刺激食欲的作用，普拉德-威利综合征人群中肥胖可能与胃饥饿素水平有关
		GHRL 多态性（R51Q；605353.0001）与肥胖有关
配体蛋白聚糖（syndecan3，SDC3）	1p35.2	韩国的一项队列研究表明，SDC3 的多态性（rs2491132）与肥胖相关
		相比于野生鼠，$SDC3^{-/-}$ 小鼠更瘦，对膳食诱导的肥胖易产生抵抗
前蛋白转化酶枯草溶菌 1（proprotein convertase subtilisin/kexin-type 1，PCSK1）	5q15	参与调节性神经内分泌途径内的激素和神经肽前体的组织特异性加工
		PCSK1 基因突变（rs6232）与肥胖有关
		在 6 岁的持续性腹泻和严重食欲过盛的肥胖男孩身上确定了 PCSK1 基因突变纯合（SER307LEU）
刺鼠相关蛋白（agouti-related protein，AGRP）	16q22.1	下丘脑 agouti 相关蛋白（AGRP）通过中枢黑皮质素受体调节体重
		过表达 AGRP 鼠发生肥胖
		AGRP 中的 199G-A 多态性可以年龄依赖性方式在人类肥胖的发展中发挥作用
神经营养性酪氨酸激酶受体 2（neurotrophic tyrosine kinase receptor type 2，NTRK2）	9q21.33	在一名超嗜性肥胖、发育延迟和左冠状动脉综合征的女孩中发现了杂合的 NTRK2 基因的无义突变（GLY444TER）
黑皮素 3 受体（melanocortin 3 receptor，MC3R）	20q13.2	MC3R（ILE335SER）突变与早发性肥胖有关

续表

基因	位点	特点
核苷酸焦磷酸酶 1（ectonucleotide pyrophosphatase /phosphodiesterase 1，ENPP1，又称 PC1）	6q23.2	研究表明，ENPP1 多态性（K121Q）增加儿童肥胖易感性
atrn 基因（attractin，ATRN）	20p13	常染色体隐性基因，是 MC1R 和 MC4R 的一种低亲和力受体，抑制 Agouti 诱导的肥胖综合征
过氧化物酶体增殖物受体 γ 共激活因子 1β（peroxisome proliferator-activated receptor gamma，coactivator 1 beta，PPARGC1B，又称 ERRL1）	5q32	促进脂肪消耗，PPARGC1B 突变可能导致肥胖，与正常人或超重者相比，PPARGC1B 等位基因 pro203 在肥胖人群中显著较低
游离脂肪酸受体 4（free fatty acid receptor 4，FFAR4，又称 GPR120）	10q23.33	GPR120 是 G 蛋白耦联受体（GPR）的视紫红质家族的成员，GPR120 突变（R270H）与肥胖风险相关，欧洲人群突变率约为 3%
NR0B2 基因（nuclear receptor subfamily 0 group B member 2，NR0B2，又称 DAX1）	1p36.11	在日本人群中发现 NR0B2 突变（R34X、A195S）与肥胖、早发性肥胖有关
双重特异性酪氨酸磷酸化调节激酶 1B（dual-specificity tyrosine-phosphorylation regulated kinase 1B，Dyrk1B，又称 Mirk）	19q13.2	是一种特异性的双链酪氨酸磷酸化激酶，DYRK1B 基因杂合突变（突变区域为 19q13）与腹型肥胖、代谢综合征有关
CEP19 基因（centrosomal protein 19，CEP19，又称 C3ORF34）	3q29	CEP19 定位于中心体和原发性纤毛，几乎在人体所有组织中表达，运用连锁分析和定位克隆，在染色体 3 位置鉴定了病态肥胖基因 CEP19
脑源性神经营养因子（brain derived neurotrophic factor，BDNF）	11p14.1	主要是在中枢神经系统内表达，其中海马和皮质的含量最高，BDNF 突变体 met66 与进食障碍密切相关，BDNF 多态性（-270C-T）与早发性体重丢失相关
SIM1 基因（single-minded family bHLH transcription factor 1，SIM1）	6q16.3	是编码一种和神经发生有关的转录因子，调节能量平衡，影响进食行为。在严重肥胖患者中识别到了 SIM1 基因片段的缺失

二、饮食因素

肥胖发生的根本原因是机体的能量摄入大于机体的能量消耗，从而导致多余的能量以脂肪的形式贮存。因此，膳食营养因素在肥胖发生的过程中发挥了非常重要的作用，与肥胖相关的膳食因素主要包括营养素摄入和食物摄入两方面。

（一）营养与肥胖

1. 生命早期营养对成年后肥胖发生的影响

生命早期是指胎儿期、哺乳期和断乳后的一段时间（一般指3岁以内，亦称“窗口期”）。此时机体处于旺盛的细胞分裂、增殖、分化和组织器官形成阶段，对外界各种刺激非常敏感，并且会产生记忆（又称代谢程序化），这种记忆会持续到成年，对成年后的肥胖及相关慢性病的发生、发展有重要影响。其中，膳食营养因素是生命早期机体接触最早、刺激频率最高、刺激时间最长的外界因素。生命早期不良的膳食因素，包括妊娠期孕妇营养缺乏或过剩、完全人工喂养、过早断乳、过早添加辅食以及婴幼儿期营养过剩等，不仅可直接影响婴幼儿体重及健康，还会增加成年后肥胖及相关慢性病的发病风险。相反，母乳喂养（完全母乳喂养或喂养时间相对较长）则有益于预防成年后肥胖的发生。

2. 膳食能量过剩对肥胖的影响

机体的能量主要通过摄入食物获得。机体摄食量过大、能量摄入过多，就会导致能量摄入过剩，大于机体能量的消耗，进而引发肥胖。导致摄食量过大、能量摄入过多的因素很多，主要包括以下几方面。

（1）遗传因素：一些人由于遗传因素的作用，摄食量较大。

（2）社会、环境及心理因素：经济发展水平、科学知识水平、宗教、文化、习俗、社会及个人心理因素等均能够影响食量及能量摄入。例如，经济发展水平高，食品极大丰富，食物的可及性及可供选择种类的多样化，每餐食物分量的增加，快餐食品、预包装食品、含能量饮料等，均有可能导致能量摄入过多。另外，宗教信仰、受教育程度及文化习俗等均影响人们对食物的选择。

（3）个人饮食习惯：包括进食速度过快，咀嚼次数过少，暴饮暴食；进食时间过长（如边看电视边吃饭，饭店就餐）；吃零食、有吃夜宵习惯；三餐分配不合理，晚餐过饱等。这些饮食习惯均是肥胖的高危因素。

3. 宏量营养素摄入对肥胖的影响

肥胖是能量摄入大于能量消耗的结果，因此任何产能营养素摄入过多导致的总能量摄入增加，都可能导致肥胖。食物中的能量来源主要是宏量营养素，包括脂肪、碳水化合物和蛋白质。

（1）碳水化合物摄入与肥胖：碳水化合物是机体重要的供能物质，传统理论认为，膳食结构中碳水化合物的含量对肥胖只起到次要作用。但是近年来研究发现，伴随脂肪供能比的降低、碳水化合物供能比的上升，肥胖的发生率也在增加。根据碳水化合物-胰岛素理论，碳水化合物的摄入增加能够快速升高血糖水平并刺激机体产生胰岛素，促使机体发生腹型肥胖。但是如何分析膳食碳水化合物含量对肥胖的影响，目前学术界还存在较大的争议。普遍认为碳水化合物的类型以及质量对肥胖起着更加决定性的作用，如淀粉、糖、精制谷物更能导致机体肥胖，因此应该区分不同类型的碳水化合物与肥胖的关系，才能有针对性地提出预防肥胖发生的每种类型碳水化合物的摄入量。

（2）脂肪的摄入与肥胖：膳食中脂肪（尤其是动物脂肪）摄入增加是导致近年来世界各国肥胖率不断升高的重要原因，这主要是由于脂肪能够提高食物的能量密度，导致能量摄入过多。其次，膳食脂肪有更高的利用效率，摄入机体的脂肪更容易储存在脂肪细胞中，增加机体体重。因此，低脂膳食可以有效预防肥胖。但是单纯强调降低膳食中脂肪的含量而忽略了脂肪来源的多样性，对机体体重与健康产生的影响都是不合理的。研究表明，饱和脂肪酸、单不饱和脂肪酸、多不饱和脂肪酸含量和比例，以及长链脂肪酸、中链脂肪酸含量对肥胖发生的影响是不同的。

（3）蛋白质摄入与肥胖：在控制总能量的情况下，高蛋白饮食能够增加饱腹感，降低热量摄入，短期内对肥胖者有减轻体重的作用，长期摄入高蛋白膳食可能对机体产生危害作用。目前尚未有流行病学数据确切地表明高蛋白膳食与肥胖发生率的关系，主要有以下两点原因：一是相对于碳水化合物和脂肪，蛋白质提供机体较少的能量供应，对肥胖的影响相对较小；二是蛋白质摄入在人群中保持着恒定的比例，并未随着时间变化而有较大的波动，蛋白质提供能量变化不大，对肥胖的贡献率不大。

4. 维生素和矿物质摄入对肥胖的影响

目前关于维生素和矿物质与肥胖的关系研究比较多。很多研究发现，肥胖人群中普遍存在着多种维生素与矿物质的缺乏，如肥胖人群中钙、镁、铁、锌、铬、维生素 D、维生素 C 摄入不足，但其与肥胖的因果关系还不明确。目前还没有确切的证据证明某种维生素或矿物质的营养状况能够影响肥胖的发生。钙与肥胖的研究比较多，大多数研究认为低钙与肥胖有关，低钙能够增加脂肪储存和减少脂肪分解，而补钙能够达到减肥的作用。大量研究证实，维生素 D 缺乏与肥胖密切相关，而补充维生素 D 能够抑制前脂肪分化过程，影响脂肪形成，从而预防肥胖的发生。另外，研究认为，肥胖人群常伴随着甲状腺激素和 $1,25(OH)_2$-D_3 水平的改变，而钙与维生素 D 都能影响这类激素的代谢状态。

5. 膳食纤维摄入对肥胖的影响

膳食纤维包括纤维素、木质素、抗性低聚糖、果胶、抗性淀粉等多种成分。膳食纤维具有高膨胀性和持水性，使各种营养成分吸收减慢，具有防止肥胖的作用。膳食纤维还具有吸附胆酸、胆固醇的作用，可降低血浆胆固醇，防止肥胖。大多数富含膳食纤维的食物只含有少量的脂肪，能量密度小，可控制膳食能量的摄入；同时，该类食物体积较大，可替代性地减少其他食物的摄入；另外，膳食纤维能延缓糖类的吸收并降低食物的消化率，也能起到控制体重的作用。

（二）食物与肥胖的关系

1. 全谷物

全谷物是指未经精细加工或虽经碾磨、粉碎等处理，但仍保留了完整谷粒的天然营养成分。摄入全谷物有助于维持正常体重，减少体重增长，这可能与膳食纤维摄入增加、总脂肪和饱和脂肪摄入下降有关。但是对于超重/肥胖人群，目前的随机对照试验并未证明全谷物干预能够减轻体重。

2. 薯类

薯类包括马铃薯、甘薯、木薯等，薯类除了提供丰富的碳水化合物、膳食纤维外，还有较多的矿物质、B族维生素和维生素C。薯类与肥胖的关系与薯类烹调方式密切相关，其中油炸薯片和薯条的摄入可增加超重和肥胖的发生风险，可能与其油炸方式导致的油脂含量较高有关，而普通烹调方式的薯类对肥胖的作用研究较少，研究结果也不一致。

3. 蔬菜和水果

蔬菜是膳食纤维、有机酸、部分矿物质和维生素、多种植物化学物和生物酶的重要来源，对维持健康具有重要的意义。目前蔬菜摄入干预对减肥作用的人群研究结论不一致，尚需要进一步的研究。水果与蔬菜的营养价值相似，研究发现，水果摄入可减缓超重和肥胖成年人的体重增长，但在儿童中没有发现水果与体重有关联。

4. 畜肉

畜肉又称作红肉，是人体蛋白质、矿物质和维生素的重要来源之一。畜肉中脂类含量相对稳定，占1.5%～6.2%，以饱和脂肪酸为主，过多摄入畜肉可能增加肥胖的发病风险。

5. 大豆及其制品

大豆及其制品的蛋白质含量丰富，是膳食中优质蛋白质的重要来源，同时大豆富含不饱和脂肪酸、钙、铁、B族维生素和维生素E，是营养价值非常高的一类食品。摄入大豆及其制品可以改善肥胖和超重人群的体重，另外也有研究表明，摄入大豆异黄酮和大豆纤维能够减轻体重。

6. 含糖饮料

含糖饮料指在饮料中人工添加糖（包括单糖和双糖，但不包括多糖），乙醇含量不超过质量分数0.5%的饮料，如果汁饮料、运动饮料、碳酸饮料等。过多摄入含糖饮料可增加超重或肥胖的发生风险。

7. 膳食结构

合理的膳食结构是根据膳食营养素参考摄入量而确定的食物摄入种类、数量和比例，能够为机体提供所需的能量和各种营养素。合理的膳食结构不仅可维持机体正常营养和健康状态，而且还有助于预防和控制肥胖及相关慢性病的发生与发展。目前大多数国家普遍存在着膳食结构不合理的问题，表现为成人谷类和根茎类等植物性食物消费下降，而动物性食物，尤其是畜肉和蛋类食物的消费呈明显上升趋势，油脂类消费亦呈明显增加趋势。动物性食物及油脂类摄入的增加，导致了脂肪摄入的增加、脂肪供能比的升高，有些地区居民的脂肪供能比超过了30%，甚至达到了35%。高脂肪膳食可诱导肥胖发生，或增加肥胖对健康的危险性。

三、身体活动因素

身体活动是指由于骨骼肌收缩产生的机体能量消耗增加的活动[22]。在骨骼肌处于静息状态时能量消耗90%的底物均由脂肪提供，但由于静息状态下的代谢活动相对较低，导致肌肉氧耗的来源仅占心输出量的20%；而在剧烈运动时肌肉的氧耗和血液供应可增加约30倍[23]，占心输出量的80%，使脂肪的利用率显著增加。身体活动在调节和维持体重等方面起着至关重要的作用，它对肥胖的影响是动态的，所以还受一些其他因素的影响，包括身体活动的方式、强度、总量等。

（一）身体活动方式与肥胖

在能量消耗过程中，身体活动是最易受机体自身控制且可变性最大的部分，对肥胖的影响起着最为重要的作用。按能量代谢可将其分为有氧代谢和无氧代谢运动[22]。有氧代谢运动可显著减少内脏脂肪组织，并可持续改善胰岛素敏感性[24]，而无氧代谢运动对内脏脂肪的影响很小。同样，研究证明，有氧运动可有效改善代谢综合征，降低血清三酰甘油（甘油三酯）水平[25]；而无氧代谢运动不会显著改善代谢综合征或任何内脏组织成分（高密度脂蛋白、三酰甘油、腰围、空腹血糖和血压）。有氧、无氧代谢运动相结合则可显著改善代谢综合征、腰围、三酰甘油和舒张压，但不能确定这种改善效果是由于两种活动方式相结合，还是由于运动量的增加导致的。

（二）身体活动强度与肥胖

身体活动强度是另一个在身体活动中影响肥胖的强有力因素。身体活动强度是指单位时间内身体活动的能耗水平或对人体生理刺激的程度，分为绝对强度（物理强度）和相对强度（生理强度），一般以≥6 Met为高强度；3～5.9 Met为中等强度；1.1～2.9 Met为低强度[22]。在没有控制饮食的基础上，中等或高强度的有氧训练可以减少肥胖者和超重人群的内脏脂肪组织[26]。运动强度对增加瘦体质呈现一定的“剂量-反应关系”。进行长时间中到高强度运动时配合短暂的休息时间间隔（1 min），并利用目标肌群进行运动以达到最佳刺激效果，有助于促进生长激素的释放[27]，进而发挥调节能量代谢、降低总脂肪量和减少腹部脂肪的作用。此外，增加运动强度还可以提高运动后的能量消耗率和脂肪氧化率。

（三）身体活动量与肥胖

运动量对降低体重具有重要的作用，大量研究显示，运动量可以减少体脂率。2015年，美国运动医学会（ACSM）运动测试与运动处方中指出，每周运动150分钟，或者每周大多数天数（3～4天以上）进行30分钟中等强度训练能够保持机体健康。对超重和肥胖患者来说，每周运动时间大于250分钟能够使体重下降并防止减重后的体重反弹，而对一部分人来说，为了提高或保持体重降低的效果，每日运动时间逐渐增至60～90分钟是必要的。另外许多研究也显示，即使是小运动量也可以使机体总脂肪减少，增大运动量可更多地减少内脏脂肪组织。但也有研究显示，仅增加运动量不能对降低体脂率和减少内脏脂肪组织产生很好的效果。因此，有关运动量对肥胖的影响还需进一步深入研究。

四、心理因素

心理因素对摄食活动有显著的影响。许多研究证明，心理应激和各种消极的情绪反应，如焦虑、恐惧、愤怒、忧郁等均能促使人多进食。其可能的原因是这些人存在某种程度上的人格缺陷，情绪不良必须通过进食才能缓解，从而形成对摄食的情绪依赖，借以满足自己对安全和自尊的需要。另一方面，肥胖患者本身可能由于体型原因会产生消极的各种心理反应，包括自卑、情绪紊乱以及贬低自身形象，由此而产生自身行为退缩、体力活动减少和多食，反过来又会加重肥胖程度。

运动心理也直接影响肥胖的发生和发展，运动心理直接影响运动行为。主观意识到体育运动的重要性、喜欢体育运动、看到别人运动自己也想积极参与，以及晚饭后经常运动等这些积极运动的心理，可以增加运动机会，从而通过运动避免脂肪在体内的蓄积，预防肥胖的发生。

五、环境因素

（一）生活地区

肥胖的发生存在地区差异。美国人群肥胖率东北地区高于中西部、南部和西部，而巴西不同地区人群肥胖率从高到低依次为南部、东南部、中西部、北部、东北部。我国人群的肥胖率显示北方、南方高，中部低，并表现为南方上升最快，其次为中部，北方最慢；而且城市中的肥胖率比农村高。这可能与不同地区经济发展的差异性或不同地区食物选择范围、饮食行为和生活习惯不同有关，也可能与气候环境等因素导致的人群身体活动模式的差异有关。

（二）环境污染

环境内分泌干扰物是指干扰生物体内稳态、干扰生殖发育过程天然激素的合成、释放、运输、代谢、结合以及消除等作用的外源性物质，包括己烯雌酚、双酚-A、邻苯二甲酸盐和有机锡等化学物质。流行病学调查显示，近年来肥胖的流行与环境内分泌干扰物在环境中的显著增加相关；并且有研究发现，男性尿中邻苯二甲酸酯浓度越高，发生腹部肥胖或胰岛素抵抗的可能性也越大。另外有研究证实，血清中多氯联苯浓度与调查人群的腰围呈线性相关；并且有研究证明，戒烟者体重普遍增加，可能与尼古丁撤停有关。

（三）家庭环境

家庭环境影响肥胖的发生、发展，家庭的生活观念和饮食方式影响着孩子。在我国，家庭因素对肥胖的影响尤为显著，如父母不科学或不适当的营养知识、态度、行为等对儿童的影响很大；将“吃得多”“能吃”与身体好等同起来；孩子吃得多或少通常是家长们用来衡量孩子是否健康的外在尺度等。美国全国健康调查资料显示，看电视时间与肥胖率显著相关，可能与看电视长时间静坐和爱吃零食密切相关。此外，父母的生活方式和习惯也会影响肥胖的发生，父母对体育锻炼重要性的认识以及父母参与体育活动的程度对孩子体育锻炼兴趣、体育动机、体育锻炼态度的积极性以及体育锻炼行为有明显影响。

六、社会因素

（一）社会经济状况与受教育程度

社会经济状况是影响肥胖发生的重要因素。国内外研究显示，不同经济地位、收入水平、文化程度的人群，肥胖的发生存在很大差异。发达国家研究显示，经济收入低的家庭儿童少年成年后发生肥胖的危险增加，即社会经济状况较差的人群肥胖率比较高。和发达国家不同，目前我国高收入和文化程度高的人群中肥胖发生率较高。

文化程度越高者，其超重和肥胖率越低。文化程度较高者，更了解超重肥胖可能造成的危害，容易接受各种防治知识，并乐于改变自己的不良生活习惯，更愿意购买健康有益的食物如蔬菜和水果，因此发生肥胖的可能性低。文化程度较低者，由于固有的传统思维的影响，如认为腰围大是财富的象征，保健知识相对欠缺，缺少良好的生活饮食习惯，摄入过多的高能量、高脂肪的食物，引发营养过剩，导致单纯性肥胖的发生。

（二）民族和宗教信仰

我国是一个多民族的国家，各民族由于生活习惯、地理位置、经济状态，以及遗传信息的不同，导致各个民族之间肥胖率的不同。不同的宗教信仰对肥胖的影响程度不同，如果个体因为信仰佛教而吃素或者较少吃肉的情况下，那么这个人就很难变得肥胖；而有的民族喜欢吃牛羊肉、大量饮酒，肉类过多摄入可以导致能量摄入增加，同时饮酒后乙醇在体内只能完全氧化，不能转化为其他物质，因此饮酒同时所进食的能量物质会较多地储存在体内，所以长期饮酒，但量不是很大者常伴体脂积累。但是习惯性大量饮酒者体重多正常或消瘦，可能与其总能量摄入大部分来源于乙醇，其他食物摄入减少有关。另外，宗教信仰会改变一个人的社会心理以及生活习惯，从而对发生肥胖产生影响。

（三）大众传媒

大众传媒对人们的观念、知识和行为都会产生很大影响，对肥胖相关心理问题的发展起到一定作用。电视食品广告中大部分为高脂、高糖和（或）高盐食品，儿童少年看电视时间与其要求父母购买、家长实际购买电视广告食品，以及儿童少年实际消费这些广告食品的频率呈显著正相关。在目前市场经济条件下，用于高脂/高能量密度食品广告的费用超过普通食品的广告费用。食品厂商、零售商利用食品包装、商业广告和促销手段，使一些缺乏营养知识的人过多地购买消费此类食品，商家赚钱的同时却可能导致肥胖的蔓延。另外，由于当今社会互联网已经普及，在没有对宣传内容严格监管和审核的情况下，许多不准确或错误的营养信息随处可见，对人们产生的不良影响更加深远，对其饮食与健康也造成了巨大的危害。

七、政策因素

全世界关注肥胖问题的同时，国际上也制定了很多预防肥胖的相关政策，世界卫生组织和许多国家都从促进健康饮食和体育锻炼的角度提出了肥胖的预防建议。方案和措施很多，主要包括以下几点。

1. WHO向政府和食品厂商建议，应限制对儿童关于不健康食品的广告和宣传。

2. 通过立法禁止餐饮业使用某些导致肥胖的添加剂，如纽约自2008年起禁止当地餐饮业使用含有反式脂肪酸的制品。

3. 通过对不健康食品征收“脂肪税”，提高不健康食品价格，降低消费者的支付意愿，由此减少消费。

这些政策的实施使肥胖的患病率显著减少。

我国也出台了与肥胖密切相关的政策，如《“健康中国 2030”规划纲要》、“三减三健”强调了饮食和运动对肥胖的影响。同时我国也推动了相关项目，大力修建公园，提倡全民跑步、骑车上班，各大城市建设健康步道等，从而推动居民的运动风潮，提倡全民运动，这都是有效改善肥胖的重要举措。尽管各国政府都制定政策控制肥胖，但肥胖问题依然很严重，国家及有关部门还应从根本上解决问题，让人们认识到肥胖问题的严重性，制定并加强实施肥胖预防控制的相关政策。

第三节　肥胖的危害

一、超重和肥胖对健康的影响

（一）超重和肥胖对健康的影响

成人超重和肥胖可以增加死亡和疾病的危险性，从而导致预期寿命的减损和过早死亡率增加[28]。《美国医学会杂志》2003 年报道，根据美国调查数据结果，估计的因早死所致寿命损失年（years of life lest，YLL）存在显著的种族和性别差异。超重和肥胖与 YLL 呈 J 或 U 型相关。最佳 BMI，白种人为 23～25 kg/m^2，黑种人为 23～30 kg/m^2。20～30 岁白种人男性，最大的 YLL 为 13 年，女性为 8 年。对于男性，这意味着其以后的预期寿命减少 22%。重度肥胖的年轻黑种人 YLL 值最高，男性为 20 年，女性为 5 年[29]。

另有一项 Meta 分析发现，肥胖甚至可以增加人群的全因死亡率。英国一项纳入 6082 名研究对象的前瞻性研究发现，调整已知的心血管病危险因素后，肥胖患者致死性冠心病发病危险增加了 60%。据 2009 年《柳叶刀》报道，肥胖者的死亡率明显高于体重正常者。BMI 每增加 5 kg/m^2，总死亡率上升 30%，心血管疾病增加 40%，至少缩短预期平均寿命 20 年。加拿大一项包括 11 982 名调查对象的研究发现，肥胖可使糖尿病发病风险增加 1.66 倍，并增加患者死亡风险。另外，随着 BMI 的增高，往往伴随其他危险因素聚集，例如心血管病发病风险随个体危险因素聚集数的增加而成倍升高。2009—2010 年从全国 12 个研究人群中抽取 35～64 岁调查对象，肥胖人群中同时具有高血压、血脂异常和糖尿病 3 种危险因素的比例是正常体重人群的 4.5 倍，是超重人群的 1.7 倍；重度中心性肥胖人群是正常体重人群的 5.1 倍。研究提示，一方面肥胖因素常与其他危险因素并存，如肥胖人群具有很高的心血管病患病风险；另一方面，针对肥胖人群进行有效干预，不仅可以控制体重，且可减少其他危险因素的聚集，提高了干预效率。

2006 年，顾东风教授研究团队发表研究结果，表明中国 40 岁以上的中年人群的 BMI 与全因死亡率呈 U 型相关[30]，证明最理想的 BMI 区间为 24～26.9 kg/m^2。BMI 高于和低于此区间的人群全因死亡率均有不同程度的升高（见图 2-20）。

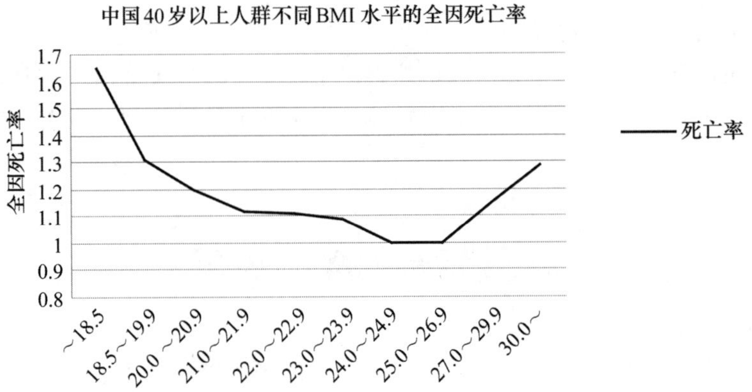

图 2-20　中国 40 岁以上人群 BMI 与全因死亡率的关系

（二）肥胖与相关疾病风险

在世界范围内，肥胖成为心血管疾病的独立危险因素，已经成为广大科学家的共识。同样肥胖也是癌症的重要影响因素。对于许多癌症，例如食管腺癌、胰腺癌、子宫内膜癌、结肠/直肠癌、（绝经后）乳腺癌和肾癌等，研究证据已经从相关性证据上升为因果关系证据。科学证据越来越充分，肥胖与癌症的关系变得更加清晰。

根据世界卫生组织的统计分析，世界范围内与超重和肥胖相关的慢性疾病风险度较高的主要有 2 型糖尿病、血脂异常、肝胆疾病和呼吸系统疾病，其相对危险度值 odds>3。其余相关疾病的相对危险度的强弱见表 2-10。Daphne P Guh 等根据 89 项研究的荟萃分析结果表明，根据 BMI 判断的超重和肥胖是 2 型糖尿病最主要的危险因素，其中相对危险度最高的是女性超重者为 3.92（95%CI：3.10～4.97），女性肥胖者为 12.41（95%CI：9.03～17.06）。通过腰围独立判断超重和肥胖的发病率时，其相对危险度与 BMI 判断结果一致，而且随着腰围的增大，相对危险度升高。由此可以看出，脂肪在体内的分布情况与 2 型糖尿病也有着显著的相关性。这种相关性还表现在高血压、冠心病等与超重和肥胖关系密切的疾病中[31]。此研究还证实，2 型糖尿病、肿瘤、心血管疾病、肝胆疾病、哮喘和骨关节等疾病的危险度与超重和肥胖的程度呈正相关。以体质指数为判断超重和肥胖程度的指标时，高血压、2 型糖尿病、血脂异常和冠心病的相对危险度值随 BMI 的升高而增加（见表 2-11）。

表 2-10　肥胖者发生肥胖相关疾病或症状的相对危险度

危险度显著增高 (相对危险度>3)	危险度中等增高 (相对危险度 2～3)
2 型糖尿病	冠心病
血脂异常	高血压
胰岛素抵抗	骨关节病
胆囊疾病	高尿酸血症和痛风
睡眠呼吸暂停综合征	脂肪肝

表 2-11　不同 BMI 水平下的肥胖相关疾病的相对危险度

BMI	24～27.9	≥28
高血压	2.5	3.3
2 型糖尿病	2.0	3.0
血脂异常	2.5	3.0
冠心病	2.2	2.8

（三）与肥胖相关慢性病的死亡率状况

2015 年公布的《中国居民营养与慢性病状况报告》显示，2013 年中国居民慢性病死亡率为 533.0/10 万，占全部死亡的 86.6%，标化死亡率为 499.9/10 万。心脑血管疾病、癌症和呼吸系统疾病占全部死亡的 79.4%。

2013 年，中国居民心脑血管疾病标化死亡率为 271.8/10 万，其中男性 296.4/10 万，女性 246.4/10 万。

2013 年，我国癌症标化发病率为 235/10 万，肺癌和乳腺癌分别居男、女性发病首位。中国居民癌症标化死亡率为 144.3/10 万，其中男性 185.2/10 万，女性 102.2/10 万。

2013 年，中国居民呼吸系统疾病标化死亡率为 68.0/10 万，其中男性 76.7/10 万，女性 59.1/10 万。

二、肥胖对儿童青少年健康的影响

儿童青少年处于身体生长发育的重要阶段，除了体型的快速改变之外，身体中各器官的生理功能，以及心理和精神也处于发育成熟阶段。生长发育是机体利用外界物质合成自身的重要过程，对外界环境的影响更为敏感。如果儿童青少年的生长发育过程中合成过多的脂肪细胞或组织，势必会对脂肪所包围的组织器官，以致对整个机体造成不利的影响，这种不良影响很难在短期内消除。

有研究表明，儿童期的超重和肥胖可以延续到成年[32]，或者成人发生的超重和肥胖与儿童期的体重有密切的关系。研究者认为，除了遗传因素的影响之外，儿童携带超重和肥胖的风险因素是成年期发生超重和肥胖的主要原因。但是，对于体重偏轻或正常的儿童青少年来说，在整个生命周期中同样面临超重和肥胖的风险，也有发生超重和肥胖的可能。所以不论是成人还是儿童青少年，对超重和肥胖进行早期的预防和干预可以起到事半功倍的效果。

肥胖对健康的危害表现为多器官、多系统的损伤。可以导致许多功能的失调，这些失调的主要症状一般在成人时期才以疾病的形式表现出来。但是由于儿童时期过早发生超重和肥胖，现在的儿童也有许多明显的代谢异常表现。这些由于超重和肥胖导致的功能失调现象即使在儿童期没有表现出来，其功能性的损伤也依然存在，同样会增加其成年时期的患病危险性。

儿童肥胖对心血管系统、内分泌系统、呼吸系统和肝、运动、骨骼、心理行为及认知、智力等带来多方面的危害[33]。

（一）对心血管系统的危害

1. 高血压

肥胖与儿童高血压存在密切关系，约50%的儿童高血压伴有肥胖。研究表明，血压与体重的正相关在儿童和少年时期就已存在，肥胖儿童的血压水平显著高于正常体重儿童，并随着肥胖程度的增加，血压水平显著升高[34]。2002年中国居民营养与健康状况调查采用1996年美国国家高血压项目儿童青少年高血压诊断标准，结果显示，正常、超重和肥胖7～17岁儿童高血压的患病率分别为14.3%、32.1%和40.9%；超重和肥胖儿童发生高血压的风险是正常体重儿童的3.3和3.9倍[35]。体重指数（BMI）、腰围（WC）、腰围身高比（waist to height ratio，WHtR）是目前评价儿童肥胖及肥胖类型的常用指标。上海市采用“中国标准2010”对78 114名（男生占51.3%）学龄儿童的调查结果显示，儿童高血压患病率随着肥胖程度的升高而增加，在调整年龄和性别后，不论是应用BMI诊断的一般性超重、肥胖儿童，还是应用WC诊断的中心性超重、肥胖儿童，其高血压患病风险是正常体重儿童的1.5～2.2倍[36]（见图2-21）。2010年中国学生体质与健康调研采用“中国标准2010”对7～10岁的40 495名（男生占49.8%）学龄儿童的调查结果显示，用BMI和WHtR联合评价肥胖类型，高血压患病率与肥胖类型相关，表现为复合型肥胖组＞单纯中心性肥胖组＞正常体重组[37]（见图2-22）。

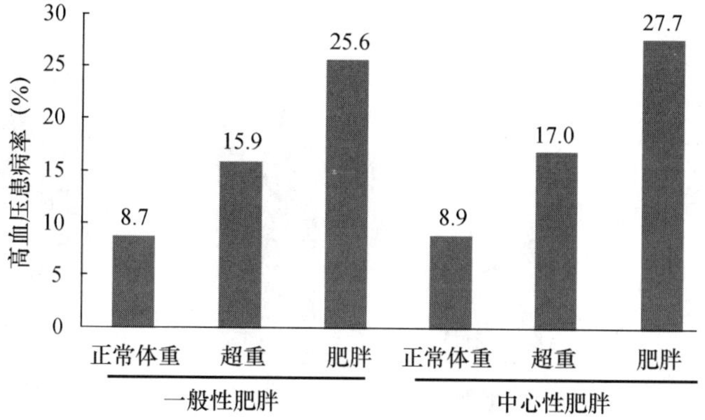

图 2-21　不同体重状态儿童的高血压患病率（%）

注：采用中国肥胖问题工作组（WGOC）推荐的体重指数（BMI）、腰围（WC）标准分别对儿童超重和肥胖进行诊断：超重定义，BMI/WC≥P90～<P95；肥胖定义，BMI/WC≥P95

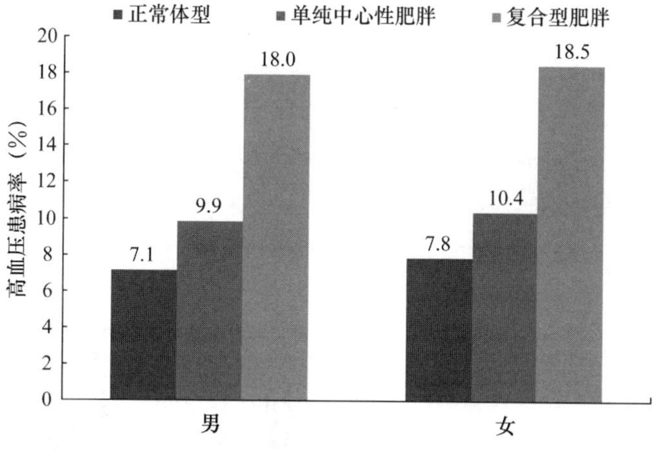

图 2-22　不同类型肥胖儿童的高血压患病率（%）

注：（1）高血压：收缩压和（或）舒张压大于 2010 年全国学生同性别、年龄收缩压和（或）舒张压第 95 位百分数（P95）界值；（2）单纯中心性肥胖：BMI 正常，WHtR 偏高；复合型肥胖：BMI 偏高且 WHtR 偏高；（3）BMI 偏高：根据 WHO 2006 年公布的儿童营养不良标准和中国肥胖问题工作组制定的《中国学龄儿童青少年超重、肥胖 BMI 筛查分类标准》将儿童分为消瘦、正常、超重、肥胖，将超重和（或）肥胖定义为 BMI 偏高；WHtR 偏高：WHtR>0.46

广州市对 7203 名 6～8 岁非高血压儿童进行了 4 年的随访观察（随访率 65.7%），发现儿童高血压 4 年间的平均发病率随 BMI 的升高而增加（采用“美国儿童青少年高血压诊治指南 2004”），超重、肥胖儿童的高血压年均发病率分别是正常体重儿童的 1.3 倍和 1.8 倍[38]（见图 2-23）。

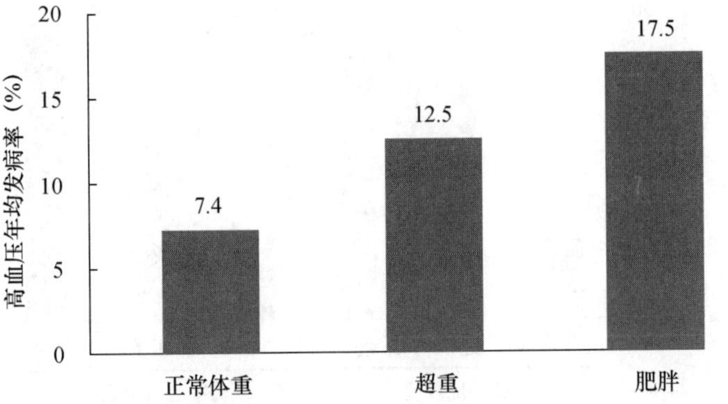

图 2-23　随访基线不同体重状态儿童 4 年间的高血压平均发病率

注：儿童超重和肥胖诊断采用中国肥胖问题工作组（WGOC）推荐的 BMI 标准

儿童肥胖状态不但具有延续至成年的轨迹现象，而且将影响成年后的血压水平。北京儿童血压研究结果发现，肥胖儿童成年后肥胖的发生率（64.1%）明显高于正常体重儿童（15.3%）[39]；2010 年，北京市儿童青少年代谢综合征研究工作组采用“中国标准 2010”对 2004 年 1183 名血压正常儿童（6～14 岁）进行随访研究，发现高血压发病率随 BMI 的升高而增加，调整年龄、性别、青春期、体力活动、膳食习惯及高血压家族史等因素的影响后，肥胖儿童 6 年后高血压累积的发病率是正常体重儿童的 4～5 倍[40]（见图 2-24）。

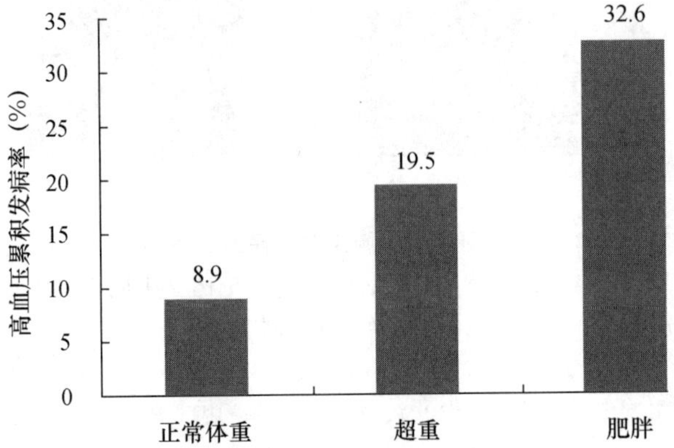

图 2-24　基线不同体重状态组儿童随访 6 年的高血压累积发病率

2. 血脂异常

2004 年一项调查显示，超重和肥胖儿童发生高三酰甘油（甘油三酯）血症的风险是正常体重儿童的 2.6 倍和 4.4 倍，发生低高密度脂蛋白胆固醇血症的风险分别是正常体重儿童的 3.2 倍和 5.8 倍[41]。2013 年，北京市肥胖学生血脂异常检出率为 43.2%，其中男生为 44.6%，女生为 40.4%，男生高于女生[42]（见表 2-12）。随着肥胖率的不断增加，以及肥胖儿童中重度肥胖构成比的上升，儿童青少年血脂异常患病率呈现上升趋势。对比 2004 年和 2013 年北京市 7～17 岁学龄儿童的调查结果，肥胖儿童中高三酰甘油血症患病率从 15.4%上升到 24.7%，低高密度脂蛋白胆固醇血症患病率从 18.5%上升到 27.6%[43]。

表 2-12　北京市肥胖学生血脂异常检出率

检测项目	男生（%）	女生（%）	合计（%）
高三酰甘油	22.5	23.2	22.7
高总胆固醇	7.9	9.6	8.5
低高密度脂蛋白胆固醇	26.7	20.9	24.7
高低密度脂蛋白胆固醇	7.5	7.3	7.5

儿童肥胖是影响心血管结构和功能的危险因素。2014 年，北京市通过超声检查对 410 名 6～18 岁儿童进行心血管结构和功能的评估，发现肥胖儿童心脏每搏输出量明显增高，左心室舒张末期内径、收缩末期内径、室间隔舒张末期厚度、左心室后壁舒张末期厚度、左心室质量、左心室质量指数明显大于同龄正常体重儿童，且已发生左心室重构[44]。济南市针对 3354 名 9～12 岁小学生的研究发现，和正常体重儿童相比，肥胖儿童已出现颈动脉内中膜厚度增加及颈动脉血管弹性下降。肥胖儿童早期动脉粥样硬化已经启动，预防成年人心脑血管疾病应从预防儿童肥胖做起[45]。

（二）对内分泌系统的危害

1. 2 型糖尿病

2 型糖尿病曾被认为只有成年人才患病，但随着儿童肥胖患病率的上升，糖尿病发病出现低龄化趋势，儿童肥胖与 2 型糖尿病的发病密切相关，绝大多数 2 型糖尿病患儿为超重或肥胖。高血糖往往预示着糖尿病的发生和发展，在肥胖儿童中高血糖检出率偏高。2013 年，北京市 3 个区（县）17 所中小学 1896 名 6～18 岁肥胖中小学生健康评估体检结果显示，肥胖学生高血糖（空腹血浆葡萄糖≥5.6 mmol/L）平均检出率为 66.6%，不同年龄段学生高血糖的检出率见图 2-25。与 2007 年肥胖学生高血糖的平均检出率（57.6%）相比，增加 9 个百分点，而 2004 年肥胖学生高血糖平均检出率仅为 13.4%。由此可见，近 10 年肥胖儿童高血糖检出率呈明显增加趋势[46]。

北京市血压队列研究发现，肥胖儿童成年后发生糖尿病的风险是正常体重儿童的 2.7 倍；儿童期至成年期持续肥胖的人群发生糖尿病的风险是体重持续正常人群的 4.3 倍。

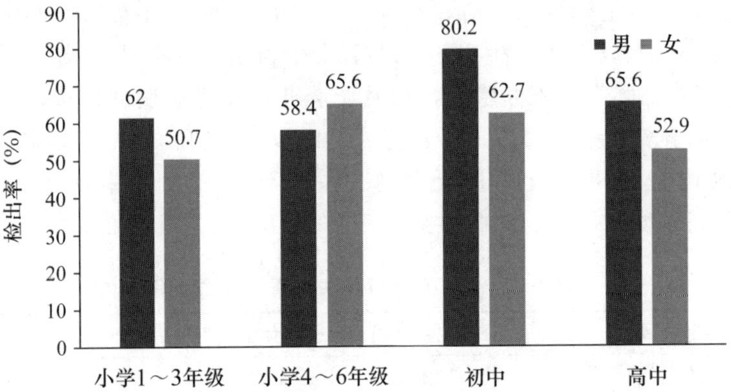

图 2-25　2013 年北京市不同学龄肥胖儿童青少年高血糖检出率

2. 代谢综合征

肥胖与儿童代谢综合征存在密切关系，肥胖是代谢综合征的重要危险因素。儿童代谢综合征中国工作组在北京、天津、杭州、上海、重庆、南宁等 6 个城市开展的调查结果显示，分别采用 10 岁以上中国儿童的代谢综合征诊断标准（中国标准）和国际糖尿病联盟儿童代谢综合征诊断标准，儿童代谢综合征检出率分别为 2.4％和 1.4％，肥胖儿童的代谢综合征检出率明显增加，分别为 28.8％和 16.8％。Meta 分析结果显示：儿童代谢综合征患病率呈现肥胖组＞超重组＞正常组[47]。北京市儿童血压研究发现，儿童期至成年期持续肥胖的人群发生代谢综合征的风险是体重持续正常人群的 9.5 倍。

3. 青春期发育

关于肥胖与儿童青春期发育之间的关联，男、女间研究结果不完全一致。2003 年，北京市对 19085 名 6～18 岁学龄儿童进行青春期发育与超重、肥胖关系的研究，结果发现，女童 BMI 和体脂肪含量与青春期早发育呈正相关，而男性 BMI 和体脂肪含量与青春期早发育的联系相反，青春期早发育组的 BMI 高于晚发育组，而体脂肪含量却低于晚发育组[48]。国外一些学者认为，肥胖女童易出现月经周期异常以及多囊卵巢综合征，国内相关研究还比较少。

（三）儿童肥胖对呼吸系统的危害

1. 哮喘

儿童超重或肥胖与哮喘有关，美国第三次营养健康调查数据（The Third National Health and Nutrition Examination Survey，NHANES Ⅲ）显示，美国儿童中哮喘发生率随 BMI 四分位值的升高而升高[49]。BMI 增加对哮喘的作用可能是由于肥胖改变了呼吸系统的机械特性，也可能是由于炎症机制的代偿调节。2010—2013 年，一项针对广东省 100 例支气管哮喘急性发作儿童的研究显示，儿童哮喘与肥胖密切相关，并且随着 BMI 值的升高哮喘患儿的肺功能明显下降[50]。

2. 睡眠呼吸障碍

阻塞性睡眠呼吸暂停综合征（obstructive sleep apnea，OSA）是一种以睡眠时反复发作的咽部塌陷为特征，导致低氧血症和睡眠结构改变的临床病症。肥胖是导致 OSA 发生的重要因素，尤其是在严重肥胖儿童中表现得更加突出。北京市儿童青少年代谢综合征研究显示，肥胖儿童睡眠障碍相关症状的发生率较高[51]。广州市呼吸疾病研究所睡眠中心的研究发现，肥胖儿童平均每小时睡眠呼吸暂停低通气指数明显大于超重和正常体重儿童，睡眠时肥胖儿童的平均血氧饱和度、最低血氧饱和度均低于超重和正常体重儿童[52]。

（四）对其他方面的健康危害

1. 非酒精性脂肪性肝病

肥胖是儿童非酒精性脂肪性肝病最主要的危险因素，肥胖儿童伴发非酒精性脂肪性肝病较为普遍，单纯性肥胖对儿童的肝功能和脂肪代谢等均造成危害，并随肥胖程度逐渐增加。2007 年，北京市调查了 7～18 岁的 659 例肥胖儿童和 603 名正常体重儿童的非酒精性脂肪性肝病患病情况，结果显示，肥胖儿童非酒精性脂肪性肝病患病率（10.2%）显著高于正常体重儿童（0.2%），非酒精性脂肪性肝病的患病率随着 BMI 的升高而增加[53]。2013 年，该研究团队再次调查北京市 1735 名肥胖儿童非酒精性脂肪性肝病患病情况，患病率为 17.0%。

2. 运动及骨骼

2010 年中国学生体质与健康调研数据显示，肥胖儿童体重肺活量指数显著低于正常体重儿童[54]。重庆市一项针对小学生的研究显示，肥胖儿童较正常体重儿童的爆发力、耐力素质、柔韧素质等明显下降[55]。儿童肥胖给骨骼肌肉系统造成过大压力，从而导致关节、骨骼及肌肉损伤，尤其是中轴大关节的损伤，肥胖儿童肌肉骨骼不适、骨折、下肢畸形、行动不便的患病率较正常体重儿童明显增高。国内相关研究较少。

3. 心理行为、认知及智力

肥胖引起的心理行为问题在儿童中已很常见，并且对儿童的认知及智力产生一定程度的影响。肥胖儿童青少年经常表现出明显的抑郁情绪和较低的自我评价，自信心不足、自卑感明显。研究发现，7～13 岁单纯性肥胖儿童的情绪较正常儿童有不稳定的趋势，肥胖男童的抑郁性与病程、情绪化与发病年龄、攻击性与肥胖年龄和病程均呈显著相关，肥胖少女较正常体重少女有明显的自卑感，情绪易变，有抑郁的倾向[56]。肥胖儿童焦虑症、抑郁症的患病率高出正常体重儿童 20%左右。肥胖儿童罹患对抗性障碍以及抑郁症等心理精神疾病的危险性分别是正常体重儿童的 2.5 倍和 3.7 倍。一项对北京、上海、广州等 7 城市儿童饮食心理的调查发现，肥胖还会影响儿童饮食心理，导致其饮食障碍。超重、肥胖儿童摄入甜食、油脂性食物及主食等食物的意愿明显低于正常体重儿童。甘肃省嘉峪关市对 6～13 岁肥胖和正常体重儿童各 160 名进行调查发现，肥胖组儿童心理行为问题发生率明显高于正常体重儿童，具体表现在肥胖儿童穿衣不自信、有自卑感、不喜欢人际交往及户外运动 4 项心理行为影响因素的发生率明显高于正常体重儿童；肥胖男童情绪稳定性较差，而且烦躁易怒；肥胖女童会害怕被人取笑，过于担忧自己的形象，自我评价较低[57]。新疆维吾尔自治区针对 260 名学龄肥胖儿童的调查显示，肥胖男童情绪比较急躁、易怒；肥胖女童抑郁、自卑心理发生率高于正常体重儿童[58]。广州市对 1090 名中小学生进行智力水平检测发现，超重和肥胖儿童智力水平显著低于非超重肥胖儿童[59]。肥胖程度越高，对认知与智力的影响越大，而轻度肥胖对儿童认知与智力的影响则无统计学意义[60]。

4. 癌症

儿童期肥胖可增加成年期患某些疾病和过早死亡的风险[61]。国外一项纵向研究发现，儿童期超重的女性成年后患乳腺癌的风险将增加；另一项研究发现，青春期超重是肾细胞癌发病的重要危险因素[62]。国内关于儿童肥胖与远期癌症关系的研究较少。

儿童肥胖相关健康危害已引起国内医学研究者的广泛重视，只有通过早期识别并干预、管理儿童肥胖，将慢性病防治关口“前移”到儿童期，遏制儿童肥胖率的快速上升趋势，才能从源头上有效防控全社会慢性病高发态势，提高人口健康水平。

三、肥胖对成人健康的影响

（一）肥胖对血压和心血管系统的影响

肥胖对血压的影响也属于肥胖对健康的直接损伤。心血管系统中，动脉并非仅是连接心脏和躯体之间的简单管道，它可以动态控制血流。由于外周脂肪的堆积，阻力增加，引起血管内的压力升高。不论是成人，还是儿童青少年，肥胖都是高血压形成的重要促成因素。根据 2010—2012 年中国居民营养与健康状况监测数据，中国 18 岁及以上居民高血压患病率为 25.2%，其中男性 26.2%，女性 24.1%。Rosner 等已经证实了 BMI 分布在 90 百分位之上的儿童，比分布在 10 百分位之下的儿童血压升高的机会显著增加[63]。根据种族和性别不同，超重儿童血压升高的风险率上升了 2.5～3.7 倍。

肥胖同样可以直接引起严重的心血管系统损伤。儿童时期患有超重或肥胖可以加速成年时心血管疾病的发生。大多数关于儿童心脏疾病的观点都认为是与出生缺陷有关。但是，通过对儿童心脏和血管的评估发现，一些疾病的过程，如动脉硬化，一度被认为是成人健康的主要问题，事实上从儿童时期就已经开始了。有 50% 的肥胖儿童在动脉血管壁上可以形成脂肪索，8% 可以发现纤维斑块，4% 的肥胖儿童动脉狭窄程度 >40%。这些肥胖对动脉血管的损伤如果发生在冠状动脉就可能导致心肌梗死，发生在脑血管则可导致脑卒中[64]。这些足以证明即使是非常年幼的孩子，肥胖对心脏和血管也构成损伤。以往认为肥胖导致的心脏病发作或脑卒中的过程往往需要几十年才能发展成明显的疾病。然而，现在看来，这些过程可能比想象要来得更早些，儿童青少年时期的肥胖可能加速这些过程。

由于外周阻力的增加使得心脏肌肉也同样受到损害，左心室壁的肌肉增厚，功能减退，从而增加心脏病发作的风险。此外，在患有原发性高血压的儿童中，BMI 的增加与左心室肥厚的加重有关。左心室肥厚可能是增加肥胖儿童心血管疾病风险的另一个重要途径。

2001 年对我国卒中队列研究人群的 1336 例 35～65 岁女性进行的卒中危险因素基线调查结果显示，体重正常、超重和肥胖对象的脑血流量、血流速度依次降低（$P<0.01$），血流量减少，血流速度减慢，血管弹性变差。体重正常、超重和肥胖对象的高血压患病率分别为 19.28％、37.60％和 38.92％（$P<0.01$），心脏病患病率分别为 14.62％、21.26％和 21.62％（$P<0.01$），糖尿病患病率分别为 4.04％、4.53％和 4.86％（$P>0.05$），说明成年女性随着 BMI 的升高，高血压、心脏病、糖尿病等相关疾病的患病率升高。

韩国的一项研究（包含 234 863 例男性，年龄 40～64 岁）结果显示，BMI 每增加 1 kg/m^2，缺血性卒中的风险相应增加了 11％[65]。澳大利亚昆士兰地区的一项研究也表明，超重能够增加心脏病患病风险 92％，增加 2 型糖尿病患病风险 83％，增加卒中患病风险 83％[66]。一组前瞻性队列研究也显示，肥胖增加了疾病发生的风险，尤其是高血压、糖尿病、心脑血管疾病和关节炎的致残率和死亡率。芬兰一项前瞻性调查研究了肥胖指标（包括 WC 和 WHR）与卒中发病之间的关系。该研究纳入了 49 996 例研究对象（入选条件为年龄 25～74 岁，无冠心病、卒中）。在 19.5 年随访期间，3228 例发生卒中事件（674 例出血性卒中和 2554 例缺血性卒中）。与体重正常的男性（BMI 为 18.5～24.9 kg/m^2）相比，经多因素调整（年龄、受教育年限、吸烟、体力活动、教育水平、家族卒中史和饮酒）后，无论男女，消瘦、超重与肥胖者发生各类卒中总的危险率，以及发生缺血性卒中的危险率均明显增加（见表 2-13）。该研究还发现，中心性肥胖使男性发生缺血性卒中的风险增高，是男性缺血性卒中的危险因素。

表 2-13　芬兰不同 BMI 水平下卒中危险率（95％CI）

	男性		女性	
	各类卒中	缺血性卒中	各类卒中	缺血性卒中
消瘦	0.74（0.18～2.96）	0.49（0.07～3.50）	1.87（1.12～3.14）	1.81（0.97～3.41）
超重	1.23（1.10～1.37）	1.27（1.12～1.44）	1.08（0.95～1.22）	1.11（0.96～1.28）
肥胖	1.59（1.37～1.83）	1.70（1.45～2.00）	1.30（1.14～1.50）	1.41（1.21～1.64）

结果源自芬兰肥胖与卒中队列研究（Gang HU，Tuomilehto JA，Silventoinen KA，et al. Body mass index. waist circumference，and waist-hipratio on the risk of total and type-specific stroke. Arch Intern Med，2007，167：1420-1427.）

（二）肥胖与血脂异常

肥胖是引起血脂异常的重要原因之一。肥胖人群脂肪代谢的特点是：机体组织对游离脂肪酸的动员和利用减少，血浆游离脂肪酸升高、积聚，血脂容量增高。胆固醇、三酰甘油（甘油三酯）等血脂成分普遍增高，表现为脂肪代谢紊乱。肥胖人的血浆胆固醇水平在 5.2 mmol/L 以上的可占 55.8%。男子在 60 岁以后，女子在 50 岁以后，血浆胆固醇水平都将显著升高。体重每增加 10%，血浆胆固醇就相应增加 0.3 mmol/L。年龄在 20～75 岁超重者，高胆固醇血症的相对危险是非超重者的 1.5～2 倍。有研究结果证实，肥胖儿童青少年的血脂表现与成人相同。另外，通过解剖学观察到，在生命早期阶段，具有代谢综合征症状越多的个体发生动脉粥样硬化损伤的程度也越高。

根据 2010 年中国慢性病监测在国家疾病监测点系统（DSP 系统）所覆盖的 31 个省（自治区、直辖市）的 162 个监测点数据，18 岁及以上居民高胆固醇血症患病率为 4.9%（城市 5.6%，农村 4.3%）；高三酰甘油血症患病率为 13.1%（城市 14.1%，农村 12.2%）；低高密度脂蛋白胆固醇血症患病率为 33.9%（城市 32.8%，农村 35.0%）；血脂异常患病率为 40.4%（城市 39.9%，农村 40.8%）[67]。我国成人血脂异常知晓率、治疗率和控制率仍处于较低水平，尤其是低龄、农村和西部地区人群。

（三）肥胖与 2 型糖尿病

肥胖、胰岛素抵抗与 2 型糖尿病的发病有密切的关系。环境和遗传因素的综合作用能够引起胰岛素抵抗（insulin resistance）和高胰岛素血症（hyperglycemia）。胰岛素抵抗是 2 型糖尿病发病的重要基础，当胰岛 B 细胞功能不能代偿胰岛素抵抗时，就会出现血糖异常升高，糖耐量受损，最终发展为 2 型糖尿病。

根据 2010—2012 年中国居民营养与健康状况监测数据，18 岁及以上居民糖尿病患病率为 9.7%。男性糖尿病患病率为 10.2%，女性为 9.0%。糖尿病的知晓率、治疗率、控制率和治疗控制率见图 2-26。

研究还表明，胰岛素抵抗的临床表现在亚洲和欧洲人之间存在显著的种族差异。表现在不同种族之间，脂肪细胞存在形态学和功能学的差异，即躯干的脂肪细胞总量以及皮下脂肪出现功能缺失的脂肪细胞数量之间存在差异。另外，亚洲人群体内游离脂肪酸（FFA）升高，在肝和肌肉中的胰岛素抵抗起了重要作用，肥胖和 2 型糖尿病中的 FFA 升高可抑制组织中胰岛素介导的葡萄糖的摄取和利用，FFA 升高既可增加胰岛素抵抗，又可引起高胰岛素血症和血脂异常。

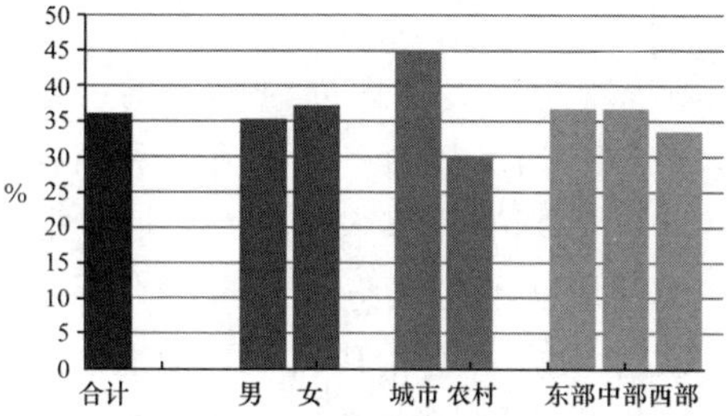

a. 2012年中国18岁及以上居民糖尿病知晓率（%）

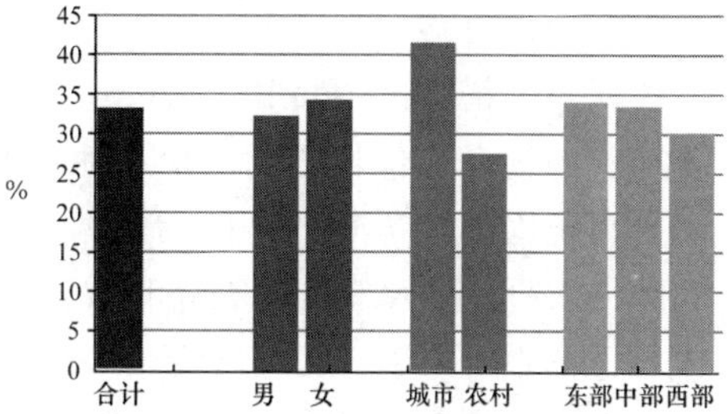

b. 2012年中国18岁及以上居民糖尿病治疗率（%）

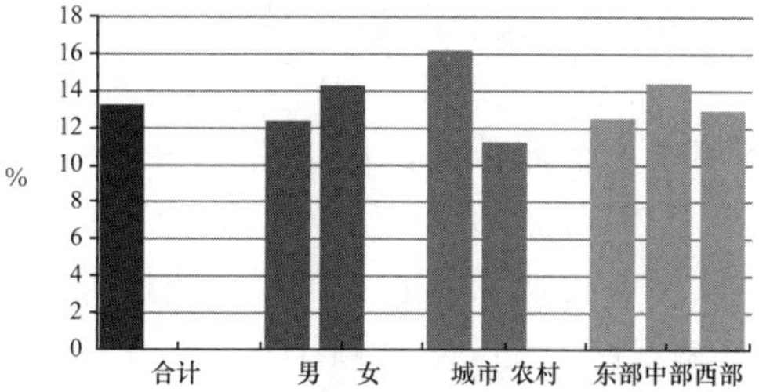

c. 2012年中国18岁及以上居民糖尿病控制率（%）

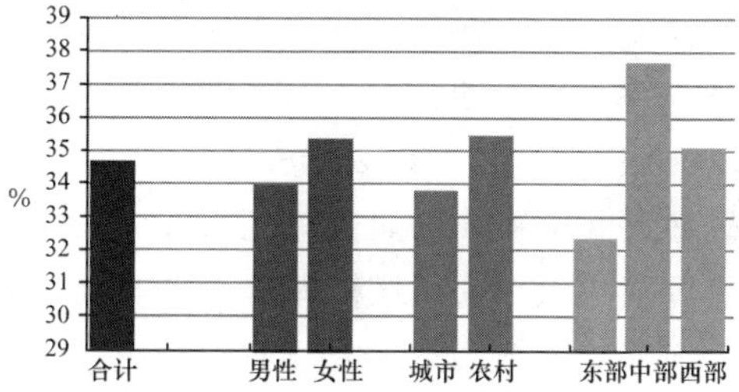

d. 2012年中国18岁及以上居民糖尿病治疗控制率（%）

图 2-26　糖尿病的知晓率、治疗率、控制率和治疗控制率

据美国糖尿病协会报告，大约85%的肥胖者患有2型糖尿病；在轻、中、重度肥胖者中发生2型糖尿病的危险性分别是正常体重者的2、5和10倍；肥胖持续的时间越长，发生2型糖尿病的危险性就越大[68]。对我国22个人群的抽样调查发现，糖代谢异常的发病率随体重而增加，BMI≥28 kg/m^2 时患糖尿病和糖耐量受损（IGT）的风险男、女分别增加了1.9、1.75和1.65、1.46倍。

（四）肥胖对代谢的影响

代谢是生物体内所发生的用于维持生命的一系列有序的化学反应的总称。这些反应进程使得生物体能够生长和繁殖，保持它们的结构，以及对外界环境做出反应。代谢可以被认为是生物体不断进行物质和能量交换的过程。代谢过程包含许多功能相互重叠的物质，在某种程度上，当一种物质发生异常时，可以通过其他物质进行补偿。但是这种补偿行为经常会以增加健康风险作为代价。

代谢紊乱是肥胖从基因到临床表现的重要环节。当人体摄入的热量多于消耗热量时，多余热量以脂肪形式储存于体内，其量超过正常生理需要量，达到一定限度时遂演变为肥胖症。伴随肥胖所致的代谢、内分泌发生异常，常可引起多种疾病。糖代谢异常可引起糖尿病，脂肪代谢异常可引起高脂血症，核酸代谢异常可引起高尿酸血症等。

代谢综合征（metabolize syndrome，MS）表现为患者体内同时具备的一组危险因素的集合，包括腰围增加、血压升高，三酰甘油（甘油三酯）升高和高密度脂蛋白胆固醇含量降低，以及血糖水平升高[69]。MS的最基本因素是中心性肥胖和胰岛素抵抗。MS是心脏病和成人发生2型糖尿病的主要危险因素。在不同个体和群体中，MS又表现出复杂多样性。S. Cook使用一套由成人MS标准改编后的、适应儿童青少年的评价标准评估了儿童青少年MS的流行状况。结果显示，体重正常的儿童只有4%的发病率，同时儿童肥胖的发病率则为30%。Weiss的研究结果显示，当BMI的Z评分增加一半，超重儿童青少年发生MS的危险率将增加50%。

根据2010—2012年中国居民营养与健康状况监测数据，18岁以上人群MS的各种相关疾病的患病率情况见表2-14，不同性别的MS标化患病率见图2-27。中国成年人以超重肥胖率和血脂异常率最高，特别是城市男性人群，超重肥胖率和血脂异常率高达38%和38.6%。MS患病率状况表现为男性高于女性。无论男性还是女性，随着年龄增加都呈递增的趋势，在50岁之前，男性的MS患病率高于女性，50～70岁女性MS的患病率继续增加，70岁以后有所下降，而男性MS患病率在50岁以后基本处于平稳的状态。

（五）肥胖对呼吸系统的影响

肺功能的作用是向全身供应氧及排出二氧化碳。肥胖造成面部、颈部、咽部、肺以及胸壁解剖和生理的变化，咽旁的脂肪和相应的气道塌陷增加了上气道阻力，进而影响患者呼吸系统的功能。过多的腹部脂肪增加了腹部压力，并且向上挤压膈，与增厚的胸壁一起造成了胸膜腔压力增大。肥胖者因体重增加需要更多的氧，容易发生低氧血症，同时肥胖者腹部脂肪堆积又限制了肺的呼吸运动，故可造成呼吸困难，最后导致心肺功能衰竭。

阻塞性睡眠呼吸暂停综合征（obstructive sleep apnea，OSA）患者睡眠时打鼾伴有呼吸暂停，夜间反复发生低氧血症、高碳酸血症和睡眠结构紊乱，导致白天嗜睡、心脑血管并发症发生乃至多脏器损害。国内成年人OSA患病率为3.5%～4.81%。肥胖是OSA的重要致病因素，肥胖患者中OSA发病率较正常人群明显增高。

表 2-14　我国人群代谢综合征各症状标化患病率及其 95%CI（%）

项目		例数	BMI≥25.0 kg/m²	血糖升高	高血压	血脂异常		
						总异常率	高 TG	低 HDL-C
城市	男性	21 805	38.0(36.7～39.2)	17.4(16.6～18.3)	26.1(25.1～27.1)	38.6(37.3～39.8)	31.4(30.1～32.6)	21.0(20.0～22.0)
	女性	31 053	33.3(32.3～34.3)	15.5(14.9～16.1)	22.0(21.2～22.7)	29.8(28.9～30.7)	19.8(19.0～20.6)	19.9(19.1～20.7)
	小计	52 858	35.7(34.9～36.5)	16.5(16.0～17.0)	24.0(23.4～24.7)	34.2(33.4～35.0)	25.6(24.9～26.4)	20.4(19.8～21.1)
农村	男性	22 695	28.2(27.2～29.2)	16.1(15.4～16.9)	21.6(20.8～22.4)	34.8(33.6～35.9)	25.2(24.2～26.3)	20.0(19.0～20.9)
	女性	28 545	29.5(28.6～30.3)	15.5(14.9～16.1)	19.8(19.2～20.4)	31.5(30.7～32.4)	18.3(17.6～18.9)	22.3(21.6～23.1)
	小计	51 240	28.8(28.1～29.5)	15.8(15.3～16.3)	20.7(20.2～21.2)	33.2(32.5～33.9)	21.8(21.2～22.4)	21.1(20.5～21.7)
合计	男性	44 500	33.1(32.3～33.9)	16.8(16.2～17.4)	23.8(23.2～24.5)	36.7(35.8～37.5)	28.3(27.5～29.1)	20.5(19.8～21.1)
	女性	59 598	31.4(30.8～32.0)	15.5(15.1～16.0)	20.9(20.4～21.4)	30.6(30.0～31.3)	19.0(18.5～19.5)	21.1(20.6～21.7)
	小计	104 098	32.3(31.7～32.8)	16.2(15.8～16.5)	22.4(22.0～22.8)	33.7(33.2～34.2)	23.7(23.3～24.2)	20.8(20.3～21.2)

源自：何宇纳，赵文华，赵丽云，等. 中国 2010—2012 年成年人代谢综合征流行特征. 中华流行病学杂志，2017，38（2）：212-215.

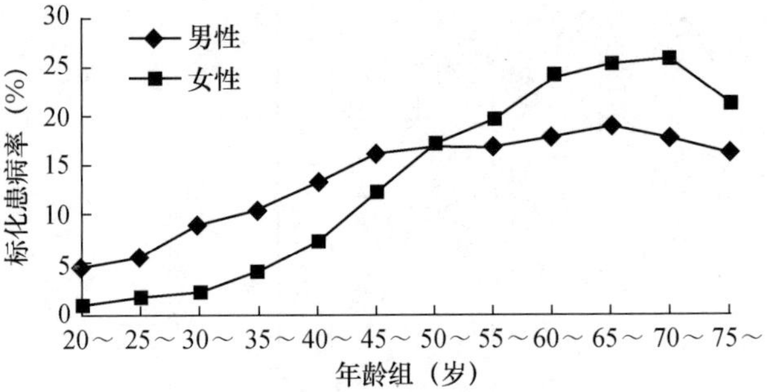

图 2-27　我国人群不同年龄组的 MS 标化患病率（%）

（六）肥胖对肝胆系统的影响

肝是人体内物质代谢的重要器官，由肠道吸收的脂肪在肝内分解、转化，再运送到组织中储存。当人饥饿时，储存的脂肪就被运到肝或其他组织去分解利用。肥胖患者由于长期摄入量大大超过机体需要，且肝的脂肪含量过多，超过肝的负荷能力，肝内脂肪的分解利用形成障碍，使脂肪在肝细胞内堆积，形成脂肪肝。肥胖者都有不同程度的脂肪肝，甚至包括儿童。

肥胖者与正常人相比，胆汁酸中的胆固醇含量增多，超过了胆汁中的溶解度，因此肥胖者并发胆固醇结石的比例很高，有报道患胆石症的女性 50％～80％是肥胖者。在外科手术中发现，有 30％左右的高度肥胖者合并患有胆结石。

（七）肥胖对运动系统的影响

国内对 24 万人的调查结果显示：肥胖人群骨关节病发生率高出非肥胖人群 12％～43％。肥胖者体重指数（BMI）过大，腰及双下肢骨关节负荷过重，易导致关节长期劳损和腰及下肢关节退行性病变，并伴随膝内翻/外翻、股骨头骨垢分离、腰背肌和下肢肌肉劳损及慢性疼痛、行动困难、腰椎间盘病变、骨质疏松。绝经期肥胖者，因雌激素水平显著下降而易发生高尿酸性痛风和病理性骨折。易受多种外伤，调查结果发现，肥胖人群受外伤概率高于非肥胖人群 19％～51％。因 BMI 过大、行动不便、反应迟钝和自我保护能力差，极易发生交通事故，以及骨折，尤其是髋部骨折、桡骨远端骨折、腰部脊柱和肌肉的损伤及关节脱位。

（八）肥胖对生殖的影响

肥胖对于男性和女性生殖系统均有显著的负面影响。肥胖可能增加男性患前列腺癌的风险，并可引起生殖器官的形态、功能，以及精液质量的下降；对女性而言，肥胖可能增加患多囊卵巢综合征的风险，并可引起生育力和卵细胞质量下降[70]。WHO 的调查报告显示，在生育年龄的夫妻中 15％存在不育现象，其中男性不育因素占50%。

有研究结果表明，BMI>35 kg/m² 者的精子数量、精子浓度、精子活力和正常精子形态均显著低于BMI正常人群。肥胖会影响促性腺激素释放激素的分泌，继而影响睾丸间质细胞和支持细胞的功能，阻碍性激素的释放及干扰精子的形成和成熟。BMI与男性体内的睾酮呈负相关，与雌激素类呈正相关。正常体重男性体内雌激素水平极低，但肥胖男性的雌酮和雌二醇水平升高。多余的雌激素会影响精子的形成，以及附睾、精囊等男性生殖器官的功能。此外，多余的雌激素还可以作用于下丘脑，使睾酮分泌减少，从而引起生殖功能障碍。

超重和肥胖很可能在年轻妇女的月经疾病发生中起着相对重要的作用。43%的超重或肥胖妇女受累于不同类型月经紊乱、不育以及习惯性流产。越来越多的证据表明，肥胖可通过雄激素过多，伴胰岛素抵抗的高胰岛素血症、高瘦素水平等代谢紊乱损害妇女的生育能力。很多动物实验和人体研究证实，胰岛素起着类似促性腺激素的作用，胰岛素过多可造成卵巢生成的雄激素过多[71]。

多囊卵巢综合征（PCOS）是育龄期妇女最常见的内分泌疾病，而且是无排卵性不孕的最常见因素之一，在妇女中的患病率为5%～10%。有研究发现，超过50%的PCOS患者是超重或肥胖患者[72]，特别是对生殖状态的改变而言，PCOS和体内脂肪过多沉积有关。随着患者年龄的增长，肥胖（特别是中心性肥胖）、胰岛素抵抗和PCOS之间的关系更为明显，致使受累的妇女更容易发生PCOS的多种并发症，如2型糖尿病、心血管疾病等。有大量证据表明，BMI下降5%可以改善PCOS患者雄激素过多的症状以及排卵功能。因此，毫无疑问，肥胖对PCOS的发生和发展起重要作用，并显著影响PCOS患者的临床和内分泌异常的严重程度。

（九）肥胖对心理行为的影响

肥胖对心理发育存在多方面的影响，而且肥胖的影响会随年龄的增长而加大。肥胖者首先表现为自信心不足，缺乏自尊。由于身体的形态导致对自我形象的不满，直接后果就是自尊心受损。同时肥胖者还会受到歧视和讥笑，被排斥在团体之外，不受欢迎。由于孤独和寂寞，被迫以食物作为安慰。另外，肥胖者不得不面对以上因素所造成的压力，这种压力往往有转变为情绪障碍的危险，使得他们拒绝参加社会活动和集体活动，心情不好，孤独，易怒，交往退缩，缺乏朋友，强迫进食[56,73]，对立情绪（甚至是强迫行为）明显增加。

Lumeng的研究表明，肥胖儿童出现行为问题的比率是正常儿童的2倍，在各种行为障碍中，抑郁和焦虑是肥胖者常见的情绪障碍，而且这些状况会持续到成年时期[74]。

（十）肥胖与癌症的关系

大量的前瞻性流行病学研究证实了肥胖与某些癌症的因果关系。研究结果一致显示：肥胖与食管腺癌、胰腺癌、子宫内膜癌、结肠/直肠癌、（绝经后）乳腺癌和肾癌的危险性之间呈剂量-反应关系[75]。其结果足以证明肥胖是这些癌症发病的主要影响因素。同时有充分的流行病学证据证实，中心性肥胖，或者说腰围大于正常值范围，同样增加结肠/直肠癌、胰腺癌、（绝经期）乳腺癌和子宫内膜癌的患病风险[76]。有限的证据证明，肥胖是肝癌和胆囊癌可能的发病原因。

所以，可以认为，肥胖与机体多个部位癌症有关，而且证据越来越充分。美国癌症协会发现，一个肥胖者，若体重比同龄人高出10%以上，患子宫内膜癌的机会是正常人的5.5倍，患胆囊癌的机会是正常人的3.9倍，患子宫肌瘤的机会是正常人的2.4倍，患乳腺癌的机会是正常人的1.5倍。

四、肥胖的经济负担

超重和肥胖对健康的危害表现为多器官、多系统的损伤，随着肥胖率的增高，其带来的经济负担也越来越引起关注。以2000—2009年“中国健康与营养调查”项目数据为基础，对超重和肥胖的医疗负担进行了评估，结果显示，超重和肥胖会显著增加个体预期医疗支出，2009年平均每次医疗费用中有6.18元可以归因于超重或肥胖，约占个人总医疗支出的5.29%，全国每年约有24.35亿元的医疗费用可以归因于超重和肥胖，约占全国总医疗费用的2.46%。城市居民超重和肥胖的直接医疗费用高于农村居民，女性高于男性，且不同人群中超重和肥胖的医疗负担均呈现增加的趋势[77]。

利用2002年中国居民营养与健康状况调查、2003年国家第三次卫生服务需求调查等相关资料，分别计算与超重和肥胖相关的4种慢性疾病（高血压、糖尿病、冠心病、脑卒中）患病的相对风险和人群归因危险度百分比，计算4种慢性疾病的直接疾病负担；根据人群归因危险度百分比计算超重和肥胖造成4种慢性病的直接经济负担。中国超重和肥胖所造成的高血压、糖尿病、冠心病和脑卒中的直接经济负担分别为89.7亿元、25.2亿元、22.6亿元和73.3亿元人民币，以上4种疾病归因于超重和肥胖的直接经济负担合计高达211.1亿元，占这4种疾病直接经济负担总和的25.5%[78]。如果不采取相应措施，当超重与肥胖率比值达到1.1∶1时，归因于超重和肥胖导致4种病的直接经济负担将达到369.9亿元，将比2003年上升75.2%。目前超重和肥胖所造成的高血压、糖尿病、冠心病、脑卒中的直接经济负担，分别占2003年中国卫生总费用和医疗总费用的3.2%和3.7%。尽管目前我国肥胖造成的相关慢性病的绝对费用与国外相距甚远，但其占我国卫生总费用和医疗总费用的比例并不低，较澳大利亚和加拿大的费用比例都高，充分表明超重和肥胖造成了严重经济负担。

许多国家开展了有关肥胖医疗负担的评估，Finkelstein等2009年的研究显示，由于肥胖的增加，1998—2006年美国医疗费用支出增加了40亿美元，2010

年美国医疗费用支出中归因于肥胖的支出约 148.9 亿美元，约占总医疗费用的 10.0%[81]。发展中国家对肥胖负担的研究相对较少，有研究显示，2005 年韩国人超重和肥胖的直接和间接经济负担分别为 10.8 亿美元和 7.06 亿美元，约占 2005 年韩国国民生产总值的 0.22%，韩国总医疗费用的 3.7%[80]。

五、肥胖对社会适应能力的影响

儿童期肥胖不但影响儿童生长发育，还是成人期心血管疾病、糖尿病等的危险因素之一。大量的研究结果表明，儿童期的肥胖可延续至成年后[32]。儿童肥胖对儿童身心健康的影响，特别是肥胖儿童的行为异常问题更值得重视。有研究表明，虽然肥胖儿童的适应行为商数、智商水平随年龄的增长而增高，但适应行为商数普遍低于对照组，其中突出表现为运动能力、身体平衡、生活自理、劳动技能、购物用钱方面的能力差，反映了肥胖儿童运动、独立生活能力、经济活动能力存在着一定的缺陷。肥胖儿童各年龄适应行为商数均低于对照组，说明肥胖儿童社会适应能力，活动、社交及学习能力低下。其原因可能在于肥胖儿童体形不美以及活动不便，在集体活动中与同伴接触时，常常受到排斥和嘲笑，严重地伤害了他们的自尊心，从而妨碍他们积极主动参加各种集体活动，逐渐养成了被动娱乐的习惯。因此，社交能力不能得到很好地锻炼，久而久之易出现抑郁、自卑等情绪变化，故而表现为被动、退缩等个性行为特征。同伴的取笑和心理上的自卑妨碍了他们与同伴接触，人际关系变得敏感，使性格内向、抑郁、不合群，从而产生更多的行为异常，行为异常又导致学习动机受损和学习情景适应不良，从而影响智力潜能的发挥，故学习表现差。因此，提高肥胖儿童的社会适应能力，应以健康教育和行为矫正为基础，呼吁家长、教师、医务工作者积极参与并制订相应的行动计划，以帮助肥胖儿童改善心理障碍的状态，矫正行为异常，提高他们的社会适应能力。单纯性肥胖对智力的影响表现为，言语智商虽较正常体重儿低，但其差异无显著性；而操作智商及总智商肥胖儿童都显著低于对照组，这反映了肥胖儿的视知能力、协调性方面等较差。另据报道，单纯性肥胖儿童与健康儿童进行智商比较，排除了父母文化程度、体内锌水平对结果的影响，调查结果表明，单纯性肥胖儿童的总智商及操作智商低于健康儿童。因此，应加强对肥胖儿童操作能力、接受能力及协调性的培养和训练。

2006 年，Goetzel 等根据美国日平均工资，以及雇员由于健康原因的缺勤（包括门诊、急诊和住院的天数）和无效出勤（即虽然出勤，但是没有进行生产活动）的天数，计算雇员由于缺勤和无效出勤所造成工资损失。采用货币形式评价雇员的工作效率。其研究结果表明，调整各种因素后，肥胖者工作时间的门诊率高于体重正常者 20%（95% CI：16%～24%，$P<0.01$），急诊率高 26%（95% CI：11%～42%，$P<0.01$）。与体重正常者相比，超重和肥胖者的无效出

勤率分别高 10%和 12%（95% CI：5%～15%和 5%～19%，二者 $P<0.01$）。超重和肥胖者每年分别使雇主多支付 201 美元和 644 美元[81]。综合评估结果表明，超重或肥胖者发生工作效率下降的可能性比体重正常者大 9.11%。超重或肥胖者工作效率低下的平均值要比体重正常者高 1.47%。

（杨晓光　赵文华　王京钟　王丽敏　于冬梅　王惠君
牛玉存　孙长颢　米杰）

参考文献

[1] 常继乐，王宇主编. 中国居民营养与健康状况监测：2010—2013 年综合报告. 北京：北京大学医学出版社，2016.

[2] Yang YF，Wang HJ，Chang S，et al. Changes of BMI distribution in Chinese adults from 1989 to 2011. Acta Nutrimenta Sinica，2014，36：529-534.

[3] 刘爱东，张兵，王惠君，等. 1997—2009 年中国九省区成人体质指数分布及变化趋势研究. 中国健康教育，2011，27（3）：167-170.

[4] 王惠君，王志宏，于文涛，等. 1993—2006 年中国九省成人腰围分布的变化及中心性肥胖流行趋势分析. 中国营养学会第十次全国营养学术会议公共营养分会论文集，2008.

[5] 杨欣丽，张兵，张继国，等. 1993—2011 年中国 9 省区成年人腰围分布变化趋势. 营养学报，2014，36：212-217.

[6] Locke AE. Genetic studies of body mass index yield new insights for obesity biology. Nature，2015，518：197-206.

[7] Bouchard C. Genetic factors in obesity. The Medical clinics of North America，1989，73：67-81.

[8] Rankinen T. The human obesity gene map：the 2005 update. Obesity（Silver Spring）2006，14：529-644.

[9] 吴华，修玲玲. 肥胖症遗传学基础研究进展. 国外医学·内分泌学分册，2003，23（5）：331-334.

[10] 孙长颢. 肥胖发生的遗传学基础. 达能营养中心学术会议，2002.

[11] Clement K. A mutation in the human leptin receptor gene causes obesity and pituitary dysfunction. Nature，1998，392：398-401.

[12] Oosterom J. Conformation of the core sequence in melanocortin peptides directs selectivity for the melanocortin MC3 and MC4 receptors. The Journal of biological chemistry，1999，274：16853-16860.

[13] Yeo G，Farooqi S，Challis IS，et al. The role of melanocortin signalling in the control of body weight：evidence from human and murine genetic models. Association of Physicians，2000，93：7-14.

[14] Branson R. Binge eating as a major phenotype of melanocortin 4 receptor gene mutations. The New England journal of medicine，2003，348：1096-1103.

[15] Loos RJ. Common variants near MC4R are associated with fat mass, weight and risk of obesity. Nature genetics, 2008, 40: 768-775.

[16] Lubrano-Berthelier C, Cavazos M, Dubern B, et al. Molecular genetics of human obesity-associated MC4R mutations. Annals of the New York Academy of Sciences, 2003, 994: 49-57.

[17] Hoggard N, Hunter L, Duncan JS, et al. Regulation of adipose tissue leptin secretion by alpha-melanocyte-stimulating hormone and agouti-related protein: further evidence of an interaction between leptin and the melanocortin signalling system. Journal of molecular endocrinology, 2004, 32: 145-153.

[18] Yang Y, Atasoy D, Su HH, et al. Hunger states switch a flip-flop memory circuit via a synaptic AMPK-dependent positive feedback loop. Cell, 2011, 146: 992-1003.

[19] Koch M, Varela L, Kim JG, et al. Hypothalamic POMC neurons promote cannabinoid-induced feeding. Nature, 2015, 519: 45-50.

[20] Yang J, Loos RJF, Powell JE, et al. FTO genotype is associated with phenotypic variability of body mass index. Nature, 2012, 490: 267-272.

[21] Smemo S, Tena JJ, Kim KH, et al. Obesity-associated variants within FTO form long-range functional connections with IRX3. Nature, 2014, 507: 371-375.

[22] 中华人民共和国卫生部疾病预防控制局. 中国成人身体活动指南（试行）. 北京：人民卫生出版社，2011.

[23] Egan B, Zierath JR. Exercise metabolism and the molecular regulation of skeletal muscle adaptation. Cell metabolism, 2013, 17: 162-184.

[24] Irwin ML, Yasui Y, Ulrich CM, et al. Effect of exercise on total and intra-abdominal body fat in postmenopausal women: a randomized controlled trial. JAMA, 2003, 289: 323-330.

[25] Bateman LA, Slentz CA, Willis LH, et al. Comparison of aerobic versus resistance exercise training effects on metabolic syndrome (from the Studies of a Targeted Risk Reduction Intervention Through Defined Exercise-STRRIDE-AT/RT). The American Journal of Cardiology, 2011, 108: 838-844.

[26] Vissers D, Hens W, Taeymans J, et al. The effect of exercise on visceral adipose tissue in overweight adults: a systematic review and meta-analysis. PLoS One, 2013, 8: e56415.

[27] Kraemer WJ, Ratamess NA. Hormonal responses and adaptations to resistance exercise and training. Sports medicine, 2005, 35: 339-361.

[28] Flegal KM, Kit BK, Orpana H, et al. Association of all—cause mortality with overweight and obesity using standard body mass index categories: a systematic review and meta-analysis. JAMA, 2013, 309 (1): 71-82.

[29] Fontaine KR, Redden DC, Westfall AO, et al. Years of life lost due to obesity. JAMA, 2003, 289: 187-193.

[30] Gu DF, He J, Duan XF, et al. Body weight and mortality among men and women in China. JAMA, 2006, 295 (7): 776-783.

[31] Houinato DS, Gbary AR, Houehanou YC, et al. Prevalence of hypertension and associated risk factors in Benin. Rev Epidemiol Sante Publique, 2012, 60 (2): 95-102.
[32] 赵爱东，王学东. 肥胖对儿童身体机能、社会适应能力及智力的影响. 职业与健康，2003，19（5）：97-99.
[33] 耿琛琛，夏婧，闻德亮. 儿童肥胖并发症. 中华实用儿科临床杂志，2014，29（7）：544-547.
[34] Xi B, Liang Y, Mi J. Hypertension trends in Chinese children in the national surveys, 1993 to 2009. Int J Cardiol, 2013, 165 (3): 577-579.
[35] Li YP, Yang XG, Zhai FY, et al. Disease risks of childhoodobesity in China. Biomed Environ Sci, 2005, 18: 401-410.
[36] Lu X, Shi P, Luo CY, et al. Prevalence of hypertension inoverweight and obese children from a large school-basedpopulation in Shanghai, China. BMC Public Health, 2013, (13): 24.
[37] 吴丽晶，马军，付连国，等. 中国 7～10 岁儿童腹型肥胖与血压的关系. 中华预防医学杂志，2013，47（8）：689-694.
[38] Wang J, Zhu Y, Jing J, et al. Relationship of BMI to the incidence of hypertension: a 4 years' cohort study among children in Guangzhou, 2007-2011. BMC Public Health, 2015, 15 (1): 782.
[39] Liang Y, Hou D, Zhao X, et al. Childhood obesity affects adultmetabolic syndrome and diabetes. Endocrine, 2015, 50 (1): 87-92.
[40] Ding WQ, Yan YK, Zhang MX, et al. Hypertension outcomesin metabolically unhealthy normal-weighand metabolicallyhealthy obese children and adolescents. J Hum Hypertens, 2015, 29 (9): 548-554.
[41] Chen F, Wang Y, Shan X, et al. Association betweenchildhood obesity and metabolic syndrome: evidence from alarge sample of Chinese children and adolescents. PLoS One, 2012, 7 (10): e47380.
[42] 侯冬青，赵小元，段佳丽，等. 不同肥胖程度儿童罹患心血管代谢异常风险的横断面调查. 中国循证儿科杂志，2014，9（2）：101-106.
[43] 闫银坤，侯冬青，段佳丽，等. 2004—2013 年北京市学龄儿童肥胖及相关代谢异常的流行趋势. 中华流行病学杂志，2014，35（4）：370-375.
[44] 刘琴，董虹孛，孟玲慧，等. 高血压儿童心血管结构和功能早期改变的病例对照研究. 中华流行病学杂志，2015，36（4）：332-336.
[45] 刘蕴玲，刘好田，李淑英，等. 肥胖儿童胰岛素抵抗与血管内皮功能损伤关系的研究. 中华健康管理学杂志，2010，4（1）：39-41.
[46] 儿童代谢综合征中国组. 中国六城市学龄儿童代谢综合征流行现状研究. 中华儿科杂志，2013，51（6）：409-413.
[47] 叶佩玉，闫银坤，丁文清，等. 中国儿童青少年代谢综合征患病率 Meta 分析. 中华流行病学杂志，2015，36（8）：884-888.
[48] 陈芳芳，米杰，王天有，等. 北京市儿童青少年青春期发育与肥胖相关关系的研究. 中国循证儿科杂志，2007，2（1）：14-20.

[49] Romieu I，Mannion DM，Redd SC，et al. Dietary intake，physical activity，body mass index，and childhood asthma inthe Third National Health And Nutrition Survey (NHANES III). Pediatr Pulmonol，2004，38 (1)：31-42.
[50] 徐小红，柳国胜，阮骆阳，等. 体质指数与儿童支气管哮喘的关系. 广东医学，2015，36 (2)：222-223.
[51] 曹玲，常丽，米杰. 北京地区 6～18 岁肥胖儿童青少年睡眠障碍相关症状调查. 中国实用儿科杂志，2007，22 (7)：509-512.
[52] 邱志辉，伍颖欣，罗嘉莹，等. 儿童和青少年肥胖与阻塞性睡眠呼吸暂停的关系. 国际呼吸杂志，2012，32 (15)：1176-1179.
[53] 罗纳，孟玲慧，米杰，等. 学龄儿童肥胖相关性脂肪肝及脂代谢紊乱的病例对照研究. 中国循证儿科杂志，2008，3 (2)：103.
[54] 王海俊，付连国，马军，等. 2010 年中国 7～18 岁汉族学生超重、肥胖与生理功能的关系. 中华预防医学杂志，2012，46 (9)：796-801.
[55] 刘自慧，彭莉，郭耀明，等. 重庆市儿童身体质量指数与体质健康指标关系研究. 西南师范大学学报：自然科学版，2013，38 (12)：164-168.
[56] 邹小兵. 小儿肥胖与心理行为的关系. 中国实用儿科杂志，2004，19 (3)：143-144.
[57] 王维荣. 160 例肥胖儿童心理行为影响因素与对策研究. 检验医学与临床，2014，11 (23)：3354-3355.
[58] 李冰. 针对 260 名 3～12 岁肥胖儿童心理行为影响因素的研究. 世界最新医学信息文摘，2014，14 (21)：20-21.
[59] 陈玉霞，麦锦城，吴汉荣. 超重肥胖对儿童青少年智力和体能素质的影响. 中国学校卫生，2010，31 (5)：520-521.
[60] 孙莹，陶芳标. 轻度肥胖对青少年推理能力及智力的影响. 中国学校卫生，2006，26 (12)：997-998.
[61] Must A，Phillips SM，Naumova EN. Occurrence and timing of childhood overweight and mortality：findings from the Third Harvard Growth Study. J Pediatr，2012，160 (5)：743-750.
[62] Leiba A，Kark JD，Afek A，et al. Adolescent obesity andpaternal country of origin predict renal cell carcinoma：acohort study of 1. 1 million 16 to 19-year-old males. J Urol，2013，189 (1)：25-29.
[63] Rosner B，Prineas R，Daniels SR，et al. Blood pressure differences between blacks and whites in relation to body size among U. S. children and adolescents. American Journal of Epidemiology，2000，151 (10)：1007-1019.
[64] Gang HU，Tuomilehto JA，Silventoinen KA，et al. Body mass index，waist circumference，and waist-hipratio on the risk of total and type-specific stroke. Arch Intern Med，2007，167：1420-1427.
[65] Song YM，Sung J，Davey Smith G，et al. Body mass index and ischemic and hemorrhagic stroke；a prospective study in Korean men. Stroke，2004. 35：831-836.
[66] Coulson FR，Ypinazar VA，Marqolis SA，et al. Awareness of risks of overweight among rural Australians. Rural Remote Health，2006，6：514-516.

[67] 李剑虹，王丽敏，米生权等. 2010 年我国成年人血脂异常知晓率和治疗率及控制率调查. 中华预防医学杂志，2012，46（8）：687-691.
[68] 杨泽，郑宏，史晓红，等. 超重、肥胖及其与糖尿病的患病风险分析. 中华内分泌代谢杂志，2003，19（6）：177-180.
[69] 孙冬玲，顾东风. 代谢综合征的定义及其流行病学，中华预防医学杂志，2006，4（2）：133-135.
[70] 沈蕾，丁之德，肥胖对生殖影响的研究进展. 国际生殖健康/计划生育杂志，2013，32（5）：400-404.
[71] 丘学敏，丛晶，吴效科，肥胖与女性生殖关系的研究进展. 世界中西医结合杂志，2008，3（10）：617-618.
[72] 钟俊敏，杨冬梓，肥胖对女性生殖和代谢的影响. 国际妇产科学杂志，2008，35（1）：67-68.
[73] Strauss RS. Childhood obesity and self-esteem. Pediatrics，2000，105（1）：e15.
[74] Lumeng LC，Gannon K，Howard J. et al Association between clinically meaningful behavior problems and overweight in children. Pediatrics，2003，112（5）：1138-1145.
[75] Pi-Sunyer FX. Obesity in modern nutrition in health and diseases（9th edition）. New York：Williams & Wilkins，1999：1395-1418.
[76] Laird BC，Zubin A，Nick B，et al. The incidence of co-morbidities related to obesity and overweight：A systematic review and meta-analysis. BMC Public Health. 2009，9：88.
[77] Qin X，Pan J. The medical cost attributable to obesity and overweight in China：estimation based on longitudinal surveys. Health Econ. 2016 Oct，25（10）：1291-1311.
[78] 赵文华，翟屹，胡建平，等，中国超重和肥胖造成相关慢性疾病的经济负担研究. 中华流行病学杂志，2006，27（7）：555-559.
[79] Finkelstein EA，Trogdon JG，Cohen JW，et al. Annual medical spending attributable to obesity：payer- andservice-specific estimates. Health Affairs，2009，28（5）：822-831.
[80] Kang JH，Jeong BG，Cho YG，et al. Socioeconomic costs of overweight and obesity in Korean adults. Journal of Korean Medical Science，2011，26（12）：1533-1540.
[81] Goetzel RZ，Gibson TB，Short ME，et al. A multi-worksite analysis of the relationships among body mass index，medical utilization，and worker productivity. J Occup Environ Med，2010，52（Suppl 1）：52-58.

第三章　肥胖的筛查与诊断

章节综述

本章介绍了身体脂肪的测量、不同年龄人群超重和肥胖的筛查与诊断标准，以及针对问题提出今后研究方向的建议。世界卫生组织（WHO）定义肥胖为一种多因素引起的体内脂肪过度积累导致的慢性代谢性疾病。目前肥胖已经成为世界流行的公共卫生问题。在临床上主要通过测量人体外部特征间接反映体内的脂肪含量和分布，其中又以体重指数（body mass index，BMI）最为常用。BMI 随年龄而变化，在儿童青少年期间存在性别差异。不同种族人群的身体结构组成存在差异，等量的 BMI 并不等于相同程度的脂肪。与增加 BMI 相关的健康风险是连续的，并且 BMI 分级与风险相关的解释对于不同的人群可能不同。近年来，越来越多的证据表明，BMI 与身体脂肪百分比和身体脂肪分布之间的关联在不同种族中可能存在差异，因此，可能需要为不同种族群体制订不同的 BMI 临界点。判定成年人和儿童超重和肥胖的检测方法有多种。身体成分测量常用的方法可分为三大类，分别为人体测量法（anthropometry）、物理测量法（physiometry）和化学测量法（chemometry）。BMI 和腰围（waist circumference，WC）应用最为广泛，包括在临床诊断、人群筛查和科学研究等方面。不同的检测方法有各自的优势和局限性。

儿童、青少年与成人的超重和肥胖的评价标准不同，但是应该衔接。与成人相比，儿童青少年超重和肥胖的评价诊断更为复杂，不同国家使用的标准也不同，而且国际上和中国多年来不断更新，甚至不同的国际健康方面的学术机构推荐的标准也不同。很多国家使用 BMI 临界点≥25 kg/m^2 和≥30 kg/m^2（以下 BMI 的单位均为 kg/m^2，略）分别诊断成人超重和肥胖；同时用与之相对应的按年龄和性别的 BMI 临界点诊断儿童青少年的超重（18 岁：25≤BMI＜30）和肥胖（18 岁：BMI≥30）。有些国家，例如美国，在儿童青少年中，使用 85 百分位和 95 百分位曲线的按年龄和性别的 BMI 临界点诊断超重和肥胖。亚洲一些国家使用BMI临界点≥23和≥25分别诊断成人超重（23≤BMI＜25）和肥胖（BMI≥25）。我国目前建议使用BMI临界点≥24和≥28分别诊断成人超重（24≤BMI＜28）和肥胖（BMI≥28）；同时用与之相对应的按年龄和性别的BMI临界点诊断儿童青少年的超重和肥胖。

第一节 背景与概述

一、目的

在近二三十年间，国内外对身体成分的研究极为关注，并进行了大量的研究，尤其是欧美发达国家。WHO数据显示，全球肥胖患病率正在迅速增长，是导致糖尿病、高血压、心血管疾病等影响人类健康的重要慢性病患病率快速上升的主要危险因素之一[1-3]。我国改革开放以来，随着居民膳食结构和生活方式的改变，肥胖患病率呈现快速增长的趋势[4-9]。超重和肥胖会引发一系列健康、社会和心理问题[10-14]。肥胖可以增加心血管疾病、2型糖尿病、某些癌症、肌肉骨骼疾患等疾病的发生风险；肥胖患者的卫生保健服务成本增加，造成医保体系的沉重负担。肥胖的发生及其防治已经引起了各国学者和政府的高度重视。因此，了解肥胖的原因、筛查和管理肥胖患者，以及判定肥胖的标准及体脂率，成为当今非常重要的公共卫生课题。

作为一种由于机体脂肪储积过多和分布异常导致的慢性非传染性疾病，肥胖的诊断标准并非一成不变。在临床上主要通过对身体外部特征测量间接反映体内的脂肪含量和分布，BMI最为常用。BMI随年龄而变化，在儿童青少年期间，也有性别差异。不同种族人群身体成分的构成存在差异，即同等BMI水平的个体其身体的脂肪率和脂肪分布并不相同，导致BMI分级与健康风险之间关联的解释对于不同人群的可能不同。因此，需要建立种族特异性的BMI临界点。

身体成分的测量方法有多种，各具特色。判定成年人和儿童青少年超重和肥胖的检测方法有多种。身体成分测量的常用方法可分为三大类：人体测量法（anthropometry）、物理测量法（physiometry）和化学测量法（chemometry）。BMI和腰围应用最为广泛。

身体密度法（例如水下称重法）作为身体成分测量的“金标准”被广泛用来评定其他测量方法的准确性，但这种方法需要特殊设备，结果受肺残气量、腹腔内气体及体液总量的影响。双能X线吸收法（dual energy X-ray absorptiometry，DXA）与密度测量法相似，测定效果甚至更好。气体置换法（air displacement plethysmography，ADP）、稀释法等可以较精确地计算出体脂量，但由于操作复杂，并且测试成本较高，故只在科研中应用。计算机断层扫描法（computed tomography，CT）可进行全身脂肪测量，特别是根据脐水平的断层图像测量推算出皮下脂肪面积和内脏脂肪面积，进行脂肪分布的判定；磁共振成像法（magnetic resonance imaging，MRI）类似CT法。

值得关注的是目前临床工作中和以人群为基础的研究中广泛采用BMI和腰围作为肥胖程度和脂肪分布类型的指标，它们与疾病发病率相关性密切，容易测量，费用低。另外，近年来一些新型的测量方法也不断涌现，发展趋向更为安全、可靠、简易、实用、经济、精确、快速，并且不良反应较少。

二、国内肥胖筛查与诊断的历史与现状简介[15-16]

根据中国肥胖问题工作组[17]（Working Group on Obesity in China，WGOC）将成年人超重定义为24≤BMI<28，肥胖定义为BMI≥28。关于腹部脂肪分布的测定指标，男性腰围≥90 cm、女性腰围≥85 cm（我国提出的标准）为成人中心性肥胖[18]。

来自中国国家糖尿病和代谢障碍研究（2007—2008年，20～75岁，4.7万人）的报告显示，中国成年人的超重和肥胖率分别为31.4%和12.2%，对应于2995万超重人口和1162万肥胖人口[9]。上海进行的糖尿病研究发现，男性的平均BMI从1998—2001年调查时的23.5增加到2007—2008年调查时的24.1；同期间平均腰围从77.7 cm增加到79.9 cm。中国肥胖患病率的增加可归因于环境变化、逐渐增加的食物摄入量和身体活动水平的下降。鉴于已确立的健康风险和流行率的显著增加，肥胖已成为一个重大的全球健康问题，需要采取紧急的全球统一的战略措施和行动。

三、国际上肥胖筛查与诊断的历史与现状简介

自20世纪90年代以来，不同的国际健康机构和国家推荐使用的超重和肥胖诊断标准有多次变化，目前也在使用不同的标准。很多国家使用BMI临界点≥25和≥30分别诊断成人超重和肥胖；同时用与之相对应的年龄-性别比的BMI临界点诊断儿童青少年的超重和肥胖。有些国家，例如美国，在儿童青少年中，使用85百分位和95百分位曲线的年龄和性别对应的BMI临界点诊断超重和肥胖。亚洲一些国家使用BMI临界点≥23和≥25分别诊断成人超重和肥胖。我国目前建议使用BMI临界点≥24和≥28分别诊断成人超重和肥胖；同时用与之相对应的年龄-性别比的BMI临界点诊断儿童青少年的超重和肥胖。

肥胖的诊治和预防问题备受关注，各国不断颁布相关的指南来进行指导。如2013年美国心脏协会（American Heart Association，AHA）、美国心脏病学院

(American College of Cardiology, ACC)、美国肥胖学会(The Obesity Society, TOS)联合发布的《2013版成人超重与肥胖管理指南》(以下简称《2013版联合指南》);2014年美国临床内分泌协会(American Association of Clinical Endocrinologists, AACE)与美国内分泌学院(American College of Endocrinology, ACE)发布的《2014年关于肥胖作为慢性疾病的新诊断框架的立场声明》(以下简称《2014年立场声明》);2014年欧洲肥胖研究协会(European Association for the Study of Obesity, EASO)发布的《成人肥胖多学科管理的EASO立场声明》(以下简称《EASO立场声明》);2015年美国内分泌学会(The Endocrine Society, TES)发布的《肥胖药物治疗指南》;2013年AACE、TOS、美国代谢与肥胖手术协会(American Society for Metabolic and Bariatric Surgery, ASMBS)等联合更新的《代谢手术围术期营养、代谢和支持的临床操作指南》(以下简称《2013版代谢手术指南》);2007年美国儿科胃肠、肝病与营养学会发布的《儿童与青少年超重与肥胖的预防、评估和治疗推荐》(以下简称《2007年儿童青少年肥胖管理指南》);2012年荷兰发布的《老年人肥胖的患病率、病理、健康结局与治疗选择》的指南(以下简称《2012版老年人肥胖管理指南》);美国预防服务工作小组(U. S. Preventive Services Task Force, USPSTF)发布的2012年《成人肥胖的筛查和干预》[19]以及2009年《儿童与青少年肥胖的筛查》[20]等指南。肥胖相关的指南一直在不断发表,正说明了人们已经认识到肥胖对于健康是一个亟待干预的重大威胁。比如2003年,USPSTF公布了成年人超重和肥胖的筛选与管理指南。2012年,又对2003年指南进行了更新。在这个新版的指南中,USPSTF建议对所有成年人进行肥胖筛查,BMI≥30 kg/m^{2}的肥胖患者应接受强化的、综合方式的行为干预。

(一)WHO肥胖筛查与诊断标准

BMI是体重指数,通常用于成人超重和肥胖的分类。其定义为按千克计算的体重除以按米计算的身高的平方(kg/m^2)。WHO将成人超重定义为BMI等于25~30,肥胖定义为BMI≥30。BMI用于成人判定时,对男女和各年龄阶段的成人均采用一致的临界点,因而方便不同地区特征人群超重和肥胖水平的比较。但是,由于它未必意味着不同个体的肥胖程度相同,因而应将其视为粗略的指标。对儿童而言,在对超重和肥胖做出定义时需要考虑年龄因素,使用年龄性别不同的临界点(例如BMI的百分位曲线值)。比如,对5岁以下儿童,超重为身高别体重大于WHO儿童生长标准中位数的2个标准差;肥胖为身高别体重大于WHO儿童生长标准中位数的3个标准差。

(二)WHO建议的亚洲人群超重和肥胖诊断标准

科学研究表明,相比较于欧洲人,亚洲人的BMI、身体脂肪百分率(fat

mass percentage，FMP）与健康风险之间有不同的关联比。为了阐明亚洲人群超重和肥胖定义的 BMI 临界点，并考虑是否需要人群特异性 BMI 临界点，WHO 于 2002 年 7 月 8 日～11 日在新加坡召开了亚洲人群 BMI 专家组会议。会议得出结论，在 BMI 低于现有 WHO 超重的临界点（25）时，具有 2 型糖尿病和心血管疾病高风险的亚洲人的比例是相当大的。然而，观察到的风险的临界点在亚洲不同地区人群中从 22 变为 25，并且对于高风险，其从 26 变为 31。因此，专家组建议，目前 WHO 提出的 BMI 临界点（表 3-1）应保留为国际超重和肥胖的定义标准；同时 WHO 专家组建议应增加 BMI 23、27.5、32.5 和 37.5 作为不同国家可以选择使用的临界点，以指导公共卫生干预行动。建议各国应将所有类别（即应使用 BMI 临界点 18.5、23、25、27.5、30、32.5，在多数人群中为 35、37.5 和 40）用于报告中，以有利于国际间的比较。

表 3-1 根据体重指数（BMI，kg/m²）定义的成年人体重国际分类——世界卫生组织标准

	主要临界点	附加临界点
低体重（消瘦）	<18.50	<18.50
严重消瘦	<16.00	<16.00
中度消瘦	16.00～16.99	16.00～16.99
轻度消瘦	17.00～18.49	17.00～18.49
正常范围	18.50～24.99	18.50～22.99 23.00～24.99
超重和肥胖	≥25.00	≥25.00
(1)“超重”	25.00～29.99	25.00～27.49 27.50～29.99
(2) 肥胖	≥30.00	≥30.00
Ⅰ级（轻度肥胖）	30.00～34.99	30.00～32.49 32.50～34.99
Ⅱ级（中度肥胖）	35.00～39.99	35.00～37.49 37.50～39.99
Ⅲ级（重度肥胖）	≥40.00	≥40.00

资料来源：见参考文献［21］［22］［23］

第二节　身体脂肪的测量

一、概述

身体脂肪成分的精确测量在肥胖研究中非常重要。近几十年来，身体脂肪成分测量在概念和技术上发生了革新与进步。表 3-2 总结归纳了目前常用的身体脂肪成分测量方法及优缺点。传统上，一些经典的测量方法把体重分为脂肪组织（fat mass，FM）和非脂肪组织（fat-free mass，FFM），比如水下称重法（密度法，densitometry）和体水分量法（稀释法，hydrometry），这两种方法分别被认为是测量人体密度和全身水含量的“金标准”。两者可都用来计算身体成分。近年来，CT 和 MRI 越来越多地用于组织和器官层面上的测量。DXA 法越来越广泛地用于大规模的调查中，也经常被用作测量“金标准”。相比之下，CT 和 MRI 则多用于需要高度精确性且规模相对较小的科学研究。

二、间接测量方法

（一）体重指数（BMI）

BMI 目前是国际上测量与诊断肥胖最广泛使用的方法与指标。从统计学的角度，BMI 可以用来间接测量人体的脂肪成分，可以评价体重是否超重。BMI＝体重（kg）/身高^2（m^2）。成年人的正常范围是 18.5～25。在儿童青少年中，BMI 因年龄与性别有所不同。BMI 值越高，说明肥胖的程度越高。WHO 建议，成年人 BMI 超过 25 时就属于超重，超过 30 就属于肥胖。中国的标准稍低，超过 24 为超重，超过 28 为肥胖。BMI 不适于评价运动员或肌肉比较发达的人。比如，一个运动员肌肉重量占体重的比例可能要比一般人高很多，如果用 BMI 方法评价，BMI 可能会超过 30，但并不是肥胖。

BMI 虽是目前全球应用最广泛的评价成人和儿童超重和肥胖状态的间接测量指标，但 BMI 存在以下局限性。

1. 不同种族人群的体成分存在差异，同样的 BMI 水平但体脂肪量及比例可能不同。

2. 肌肉型个体体重较重，易被误诊，例如运动员。

3. BMI 与体脂肪含量及比例的关联性存在性别差异，尤其青春期前后男童 BMI 的变化与肌肉和骨骼等非脂肪组织密切相关，而与体脂肪量关联性下降，甚至呈负相关，见图 3-1（未发表数据）。

表 3-2　身体脂肪成分的主要测量方法比较

方法	方法说明	优点	缺点
1. 间接测量方法			
(1) 体重指数（BMI）	BMI 为体重（kg）/身高（m^2），是最广泛使用的总体肥胖指数。通过参考方法测量的 BMI 在不同年龄、性别和种族群体中预测身体脂肪含量的有效性已被确定。在许多流行病学研究中，BMI 已经被证明可用于预测疾病发病率和死亡率	BMI 简单且易于计算，几乎可用于所有流行病学和临床研究。已经提供的标准化临界点可用于定义一般群体中的超重和肥胖	BMI 是一种身体脂肪的间接和不完善的测量方法，因为它不能区分脂肪量和瘦体重。BMI 对老年人身体脂肪的预测不如中青年人有效。对于给定的 BMI，亚洲人具有比白种人更高的身体脂肪百分比
(2) 腰围（WC）、腰臀比（WHR）和腰围身高比（WHtR）	腰围、腰臀比和腰围身高比是腹部或中心性肥胖的间接测量指标。这三个变量已经通过对腹部脂肪的 DXA 和 CT 扫描测量验证，且已经显示该方法可用于预测疾病发病率和死亡率	在大型流行病学研究中，腰围和髋关节周围的测量相对容易获得，尽管测量过程并不完全标准化。腰围是定义代谢综合征的关键标准之一	腰臀比的解释更为复杂，且臀围的生物学意义不太清楚； 腰围身高比对各种身高的人群都是公平的，适用于不同种族人群
(3) 皮褶厚度	该方法需要特殊的卡尺来测量预定部位双层皮肤和其下面的脂肪，例如三头肌、肱二头肌、肩胛下、腹部和大腿中部的厚度。这些测量通常用作身体脂肪分布的间接评估。基于预测方程，它们可用于预测身体脂肪百分比	这些措施在大型流行病学研究中相对容易操作，并且已经显示可用于预测总体脂肪和区域脂肪分布，特别是在儿童中	观察者间误差相对较大，同一观察者的测量重复性也不理想。通过皮褶厚度来预测发病率和死亡率的能力尚未很好地建立

续表

方法	方法说明	优点	缺点
2. 直接测量方法			
（4）双能X线吸收法（DXA）	此方法是将两种不同能量的弱X线穿过人体，并根据其衰弱和吸收区别得到人体骨骼中矿物质及软组织的含量。可对三大身体成分（去脂体重，脂肪量，骨密度）进行特定分区预测，如手臂、腿部、以及躯干	此程序因在测量体脂及去脂体重方面具有很高的再现性以及准确率，从而被广泛接受为测量身体成分参考方法	X线照射量很低，尽管此方法对于儿童是安全的，但并不适用于孕妇；设备价格昂贵且不便于携带
（5）气体置换法（ADP）	此方法是在排水法的基础上将水换为空气，从而测量身体体积及密度。新BOD POD身体成分测量系统已经针对密度测量法进行验证	该程序相对较快，更舒适，并且不需要将受试者浸没在水中。它是传统密度测量方法的一个有吸引力的替代方法，特别是对儿童而言	费用相对较高
（6）计算机断层扫描法（CT）/磁共振成像法（MRI）	CT和MRI为所选择的组织或器官提供高分辨率的横截面扫描，并且被认为是在组织器官水平评估身体组成和区域脂肪分布的最准确的方法	这两种方法准确量化身体脂肪百分比、内脏和皮下脂肪。MRI相对CT的主要优点是避免了辐射暴露	这两种技术价格昂贵，不容易获得，并且通常不能容纳病态肥胖者
（7）水下称重（密度测定法）	该方法的原则：脂肪比水密度更低，具有更多身体脂肪的个体因此具有更低的身体密度。该技术涉及在空气和水下测量受试者的体重。体脂肪百分比的计算是基于两室模型的预测方程	密度计长期以来被认为是测量身体组成的“金标准”	该程序比较耗时，并且需要受试者的积极合作。它不适合儿童和老年人

续表

方法	方法说明	优点	缺点
（8）稀释法（dilution method/hydrometry）	该方法基于水与无脂肪质量比例（≈0.73）相对稳定的原理，使用放射性核素（最常使用氘）测量总体水分。总体体内水分可以经验证的稀释方程计算	该过程简单，安全，并且相对便宜。总体体内水分的测量具有高精度和准确性。它可用于测量病态肥胖患者的身体组成	总体体内水分与无脂肪质量的稳定比例为0.73的假设可能不适用于患者（处于体重减轻的早期阶段或具有不同水合状态的患者）
（9）生物电阻抗分析法（BIA）	基本原理：对施加的交流电的电阻是组织成分的函数：脂肪不导电，肌肉组织含水分多，导电性好，因此，电阻越高，身体脂肪含量越多。校准的预测方程用于计算身体脂肪百分比，无脂肪质量和身体水分。多频 BIA 技术正在逐渐取代传统的单频 BIA	BIA 设备相对便宜，便于携带，操作简单。它可以用于相对大型的研究中	该设备的操作和预测方程的使用需要标准化。因为该方法测量全身水分，其准确性可受身体结构、水合状态和疾病状态的影响

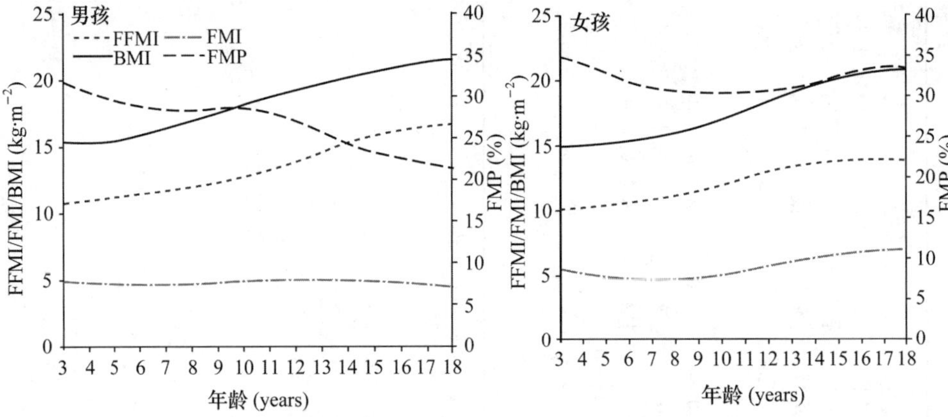

图 3-1 男、女儿童青少年 BMI 与体成分随年龄变化趋势

注：FFMI. fat free mass index，去脂质量指数；FMI. fat mass index，脂肪质量指数；BMI. body mass index，体重指数；FMP. fat mass percentage，脂肪百分比

4. 目前尚缺乏儿童 BMI 与远期疾病作为结局指标关联的循证依据，因此儿童 BMI 判定标准基本属于“统计学标准”。

（二）腰围（WC）、腰臀围比（WHR）与腰围身高比（WHtR）

这三个指标中，WC 应用最为广泛，主要是用来测量腹部脂肪和诊断中心性肥胖。WC 是指腰部周径的长度，是一个被用来反映肥胖程度的指标，该指标和腹部内脏脂肪堆积的相关性优于 WHR。目前公认 WC 是衡量脂肪在腹部蓄积（即中心性肥胖）程度最简单和最实用的指标。脂肪在身体内的分布，尤其是腹部脂肪堆积的程度，与肥胖相关性疾病有更强的关联。在 BMI 并不太高者，腹部脂肪增加（WC 大于临界值）几乎是独立的危险性预测因素。在儿童青少年中，WC 因年龄与性别所不同。WHO 建议成年男性 WC＞94 cm，成年女性 WC＞80 cm 作为肥胖的标准，但这一标准适用于欧洲。对于亚太地区，建议男性 WC＞90 cm，女性 WC＞80 cm 作为肥胖的标准。但是国内有研究显示，对于中国女性 WC＞85 cm 是一个更为合适的标准。迄今为止，各国仍未对 WC 测量部位达成共识，WHO 推荐采用最低肋骨下缘与髂嵴最高点连线的中点作为测量点，被测者取直立位在平静呼气状态下，用软尺水平环绕于测量部位，松紧合适，测量过程中避免吸气，并应保持软尺各部分处于水平位置。

WHR 是用腰围和臀围的比值来估算肥胖及其危险度的方法，它不能直接得出肥胖度的数值，却能够反映患某些肥胖相关疾病的危险度。测量时取臀部围度最大的部位。按照西方国家的标准，WHR 男性＞0.95，女性＞0.85，患肥胖相关疾病的危险度将会大大增加。

WHtR 反映内脏脂肪堆积，适用于不同身高和不同种族人群。有研究显示，将腰围控制在身高的一半以下（WHtR<0.5），可控制肥胖相关的健康风险。近年来，有研究者建议 WHtR>0.5 作为儿童青少年中心性肥胖的筛查标准。国内有研究显示，WHtR 可能在预测中国人群发生 2 型糖尿病和心血管疾病方面比腰围更有价值，但是需要进一步证实。

（三）皮褶厚度（skinfold thickness）

皮褶厚度测量法简便易行，仪器轻便容易携带，适宜于群体测量，尤其在儿童青少年中常用。皮褶厚度法用皮脂厚度计测身体某些部位的皮褶厚度，再计算体密度、体脂百分比、体脂重和瘦体重的方法。这种测量方法是基于一个假设，即认为人体 50%的脂肪存在于皮下，以测量身体特殊部位的脂肪厚度，然后利用统计公式进行计算，得出全身体脂百分比含量。不同人群使用不同的计算回归方程。框 3-1 是国内成年人皮褶厚度回归方程，儿童青少年要用不同的回归方程。目前国内常用的是陈家崎等人通过水下称重和皮褶厚度得出的回归方程。皮褶测试易受到各种限制，只适用于对身体构成的粗略估计。这种技术产生的误差较大，即使有经验的测试者也无法避免。脱水可以减少 15%的皮褶厚度，在早晚分别测量时也会出现结果的不一致。

测试方法是人体取立位，双臂自然下垂，以右侧为准。读数精确到 0.1 mm。测定部位有三头肌肌腹、肩胛下角（1 cm 处）、腹部（脐旁 1 cm 处）、髂部（髂前上棘上缘）、股四头肌（股四头肌中点处）。男性加测胸部皮褶，每一部位测试 3 次取其平均值。

框 3-1 中国成年人皮褶厚度回归方程

(1) 身体密度（男性）=1.0991−0.0005×腹部皮褶（mm）−0.0004×肩胛下皮褶（mm）−0.0005×大腿皮褶（mm）−0.0003×年龄（岁）

(2) 身体密度（女性）=1.0837−0.0004×三头肌皮褶（mm）−0.0004×腹部皮褶（mm）−0.0004×大腿皮褶（mm）−0.0003×年龄（岁）

三、直接测量方法

直接测量体脂肪量的方法包括：双能 X 线吸收法（DXA）、气体置换法、计算机断层扫描法（CT）、磁共振成像法（MRI）、水下称重法（underwater weighing）、双标水和生物电阻抗法（bioelectrical impedance analysis，BIA），其中前六个是测量和诊断体脂肪含量的“金标准”。DXA 是目前“金标准”诊断技术中最经济、易操作和无创的诊断技术，其不仅可测量全身脂肪量，也可以区分身体不同部位（躯干、四肢）的脂肪量。特别是近年来新的 DXA 技术还可区分内脏和皮下脂肪量，计算腹部脂肪与臀部脂肪比例，并对个体心血管代谢异常发生风险进行预测。DXA 设备体积庞大，价格较昂贵，需要专业人员操作，不适合于大规模人群流行病学调查和高危个体的筛查。目前，DXA 技术主要应用于临床对个体肥胖的诊断性评估。BIA 虽然不属于肥胖的“金标准”诊断技术，特异性较 DXA 低，但因其有经济、便捷和快速的优势，并随着与“金标准”设备之间的验证试验的不断完善，目前 BIA 技术的适用范围越来越广泛，甚至有替代体重计作为常规测量体重与脂肪率的趋势。

下面介绍几种比较常用的体成分测量方法。

（一）水下称重法（underwater weighting）或密度法（densitiometry）

早期这个方法被视为身体成分测量的“金标准”。人体脂肪和非脂肪成分的比重不同，因而在水中的浮力不同，因此将人体直接浸入水中所称得的体重要低于在正常情况下测得的体重，这个差值是由脂肪的比重差造成的，因而可用它来推算体脂重量。水下称重法目的是测定人体的密度。人体脂肪的密度约为 0.9 g/ml，非脂肪成分的密度为 1.10 g/ml，通过身体密度推算出体重中脂肪与瘦体重所占的比例。身体的密度根据体重与体积计算。体积的测定方法采用水下体重称量法，根据阿基米德原理，测定受试者体重及水下体重，计算出人体密度。这种方法求得的体积是表面体积，需要测定肺中的余气量作补充校正，将表面积减去余气量，算出体积，用此法推算身体密度的公式列在框 3-2 中。

框 3-2 水下称重法测量身体密度和人体脂肪的公式

(1) 身体密度＝体重/[(体重－水下体重)÷测定水温下的水的比重－余气量]
余气量（rv）是最大呼气末呼吸系统残留的气量，可用肺活量（vc）来推算：
成年男子：rv＝0.24×vc　　成年女子：rv＝0.28×vc
青年男子：rv＝0.198×vc　　青年女子：rv＝0.259×vc

(2) ^脂肪%＝(4.570÷身体密度－4.142)×100
(3) 依据脂肪%推算脂肪量和瘦体重：
脂肪量＝体重×身体脂肪%
瘦体重＝体重－脂肪量

注：^从身体密度推算脂肪%的公式众多，上面是国际上比较公认和推广应用的 Brozek 公式

这种方法需要被测人身着泳装将整个身体潜入水中保持静止状态，并将肺中的空气排出来测量体重，推算的过程也比较复杂。

（二）双能 X 线吸收法（dual energy x-ray absorptiometry，DXA）

近 20 年来，这个方法被视为体成分测量的“金标准”。测量原理是用 2 种不同能量的弱 X 线通过脂肪组织吸收法测定出骨矿物质含量（bone mineral content，BMC）、体脂肪（fat mass，FM）和瘦体重（soft lean mass，包括水、骨骼肌和无机盐）。DXA 法精确度高，可测量全身和局部的脂肪量，当测量全身体

脂时，被测者呈仰卧体位，双能量 X 线探头沿人体长轴方向进行扫描。

（三）气体置换法（air-displacement plethysmography，ADP）

该方法需要被测者进入容器内，根据容器内空气量的变化测量身体成分。其原理与水下称重法相同，用全身的密度来计算出脂肪量和瘦体重的百分比。被测者进入空气置换仓几秒钟，感受器计算压力测出人体排出的空气量，精确地分析身体成分，确定脂肪与瘦体重的基准值，包括密度、体脂量、体脂率和瘦体重等。

（四）稀释法（dilution method/hydrometry）

这种方法的前提是脂肪不含水，瘦体重含水量较恒定，因而测定身体中的总水量，即可估算出瘦体重和体脂量。通常将能均匀扩散到体液中的某种化学物质，如安替比林、尿素、乙醇等注入人体内，通过这种物质在短时间内被稀释的程度来推算人体总体液量，再计算出瘦体重和体脂量。一般认为成年人的瘦体重含水量为72%。目前常用的计算方法是：瘦体重＝总体液量/0.72。

（五）计算机断层扫描法、磁共振成像法［computed tomography（CT）/magnetic resonance imaging（MRI）］

CT 法即计算机断层摄像法。基本原理是利用 X 射线穿过人体，并对一定厚度的层面进行扫描，由对侧探测器接收透过层面后的 X 线，按其强度比例转化为可供记录的电信号，然后经过模拟数字转换器转换为数字后进入计算机，计算机就把从各个方面获得的信息进行运算，排列成短阵，这些数字短阵可储存于磁盘或光盘中。最后再经过数字/模拟转换器，把数字或矩阵转换成矩阵排列的图像，也就是 CT 图像。利用 CT 测量脂肪面积是迄今为止最准确的评价脂肪区域性分布的方法之一。

MRI 是 20 世纪 80 年代发展起来的一种全新的影像检查技术，其完全不同于传统的 X 线和 CT，对人体无放射性暴露。利用人体中的 H 质子在强磁场内受到射频脉冲的激发，产生磁共振现象，经过空间编码技术，把以电磁形式放出的磁共振信号接收转换，通过计算机最后形成图像。身体的脂肪组织有较高的质子密度，它具有非常短的 T1 值，信号强度大，故在常规自旋回波脉冲序列成像中 T1 加权像呈高信号，T2 加权像呈低信号，因此易观察脂肪的含量、分布及变化。

（六）生物电阻抗法（bioelectrical impedance analysis，BIA）

近年来，这个方法已经较广泛地应用于临床工作和流行病学研究中。生物电阻抗法即给被试身体通以安全的电流，观察从手腕到脚腕的电流情况。由于人体组织中非脂肪成分（含水较多）具有比脂肪组织更小的电阻抗，当交流电流加于人体时，电流将主要通过非脂肪组织。脂肪含量高的人，电流通过身体的速度要比脂肪含量低的人慢。目前国内外有许多医疗器械厂家生产出了多种型号的电阻抗体成分分析仪，这些仪器可以测得人体的体重及脂肪重量百分比，也可推测肌肉重量百分比、骨重量百分比和体液重量百分比。美国运动医学会的研究结果表明，影响身体成分的主要因素有5个：年龄、性别、身高、体重、电阻。因此，如果将生物电阻抗测得的数据与其他四个因素的统计值综合考虑，那么可以得到更加准确的身体组成成分参考值。目前流行的“生物电阻抗测试仪”已将这些因素考虑在内，并内置了相关的软件为测试者提供了相对可靠的测试信度与效度。

第三节　成人肥胖的筛查和诊断

一、中国标准

由卫生部疾控司发布的中国肥胖问题工作组编写的《中国成人超重和肥胖症预防控制指南（试行）》2003版提出中国人肥胖诊断BMI临界点见表3-3和图3-2。关于腹部脂肪分布的测定指标，我国提出的标准为男性腰围≥90 cm、女性腰围≥85 cm为成人中心型肥胖。关于皮褶厚度法的判定方法是：凡肥胖度≥20%，两处的皮褶厚度≥80百分位数，或其中一处皮褶厚度≥95百分位数者可判定为肥胖；凡肥胖度<10%，无论两处的皮褶厚度如何，均判定为体重正常。

图3-3即《中国肥胖预防和控制蓝皮书》专家组建议的中国成人超重/肥胖的诊断与干预流程。

表3-3　中国成人超重和肥胖的体重指数和腰围临界点与相关疾病*发生的风险

分类	体重指数（BMI）kg/m²	腰围（WC）(cm)		
		男：<85 女：<80	男：85～95 女：80～90	男：≥95 女：≥90
体重过低	<18.5	—	—	—
体重正常	18.5～23.9	—	增加	高
超重	24.0～27.9	增加	高	极高
肥胖	≥28	高	极高	极高

注：*相关疾病：2型糖尿病、高血压、心血管疾病

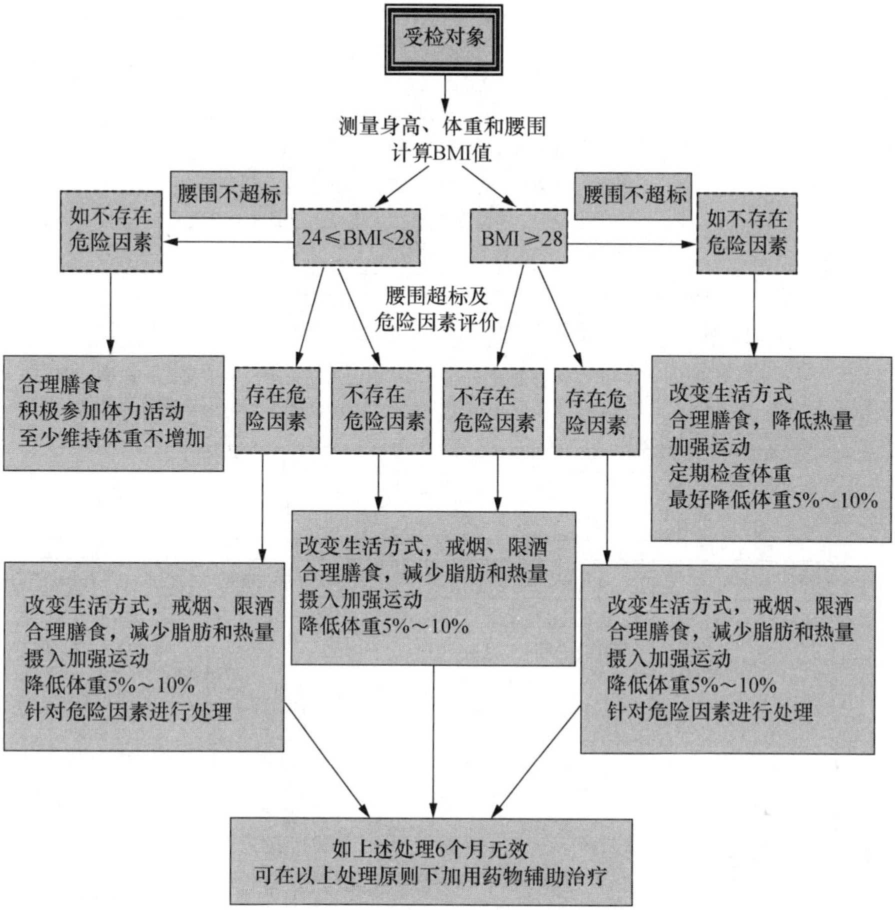

图 3-2 《中国成人超重和肥胖症预防控制指南（试行）》2003 版推荐的肥胖诊断与治疗流程图

二、国际标准

自 20 世纪 90 年代中期以来，WHO 将 BMI≥25 定义为超重，而 BMI≥30 定义为肥胖（见表 3-1）。上述临界点提供了评估个体的基准，但是有证据显示，在人群中 BMI 从 21 开始发生相应慢性疾病的风险就逐渐上升。WHO 自 1995 年以来一直推荐使用 BMI 临界点 25 和 30 作为成人超重和肥胖的诊断标准。但是，在 2002 年，WHO 肥胖专家顾问组针对亚太地区人群的体脂及与肥胖有关疾病的特点提出亚洲成人在不同 BMI 和腰围水平时，把相关疾病发病危险度的 BMI 临界点 23.0～24.9 视为肥胖前期，>25 视为肥胖，并建议各国应收集本国居民肥胖的流行病学以及与疾病相关危险的数据，以确定本国人群 BMI 的分类标准。关于腹部脂肪分布的测定指标，WHO 建议采用 WC 和 WHR，并且规定 WC 男性≥102 cm、女性≥88 cm 作为中心性肥胖的标准；WHR 男性≥0.9、女性≥

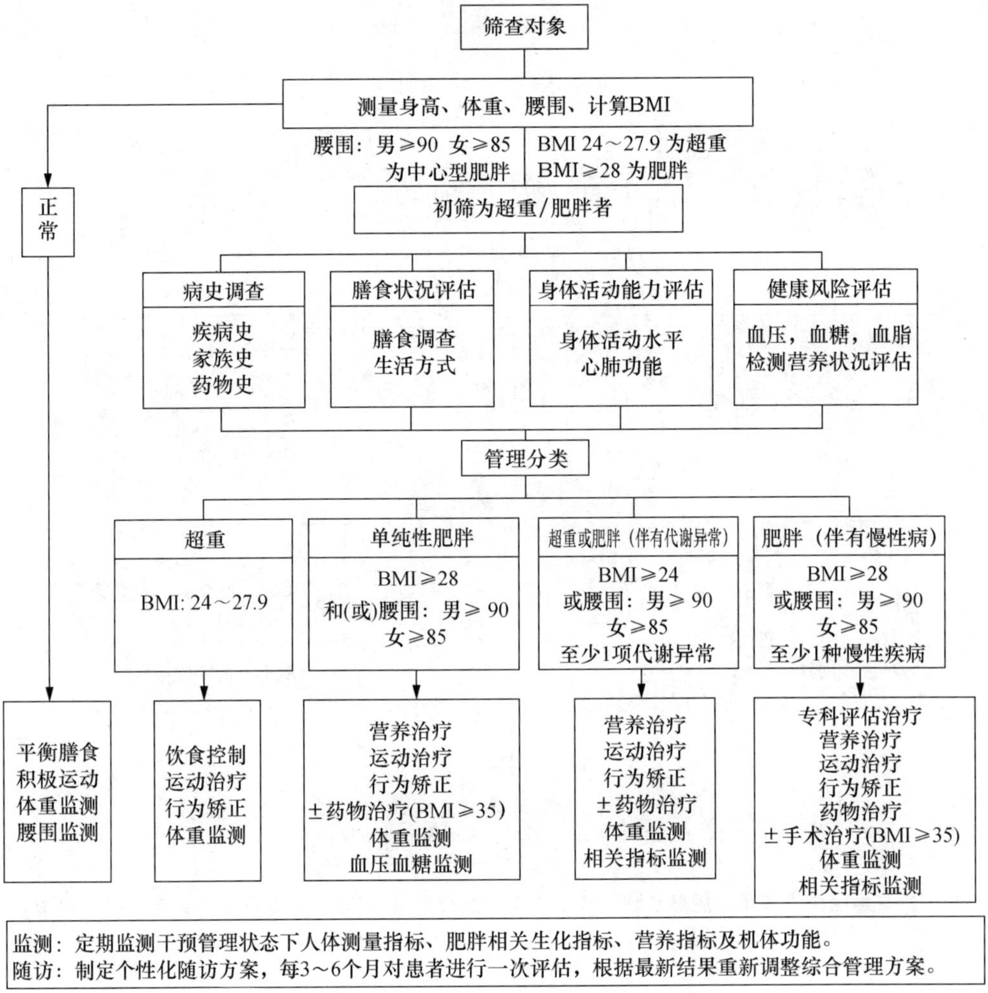

图 3-3 超重、肥胖成年患者规范化干预流程图

注：BMI 为体重指数，单位为 kg/m^2。腰围：单位为 cm

0.8 作为上身性肥胖的标准。

美国在过去几十年对肥胖的研究投入非常大。为了制订一个以证据为基础的综合性方案，2014 年，AACE 和 ACE 召开肥胖症问题共识会议，会议中确立的最新的诊断方法（见表 3-4 和图 3-4）与评估肥胖症患者的四步方法相同。

表 3-4　美国临床内分泌医师协会（AACE）肥胖新诊断、慢性病治疗和预防分级的高级框架

诊断	体重指数（BMI，kg/m²）	临床并发症	预防/治疗
正常体重	18.5≤BMI<25	无肥胖相关并发症	一级
超重	25≤BMI<30	无肥胖相关并发症	二级
肥胖	BMI≥30	无肥胖相关并发症	二级
肥胖一级	BMI≥25	一个或多个轻微至中度肥胖相关并发症	三级
肥胖二级	BMI≥25	一个或多个严重肥胖相关并发症	三级

资料来源：见参考文献［24］

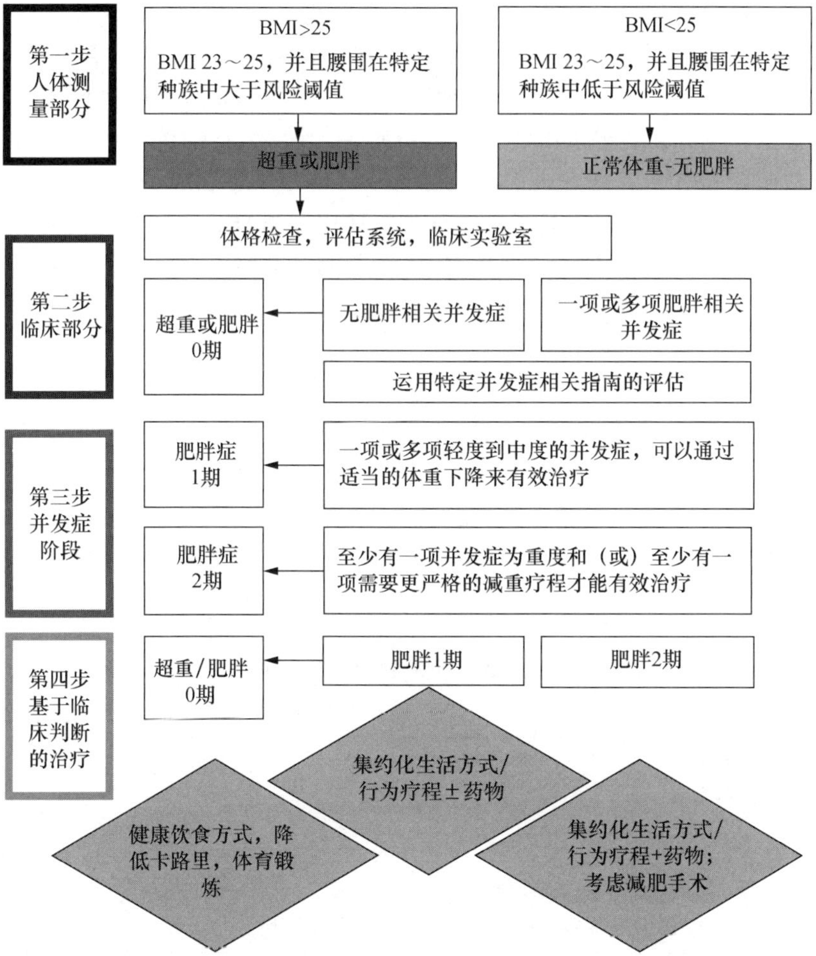

图 3-4　美国临床内分泌医师协会（AACE）/美国内分泌学院（ACE）关于肥胖疾病的诊断步骤
资料来源：见参考文献［24］

（1）采用调整种族差异的 BMI 进行筛查。

（2）按照清单对肥胖相关的并发症存在与否进行临床评估。

（3）用并发症相关标准对特定并发症进行严重程度分期。

（4）根据 AACE/ACE 肥胖症管理指南选择针对特定并发症的预防和（或）干预策略。

AACE/ACE 将肥胖症定义为一种慢性疾病，是伴随着脂肪组织增多的病理生理学过程，该过程将增加疾病的发病率和死亡率。在处于一个与易感基因相互作用而使体重增加的致肥胖环境下，许多个体的 BMI≥25，导致罹患肥胖相关并发症的可能性增加并发展为严重的肥胖症。AACE/ACE 最新的肥胖诊断指南包括两部分：

（1）评估体脂：采用经过验证的、对种族差异进行过调整的人体测量方法，以识别存在脂肪组织增加的高危人群。

（2）评估肥胖相关并发症存在与否及严重程度：完整的肥胖诊断不仅依赖 BMI 水平，还包括增加的体重对健康的影响。BMI≥25 的个体（或者在某些人群中，BMI 在 23～25 并存在腰围增加的个体）需要评估是否存在肥胖相关并发症及其严重程度，以获得全面的诊断。针对每一个并发症都将使用特定的标准评估其严重程度和对患者的健康影响，分为 0 期（无并发症）、1 期（并发症为轻、中度）或 2 期（并发症严重）。该并发症的分期用于 AACE 肥胖管理指南，同时也用于 AACE/ACE 糖尿病综合管理指南中对治疗方法和减重治疗强度进行选择。

2014 年 5 月，在美国临床内分泌医师协会第 23 届科学年会上，AACE 和 ACE 联合发布肥胖诊断和管理的新框架（框 3-3），提出肥胖诊断定义应从“BMI 为中心”转变为“以肥胖相关并发症为中心”。AACE/ACE 和美国医学会分别于 2011 年和 2013 年认可肥胖是一种慢性非传染性疾病。2014 年 3 月，AACE 和 ACE 在联合召开的肥胖共识会议上提出，当前基于 BMI 的肥胖诊断定义需要更新，用 BMI 数值来简单地诊断和管理肥胖也许是多年来超重和肥胖患病率居高不下的原因之一。新框架提供了一个可执行的、有医学意义的肥胖诊断和管理策略，让人们真正理解肥胖的定义和治疗的必要性。

框 3-3　2014 年美国临床内分泌医师协会（AACE）和美国内分泌学院（ACE）联合发布的成年人肥胖、超重诊断和管理的新框架

体重和肥胖诊断可分为 5 个阶段（严重程度）：

（1）正常体重（BMI 18.5～24.9 kg/m^2）

（2）超重（BMI 25～29.9 kg/m^2，无肥胖相关并发症）

（3）肥胖 0 级（BMI≥30 kg/m^2，无肥胖相关并发症）

（4）肥胖 1 级（BMI≥25 kg/m^{2*}，至少存在 1 种轻度至中度肥胖相关并发症）

（5）肥胖 2 级（BMI≥25 kg/m^{2*}，至少存在 1 种重度肥胖相关并发症）

注：某些种族人群中 BMI 为 23～25 kg/m^2

2013 年 11 月，ACC/AHA/TOS 联合美国国家心、肺和血液研究所（National Heart，Lung，and Blood Institute，NHLBI）发表了《成人超重与肥胖管理指南》（以下简称“指南”）。新框架和该指南有很多相似之处，主要不同点在于：AHA/ACC/TOS 指南仍以 BMI 定义肥胖，并严格基于 1 级证据，而 AACE 和 ACE 的新框架（也称 AACE 新框架）来自不同级别的证据，包括专家意见。AHA/ACC/TOS 指南编写委员会的两位联合主席都很赞同 AACE 新框架的建议，认为与 AHA/ACC/TOS 指南是一致的。AACE 新框架更加明确地将 BMI 作为肥胖的筛查工具，并建议对那些合并健康危险因素或合并症的超重人群进行更积极的干预和治疗。

三、问题与挑战

肥胖是一种复杂的、与多因素有关的慢性（并经常）复发性疾病，伴随过量的脂肪组织，与许多急性和慢性非传染性疾病发病风险的增加密切相关。目前肥胖症是根据 BMI 来定义的，包括超重，Ⅰ级、Ⅱ级和Ⅲ级肥胖。然而，BMI 不能体现出该疾病的复杂性，所以可以考虑其他指标，如反映脂肪组织炎症的生物学指标、与肥胖关联的慢性疾病的发生风险、进展和程度。一旦完全了解这些指标，那么这些指标就可以引导我们选择治疗和预防方法。我们对肥胖与健康结果之间关系程度大小的认识还存在很多空白。种族、性别、健康程度、年龄都是需要重点考虑的因素，应该将其作为与肥胖的风险关系中的校正因素进行探究。

1. 目前的研究缺乏肥胖筛查策略对体重的长期变化和健康结局之间的作用效果的评估。因此，未来的研究需要回答体重降低的干预项目是否导致长期稳定的体重下降并同时提高健康结局。另外，需要再评估成人肥胖的筛选方法（比如 WC 和 WHR）。肥胖，尤其是中心性肥胖是代谢性疾病包括 2 型糖尿病和心血管疾病的重要的危险因素。需要强调在临床实践中识别“存在风险”的超重和肥胖个体，以更好地进行评估和患者管理，并优化使用有限的医疗资源。

2. 需要简单的工具和策略，其具有简单、可靠、易操作、成本低、受试者依从性好的特点，运用简单的工具诊断超重和肥胖的风险等级，并为患者制订适合的治疗目标。

3. 增加对人群肥胖监测的投入以提高预测和评估的准确性。应该定期开展有代表性的调查。在管理超重/肥胖患者时，至少持续采集有关体重和身高的信息，长时间监测肥胖的变化趋势在比较不同国家间的数据时是必要的。在过去的几十年中，全球性的超重和肥胖增加与人口老龄化同时出现，而在老年人群中超重与肥胖的患病率很高。因此，人口老龄化可能对成人的超重和肥胖患病率的增加有独立影响。人口老龄化在不同国家和地区之间存在差异，随着时间也会发生变化。因此，我们需要经过年龄校正的超重和肥胖患病率，以进行国家和地区之间患病率和趋势的比较。

4. 基于全国性的大数据建立超重和肥胖的筛查和诊断标准。肥胖相关性问题，如空腹高血糖和脂肪异常等心血管疾病危险因素罹患风险的评估对肥胖症的综合了解和精确诊断非常重要，它将有助于识别肥胖相关疾病，例如心血管疾病或糖尿病等常见的病理生理学特点，有助于激励人们采取合适的干预手段以降低发生心血管疾病和糖尿病的风险。

第四节 儿童青少年肥胖的筛查与诊断

儿童青少年与成人超重和肥胖的评价标准应该衔接，但是不同。与成人相比，儿童青少年超重和肥胖的评价诊断相对复杂，国际上和中国多年来经常改变，不同国家使用的标准也不同。不同的国际健康方面的学术机构推荐的标准也不同。

一、中国标准

图 3-5a、图 3-5b 是《中国肥胖预防和控制蓝皮书》专家组建议的中国儿童青少年超重/肥胖的诊断与干预流程。

（一）体重指数（BMI）

为使儿童青少年超重和肥胖的评价与成人衔接，目前采用 BMI 作为其肥胖的评价指标。生理状态下，BMI 值随着生长发育而变化，表现为出生后迅速上升，婴儿期后开始下降，青春期呈现快速上升趋势。因此，儿童青少年肥胖的评价需要制订不同年龄、性别的 BMI 判定临界点。我国学者也对 BMI 在儿童中的肥胖诊断适用性作了一些探讨研究。

WGOC 标准——中国儿童青少年肥胖标准：中国肥胖问题工作组（WGOC）依据 2000 年全国 30 个省（自治区、直辖市）7～18 岁汉族学生体质调研数据，建立了中国学龄儿童（7～18 岁）超重、肥胖 BMI 筛查标准（见表 3-5）[17]。2007 年，（原）卫生部疾病预防控制局将该标准作为行业标准随《中国学龄儿童少年超重和肥胖预防与控制指南》正式发布。目前已通过了国家标准认证并广泛使用。它的一个不足是无 7 岁以下儿童相关的标准。

表 3-5 中国学龄儿童青少年超重和肥胖筛查体重指数（BMI）值分类标准（kg/m^2）

年龄（岁）	男		女	
	超重	肥胖	超重	肥胖
7	17.4	19.2	17.2	18.9
8	18.1	20.3	18.1	19.9
9	18.9	21.4	19.0	21.0
10	19.6	22.5	20.0	22.1

续表

年龄（岁）	男		女	
	超重	肥胖	超重	肥胖
11	20.3	23.6	21.1	23.3
12	21.0	24.7	21.9	24.5
13	21.9	25.7	22.6	25.6
14	22.6	26.4	23.0	26.3
15	23.1	26.9	23.4	26.9
16	23.5	27.4	23.7	27.4
17	23.8	27.8	23.8	27.7
18*	24.0	28.0	24.0	28.0

* 为诊断成年人超重和肥胖的临界点

学龄儿童青少年超重与肥胖筛查标准（WS/T 586—2018）：由国家卫健委于2018年2月23日发布，自2018年8月1日起实施。该标准对WGOC标准进行了更新，增加了6岁组和半岁组人群的超重、肥胖临界值，其中，半岁组（7.5岁、8.5岁、…17.5岁）的临界点基本等同于WGOC标准中的整岁组（7岁、8岁、…17岁）临界点（见表3-6）。

表3-6 6～18岁学龄儿童青少年BMI筛查超重、肥胖临界值（kg/m^2）

年龄（岁）	男生		女生	
	超重	肥胖	超重	肥胖
6.0～	16.4	17.7	16.2	17.5
6.5～	16.7	18.1	16.5	18.0
7.0～	17.0	18.7	16.8	18.5
7.5～	17.4	19.2	17.2	19.0
8.0～	17.8	19.7	17.6	19.4
8.5～	18.1	20.3	18.1	19.9
9.0～	18.5	20.8	18.5	20.4
9.5～	18.9	21.4	19.0	21.0
10.0～	19.2	21.9	19.5	21.5
10.5～	19.6	22.5	20.0	22.1
11.0～	19.9	23.0	20.5	22.7
11.5～	20.3	23.6	21.1	23.3
12.0～	20.7	24.1	21.5	23.9
12.5～	21.0	24.7	21.9	24.5
13.0～	21.4	25.2	22.2	25.0
13.5～	21.9	25.7	22.6	25.6
14.0～	22.3	26.1	22.8	25.9
14.5～	22.6	26.4	23.0	26.3
15.0～	22.9	26.6	23.2	26.6

续表

年龄（岁）	男生		女生	
	超重	肥胖	超重	肥胖
15.5～	23.1	26.9	23.4	26.9
16.0～	23.3	27.1	23.6	27.1
16.5～	23.5	27.4	23.7	27.4
17.0～	23.7	27.6	23.8	27.6
17.5～	23.8	27.8	23.9	27.8
18.0～	24.0	28.0	24.0	28.0

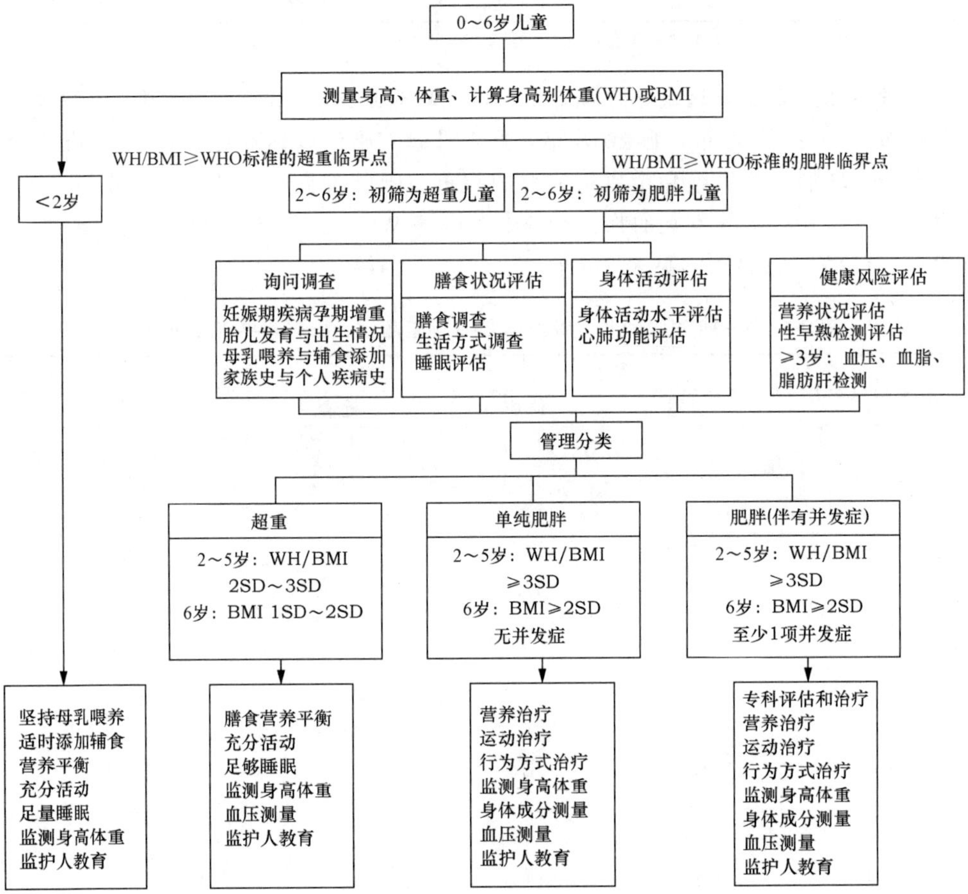

图 3-5a 超重、肥胖儿童规范化干预流程图-学龄前儿童

注：WH：weight for height，身高别体重

BMI：body mass index，体重指数，单位为 kg/m^2

WHO：World Health Organization，世界卫生组织

超重、肥胖判定标准采用 2007 年发布的 WHO 标准

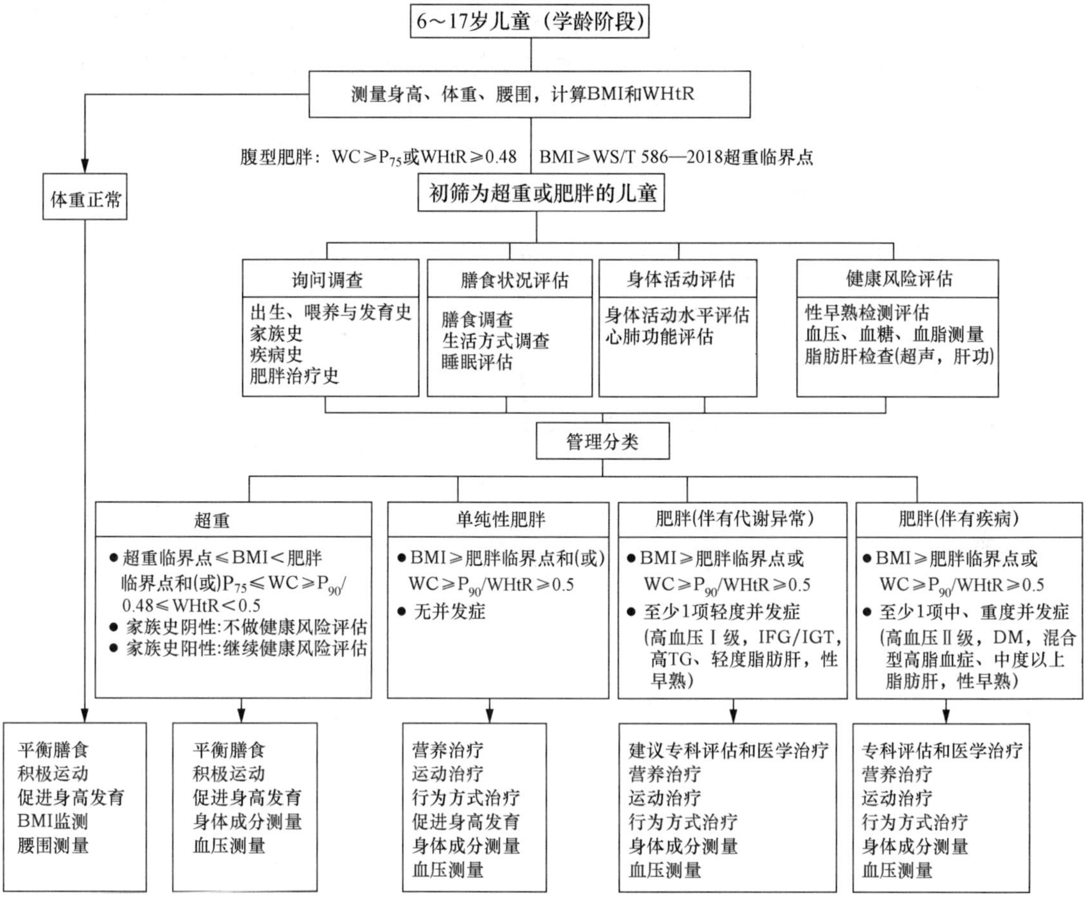

图 3-5b　超重、肥胖儿童规范化干预流程图-学龄儿童

注：WC：waist circumference，腰围（单位为 cm）；以 90 百分位作为判定腹型肥胖的临界点［中华流行病学杂志，2010，31（6）：609-615.］

WHtR：waist to height ratio，腰围身高比；以 WHtR≥0.5 作为判定腹型肥胖的临界点

IFG：impaired fasting glucose，空腹血糖受损

IGT：impaired glucose tolerance，糖耐量受损

IFG/IGT：糖尿病前期

DM：diabetes mellitus，糖尿病

TG：triglyceride，三酰甘油（甘油三酯）

IFG/IGT：统一成为糖调节受损或糖尿病前期

超重、肥胖判定采用中国《学龄儿童青少年超重与肥胖筛查》（WS/T 586-2018）标准

中国 2～18 岁儿童青少年肥胖、超重筛查 BMI 临界点： 2009 年参照 WGOC 标准，按照与成人临界值接轨的策略，“2005 年中国九市 7 岁以下儿童体格发育调查研究”工作组和“2005 年全国学生体质调研”工作组合作，应用 LMS 方法

对数据进行拟合修匀，绘制了“中国 0～18 岁儿童 BMI 生长参照值与生长曲线”，并将该 BMI 百分位曲线在 18 岁时通过中国成人肥胖（28）、超重（24）临界点，获得“中国 2～18 岁儿童肥胖、超重筛查界值点”（见表 3-7）[25]。该标准在年龄层面上对 WGOC 标准进行了补充，但至今还未通过国家标准认证。在实际工作中，可用该标准判定 2～5 岁儿童的超重或肥胖状态。

表 3-7 中国 2～18 岁儿童青少年超重和肥胖筛查体重指数（BMI）临界点（kg/m²）

年龄（岁）	男		女	
	超重	肥胖	超重	肥胖
2	17.5	18.9	17.5	18.9
2.5	17.1	18.4	17.1	18.5
3	16.8	18.1	16.9	18.3
3.5	16.6	17.9	16.8	18.2
4	16.5	17.8	16.7	18.1
4.5	16.4	17.8	16.6	18.1
5	16.5	17.9	16.6	18.2
5.5	16.6	18.1	16.7	18.3
6	16.8	18.4	16.7	18.4
6.5	17.0	18.8	16.8	18.6
7	17.2	19.2	16.9	18.8
7.5	17.5	19.6	17.1	19.1
8	17.8	20.1	17.3	19.5
8.5	18.2	20.6	17.6	19.9
9	18.5	21.1	17.9	20.4
9.5	18.9	21.7	18.3	20.9
10	19.3	22.2	18.7	21.5
10.5	19.7	22.7	19.1	22.1
11	20.1	23.2	19.6	22.7
11.5	20.4	23.7	20.1	23.3
12	20.8	24.2	20.5	23.9
12.5	21.2	24.6	21.0	24.4
13	21.5	25.1	21.4	25.0
13.5	21.8	25.5	21.8	25.5
14	22.1	25.8	22.2	25.9
14.5	22.4	26.2	22.5	26.3
15	22.7	26.5	22.8	26.7
15.5	22.9	26.8	23.1	27.0

续表

年龄（岁）	男		女	
	超重	肥胖	超重	肥胖
16	23.2	27.0	23.3	27.2
16.5	23.4	27.3	23.5	27.4
17	23.6	27.5	23.7	27.6
17.5	23.8	27.8	23.8	27.8
18*	24.0	28.0	24.0	28.0

* 为诊断成年人超重和肥胖的临界点

（二）中心性肥胖

中心性肥胖与心血管代谢危险因素和 2 型糖尿病的发生风险具有强关联性，是独立的预测因子。目前成人主要采用 WC 评价中心性肥胖，如美国国家胆固醇教育计划（National Cholesterol Education Program，NCEP）和国际糖尿病联盟（International Diabetes Federation，IDF）均将 WC 作为成人代谢综合征（metabolic syndrome，MS）诊断标准之一[26]。

1. 腰围（WC）

WC 测量方法简单，成本低，结果可靠，是间接测量腹部脂肪、评价腹型肥胖的指标。我国学者马冠生等通过对学龄儿童青少年（7～18 岁）腰围临界点的研究，提出将不同性别、年龄别儿童青少年 WC 的第 75 百分位线（P_{75}）和第 90 百分位线（P_{90}）分别作为预测儿童青少年心血管疾病危险开始增加和明显增加的临界点，建议将 P_{75} 作为中心性肥胖的预警临界点，将 P_{90} 作为中心性肥胖的诊断临界点（见表 3-8）[27]。此腰围判定标准是基于大数据产生，应用百分位曲线确定中心性肥胖的 WC 临界点，基本上属于一个“统计学标准”。

表 3-8　腰围 P_{75} 和 P_{90} 对应的腰围值（cm）

年龄（岁）	男		女	
	P_{75}	P_{90}	P_{75}	P_{90}
7	58.4	63.6	55.8	60.2
8	60.8	66.8	57.6	62.5
9	63.4	70.0	59.8	65.1
10	65.9	73.1	62.2	67.8
11	68.1	75.6	64.6	70.4
12	69.8	77.4	66.8	72.6
13	71.3	78.6	68.5	74.0
14	72.6	79.6	69.6	74.9

续表

年龄（岁）	男		女	
	P_{75}	P_{90}	P_{75}	P_{90}
15	73.8	80.5	70.4	75.5
16	74.8	81.3	70.9	75.8
17	75.7	82.1	71.2	76.0
18	76.8	83.0	71.3	76.1

2. 腰围身高比（waist height ratio，WHtR）

腰围身高比＝腰围/身高，同WC一样，是间接测量腹部脂肪、评价腹型肥胖的有效指标。由于身高是儿童常规测量的体格发育指标，因此，获得个体的WHtR简单、可靠、易操作、成本低、受试者依从性好。采用WC评估儿童腹型肥胖时需要考虑年龄、性别因素，临界点较多，实际应用时复杂烦琐。而WHtR作为一个独立的指标，已经考虑了身高这一影响因素，具有在不同人群间变异程度小和相对稳定的优势。对处于生长发育期的儿童青少年而言，具有潜在的实用价值。我国学者米杰等采用受试者工作特征曲线（receiver operating characteristic curve，ROC）技术研究WHtR与心血管代谢危险因素［高血压、空腹高血糖（IFG）、血脂异常］的关联性，提出适合中国儿童青少年（3～18岁）的WHtR标准[28]，即WHtR为0.46作为判定腹型肥胖的预警界点（相当于BMI指标的“超重”临界点），0.48为腹型肥胖临界点，0.50为严重腹型肥胖的临界点。WHtR标准临界点是在与高血压、IFG和血脂异常等心血管危险因素罹患风险的评估基础上获得，具有循证依据支撑；加之临界点简单，便于记忆，故较WC更容易在儿童腹型肥胖的判定中应用。以上WC、WHtR标准适用于我国大陆地区儿童青少年中心性肥胖的判定。Sung等学者亦制订了中国香港6～18岁儿童青少年WC、WHtR参考界值点与百分位曲线，用于中国香港地区儿童青少年中心性肥胖的判定[29]。

（三）体脂肪率

体脂肪率（fat mass percentage，FMP）为人体脂肪组织重量占体重的百分比，是判断肥胖的直接测量指标。FMP直接检测体脂肪量，更符合WHO对肥胖的定义，是肥胖诊断的“金标准”。直接测量体脂肪量（包括FMP）的技术包括DXA法、ADP法、CT法、MRI法、水下称重（underwater weighing）、双标水法和BIA法。

鉴于BMI的局限性（见上文），推荐将FMP指标作为BMI判定肥胖的补充指标，与BMI同时使用，对容易漏诊（多脂型体重正常）和误诊（肌肉型超重）的个体，进一步采用FMP直接判定体脂肪量，从而更加精准地实现对儿童肥胖的判定。目前我国尚缺乏具有循证依据的 FMP 评估肥胖及肥胖程度的标准［既包括采用直接测量技术（DXA 等）获得的体脂肪含量数据，也包括基于健康风险研制的诊断临界点］。现实工作中采用 BIA 技术测量 FMP 已很普遍。我们建议在科研工作中采用以下标准（见表 3-9）。

表 3-9 体脂肪含量（FMP,%）判定儿童青少年肥胖程度

性别	年龄（岁）	轻度肥胖	中度肥胖	重度肥胖
男	6～18	20%	25%	30%
女	6～14	25%	30%	35%
女	15～18	30%	35%	40%

来源：叶广俊．现代儿童少年卫生学．北京：人民卫生出版社，1999：473

二、国际标准

（一）儿童超重和肥胖

为使儿童超重和肥胖的评价与成人衔接，以便于各国间比较，目前国内外均采用 BMI 作为儿童肥胖的评价指标，但 BMI 判定的临界点尚未统一。国际上有推荐使用的 WHO、IOTF 和美国 CDC2000 三种判定标准。

1. WHO 标准

WHO 标准是根据 2007 年发布的生长发育曲线制订的，包括儿童和学龄前儿童两部分，其中 5 岁及以下儿童，以身高别体重（weight for height）或 BMI 大于参照人群生长标准中位数的 2 个标准差为“超重”，大于参照人群生长标准中位数的 3 个标准差为“肥胖”。该数据来自 WHO 主持的多中心生长参考标准研究，是 5 岁及以下婴幼儿正常生长发育的最佳描述。5 岁及以下儿童超重、肥胖诊断临界点是基于前瞻性队列随访数据研发产生，因此更适合该阶段儿童体重状态的评估；5～19 岁儿童，以 BMI 大于参照人群生长标准中位数的 1 个标准差为“超重”，大于参照人群生长标准中位数的 2 个标准差为“肥胖”。研究发现，两部分 5 岁组儿童超重、肥胖的诊断临界点重叠但存在不一致，建议在使用时根据应用人群的年龄进行选择，比如对 5 岁及以上儿童进行诊断时，一般采用 5～19 岁儿童青少年判定标准，这样保证了各年龄结果间的可比性。

2. IOTF 标准

国际肥胖工作组（International Obesity Task Force，IOTF）标准为英国 Cole 教授等利用 6 个国家和地区的儿童 BMI 数据，采用 LMS 曲线平滑方法，使不同年龄、性别的超重、肥胖诊断临界点曲线在 18 岁时分别通过 WHO 成年超重

(BMI=25)和肥胖(BMI=30)水平,达到与成年BMI诊断临界点衔接的目的,建立了2~18岁儿童分年龄别和性别的超重、肥胖诊断临界点(见表3-10)[30]。

3. 美国CDC 2000标准

美国疾病预防控制中心(Centers for Disease Control and Prevention,CDC)通过对1963—1999年数次全国健康和营养调查数据分析研究,于2000年更新了美国儿童生长发育图表[31],第一次给出2~18岁男女BMI百分位曲线,以BMI≥95百分位作为“超重”临界点,BMI在85百分位和95百分位之间作为“有超重危险”的临界点(见表3-10)。

表3-10 儿童青少年超重和肥胖的判定标准:年龄别和性别BMI临界点(kg/m^2)

年龄(岁)	US CDC 2000标准				IOTF标准			
	超重(P_{85})		肥胖(P_{95})		超重		肥胖	
	男	女	男	女	男	女	男	女
2	18.12	17.97	19.28	19.06	18.41	18.02	20.09	19.81
2.5	17.67	17.51	18.67	18.58	18.13	17.76	19.80	19.55
3	17.33	17.17	18.24	18.25	17.89	17.56	19.57	19.36
3.5	17.08	16.93	17.97	18.08	17.69	17.40	19.39	19.23
4	16.93	16.80	17.84	18.03	17.55	17.42	19.29	19.15
4.5	16.85	16.76	17.83	18.09	17.47	17.19	19.26	19.12
5	16.84	16.80	17.94	18.26	17.42	17.15	19.30	19.17
5.5	16.90	16.92	18.14	18.51	17.45	17.20	19.47	19.34
6	17.01	17.10	18.41	18.84	17.55	17.34	19.78	19.65
6.5	17.18	17.34	18.76	19.23	17.71	17.53	20.23	20.08
7	17.40	17.63	19.15	19.68	17.92	17.75	20.63	20.51
7.5	17.66	17.95	19.59	20.17	18.16	18.03	21.09	21.01
8	17.96	18.32	20.07	20.70	18.44	18.35	21.60	24.57
8.5	18.28	18.71	20.57	21.25	18.76	18.69	22.17	22.18
9	18.63	19.12	21.09	21.82	19.10	19.07	22.77	22.81
9.5	19.00	19.55	21.62	22.40	19.46	19.45	23.39	23.46
10	19.39	19.98	22.15	22.98	19.84	19.86	24.00	24.11
10.5	19.79	20.43	22.69	23.57	20.20	20.29	24.57	24.77
11	20.20	20.87	23.21	24.14	20.55	20.74	25.10	25.42
11.5	20.61	21.31	23.73	24.71	20.89	21.20	25.58	26.05
12	21.02	21.74	24.23	25.26	21.22	21.68	26.02	26.67
12.5	21.44	22.17	24.71	25.79	21.56	22.14	26.43	27.24

续表

年龄（岁）	US CDC 2000 标准				IOTF 标准			
	超重（P_{85}）		肥胖（P_{95}）		超重		肥胖	
	男	女	男	女	男	女	男	女
13	21.85	22.58	25.18	26.30	21.91	22.58	26.84	27.76
13.5	22.26	22.97	25.62	26.79	22.27	22.98	27.25	28.20
14	22.66	23.35	26.05	27.26	22.62	23.34	27.63	28.57
14.5	23.06	23.71	26.45	27.70	22.96	23.66	27.98	28.87
15	23.45	24.05	26.84	28.12	23.29	23.94	29.30	29.11
15.5	23.83	24.36	27.21	28.53	23.60	24.17	28.60	29.29
16	24.21	24.66	27.56	28.91	23.90	24.37	28.88	29.43
16.5	24.58	24.94	27.91	29.28	24.19	24.54	29.14	29.56
17	24.94	25.20	28.26	29.63	24.46	24.70	29.41	29.69
17.5	25.30	25.45	28.60	29.98	24.73	24.85	29.70	29.84
18	25.66	25.68	28.96	30.33	25.00	25.00	30.00	30.00

注：US CDC 2000 标准中原来不主张对儿童青少年使用“肥胖”一词，其“超重”等同于其他地区和标准中使用的“肥胖”概念，而“有超重危险”等同于“超重”概念

（二）中心性肥胖

美国的 Fernández 等学者利用美国第三次国家健康与营养调查（National Health and Nutrition Examination Survey，NHANES）数据制订出美国 2～18 岁儿童青少年不同性别-年龄别及种族别的腰围百分位曲线。他们建议使用 95 百分位值作为中心性肥胖的诊断临界点[32]。

（三）体脂肪率

McCarthy 等采用 BIA 技术检测了英格兰南部 1985 名 5～18 岁儿童青少年身体脂肪含量，利用 LMS 曲线平滑方法，制订出不同性别、年龄别儿童青少年体脂肪发育百分位曲线，并将第 2、第 85、第 95 百分位分别作为较低体脂、超体脂和肥胖的诊断临界值（见表 3-11），将儿童分为体脂肪缺乏、正常、体脂肪过多和肥胖四类（见图 3-6）[33]。

表 3-11　不同性别、年龄别儿童青少年体脂肪率百分位临界点（%）

年龄（岁）	男				女			
	P_2	P_{50}	P_{85}	P_{95}	P_2	P_{50}	P_{85}	P_{95}
5	12.2	15.6	18.6	21.4	13.8	18.0	21.5	24.3
6	12.4	16.0	19.5	22.7	14.4	19.1	23.0	26.2

续表

年龄（岁）	男				女			
	P_2	P_{50}	P_{85}	P_{95}	P_2	P_{50}	P_{85}	P_{95}
7	12.6	16.5	20.4	24.1	14.9	20.2	24.5	28.0
8	12.7	17.0	21.3	25.5	15.3	21.2	26.0	29.7
9	12.8	17.5	22.2	26.8	15.7	22.1	27.2	31.2
10	12.8	17.8	22.8	27.9	16.0	22.8	28.2	32.2
11	12.6	17.7	23.0	28.3	16.1	23.3	28.8	32.8
12	12.1	17.4	22.7	27.9	16.1	23.5	29.1	33.1
13	11.5	16.8	22.0	27.0	16.1	23.8	29.4	33.3
14	10.9	16.2	21.3	25.9	16.0	24.0	29.6	33.6
15	10.4	15.8	20.7	25.0	15.7	24.1	29.9	33.8
16	10.1	15.5	20.3	24.3	15.5	24.3	30.1	34.1
17	9.8	15.4	20.1	23.9	15.1	24.4	30.4	34.4
18	9.6	15.4	20.1	23.6	14.7	24.6	30.8	34.8

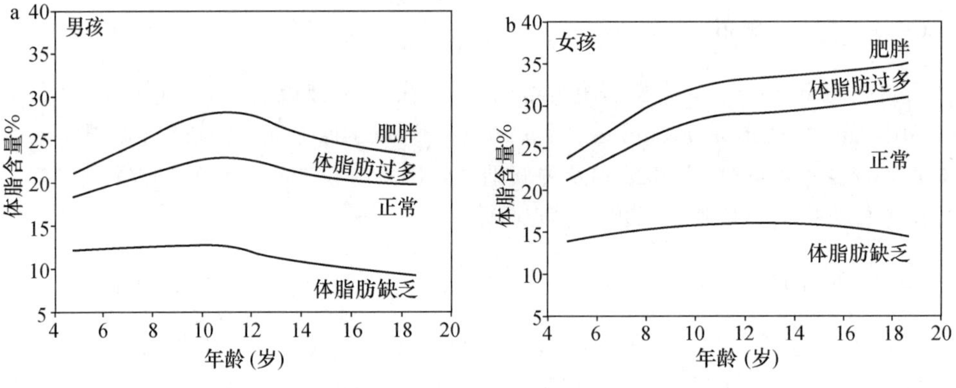

图 3-6 男、女儿童青少年年龄别 FMP 诊断肥胖的临界点

Kelly 等学者利用 NHANES（1999—2004 年）数据，应用 DXA（美国 Hologic 公司）技术检测体脂肪含量，研制出美国 8～85 岁人群体脂肪标准[34]。进一步研究结果发现，在 25 岁时，BMI 诊断的肥胖率与 FMI 诊断的肥胖率相同，而 FMI 能更准确地判定肥胖状态，因此，他们建议采用 FMI 作为肥胖的诊断指标，但暂未制订适合 18 岁以下少年儿童的 FMI 判定标准。

三、问题与挑战

儿童青少年不同于成年人，他们有很多不同特点。青春期发育期间个体差异大，男女差异大。他们身体成分的测定与超重和肥胖的诊断所面临的问题与挑战很多。

1. BMI 是迄今为止国内外应用最广泛的判定儿童青少年超重和肥胖的指标，基于 BMI 研制产生的国内外标准，无论其采用何种研究机制和研制方法，均属于统计学标准范畴，缺乏基于健康风险评估的循证依据。

2. BMI 是评估体重的指标，并不能直接反映体脂肪量。处于不同发育阶段儿童的 BMI 变化与体脂肪量变化之间的关联性尚不清楚。目前的研究数据显示，进入青春期的男生 BMI 快速上升，总体重中的非脂肪组织（骨骼、肌肉）量快速增加，占体重的比例增大，FMP 持续平缓，甚至下降。因此，对青春期前后的男生而言，BMI 判定超重和肥胖的准确性下降，建议采用直接测量体脂肪量的检测技术。

3. 尽管目前的研究已经清晰地阐述了人类从出生至老年的 BMI 变化规律，但组成 BMI 的体成分（脂肪与非脂肪）的变化规律与 BMI 之间的关系尚不清楚。鉴于脂肪-骨骼-肌肉在肥胖发生与多种代谢异常机制环节中的相互作用，有必要开展研究，揭示人体成分的发育规律及年龄、性别特点。

4. BIA 有经济、便捷和无损害的优势，是目前应用最普遍的直接测量脂肪的方法。但不同厂家，甚至同一厂家不同型号的 BIA 仪器之间的检测结果差异较大，需要采用“金标准”检测技术进行验证。

5. 目前亟待研究采用 FMP、FMI 诊断肥胖与肥胖分级的标准。处于生长发育进程中的儿童需要足够的体脂肪，一定脂肪的积累也是青春期发育启动的必要条件。因此，适合儿童青少年的体成分判定标准是建立在健康水平及健康风险评估基础上、具有循证依据的判定标准。

6. 我国儿童青少年时期的超重和肥胖对个体健康水平与心理状况的长期影响的研究非常有限，特别是尚缺乏相关的长期随访研究。

7. 我国也缺乏针对一些特殊儿童青少年人群的研究，例如怎样定义 2 岁以下儿童和低龄的双生子的超重和肥胖，这方面的研究非常有限。

第五节　老年人肥胖的筛查与诊断

一、中国标准

目前中国没有针对老年人的肥胖判定标准，一般建议使用成年人的标准。老年人肥胖症指 60 岁以上老年人出现或存在肥胖。按照 2003 年发布的《中国成人超重和肥胖症预防控制指南》标准，24≤BMI<28 为超重，BMI≥28 为肥胖。

二、国际标准

目前没有针对老年人的专门的国际肥胖诊断标准，一般使用成年人的 BMI 和 WC 标准。对于老年人，目前相关的一些系统综述认为，界定死亡风险的 BMI 值高于成人（即>30），但无统一结论。

三、问题与挑战

肥胖从病因角度分为单纯性肥胖与继发性肥胖。单纯性肥胖有许多内分泌激素的变化，因此与某些内分泌疾病有许多相似之处，鉴别诊断有时比较困难，比如库欣综合征、甲状腺功能低下（简称甲低或甲减）、体重增加、下丘脑综合征、胰岛 B 细胞瘤（胰岛素瘤）、水钠潴留性肥胖症等。老年人是一个特殊的群体，如何定义肥胖需要进一步研究。

1. 目前定义老年人肥胖的 BMI 临界点存在争议。一些国内外的研究发现，年龄>65 岁的老年人，BMI 在 25～27 并不增加全死因死亡率和心血管疾病的发生风险。BMI 相对高的老年人有较低的死亡率，最高的死亡率通常发生在 BMI <18.5 的人群。

2. 身体成分会随年龄变化。随着年龄的增长，从 20 岁到 85 岁，身体成分发生变化，瘦体组织（肌肉和骨量）下降 15%。衰老过程中，骨量丢失导致椎间盘及椎体高度下降，从而身高降低。男性身高降低约 5 cm，女性降低约 8 cm，造成 BMI 增加；若 BMI 值相同，年龄长者体脂率更大。BMI 在老年人不能准确反映体内脂肪堆积情况，因此，WHO 基于 BMI 的成年人的肥胖诊断标准不适用于年龄>75 岁的老年人群。

3. 老年人脏器中的脂肪与肌肉间脂肪过度堆积，瘦体组织减少，BMI 不能准确反映身体组成成分的改变；WC 和 WHR 通常用来测量腹部肥胖。WC 较 WHR 和 BMI 能更好地反映腹部脂肪和增加心血管疾病发生的风险。WC 测量了皮下脂肪和内脏脂肪，但没有考虑体重。WC 可以反映总体和腹部肥胖，欧洲已有研究建议，70 岁以上男性≥100～106 cm，女性≥99 cm 可判断为腹部肥胖。WHR 也常用来间接测量腹部肥胖，已有研究建议，非吸烟的老年男性 WHR>0.99、女性>0.90 为腹部肥胖。但 WHR 主要受盆腔结构和肌肉分布的影响，不能更有效地测量身体脂肪的分布，且测量时不是非常方便。腰腿比（waist-thigh ratio）测量费用低、无侵入、可操作性强，能更准确地测量身体脂肪的分布。大腿围包括了大腿皮下脂肪和肌肉，也反映了体力活动对心血管疾病风险的降低作用。因此，需要进一步研究确定老年人中心性肥胖的指标和临界点。

4. 针对老年人肥胖症诊断有效性的考虑主要受到该领域缺乏年龄特异性数据的限制。观察性研究评估肥胖症的健康影响显示，总死亡率风险呈明显年龄相关的梯度，但这种年龄分层分析缺乏疾病特异性死亡率或发病率。由于生活质量、发病率和医疗保健成本受这些因素的强烈影响，这些数据是至关重要的。虽然已有一些在种族多样化人群设计中完成的试验，但关于老年人的治疗效果的数据相当有限。一些研究存在诸多质量问题，包括成本效果/效益低、安全性不足、以及对潜在混杂因素调整不当等。结合更大的种族多样性和更高阶段的肥胖参与者，以及考虑肥胖的替代测量措施（例如腰围、腰臀比、腰腿比），可以加深对老年人肥胖症诊断的健康意义及作用的理解。

5. 值得注意的是，目前有些评估疾病与健康风险的诊断标准可能不适用于高龄老人，需要研究更广泛的评估老年人疾病风险的指标。考虑到老年人的高残疾发生率和高疾病成本负担，需要重视研究能反映老年人机体功能的改善与损失的评估指标，开展长期评估心血管疾病或癌症结局对医疗保健成本影响的工作。

第六节 未来展望与建议

合理的定义和诊断肥胖非常重要，也会带来对现有诊断标准的挑战和研究机遇。尽管 WHO 于 2000 年就已经将肥胖定义为“可损害健康的异常或过度脂肪积累”，但截至目前，无论是针对群体还是个体，基本上采用 BMI 作为肥胖评价指标，根据 BMI 水平进行肥胖诊断与肥胖程度分级。BMI 作为反映体重的指标，在评估处于生长发育阶段的个体（婴幼儿、青少年）和进入生理衰老期的老年人的“过度脂肪积累”方面存在明显局限。随着近年对肥胖引起的一系列心血管代谢风险（cardio-metabolic risks）的研究发现，蓄积于内脏及周围的脂肪，沉积于肝细胞和肌肉细胞内的脂质，通过分泌致血管内皮炎性反应因子和致胰岛素抵抗的细胞因子等，增加非酒精性脂肪肝、2 型糖尿病和心血管病等慢性病的发生风险。

鉴于此，2014 年，AACE 和 ACE 发布建议给予肥胖新的定义术语的声明，将肥胖定义为“肥胖为基础的慢性疾病”（adiposity-based chronic disease，AB-CD）。新术语定义中的 AB（adiposity-based）强调机体脂肪蓄积过量，脂肪分布和（或）功能异常；CD（chronic disease）强调那些会增加肥胖发病率和死亡率的相关并发症，如高血压、糖尿病和睡眠呼吸暂停等。新定义将既往对肥胖诊断的重心从强调体重或 BMI，转移到由于机体脂肪组织的量、分布和功能的失衡状态，产生对机体的病理生理影响。新定义超越了目前仅着眼于体重或 BMI 的视界，促使更精准地诊断出存在健康风险的肥胖个体，更有效地对肥胖人群实施医疗管理，从而提供了一个可执行性的、有医学意义的肥胖诊断和管理策略。

新定义以“adiposity”代替“obesity”的意义在于，对肥胖的检测评估直接指向脂肪组织和脂肪细胞。因为肥胖产生的健康损害效应，正是源于机体的脂肪组织在数量、分布与脂肪细胞分泌功能上处于失衡状态，从而引发器官和组织产生一系列的病理生理过程。因此，直接测量和评估脂肪组织的检测技术，比间接测量的 BMI 更准确地预测肥胖对健康的影响作用，更加独立地指导临床决策。肥胖新定义对现有的肥胖诊断技术和标准带来挑战与研究机遇，有必要研究特定的诊断工具，实现对机体脂肪的量、分布和功能紊乱进行定量化的描述。

我们建议未来围绕肥胖诊断的研究包括、但不限于以下几个方面。

一、身体成分与脂肪测量

（一）“金标准”检测方法与参照标准亟待建立和完善

截至目前，DXA 技术是实现精准测量身体成分并兼具可行性和可负担性的“金标准”检测技术，一次测量可以同时获得全身、躯干和四肢的脂肪量与脂肪率（脂肪占体重的比值）。近年来，一些公司新研发的 DXA 仪器可以实现腹部脂肪蓄积/臀部脂肪蓄积的比值（可视为 WHR 的直接测量指标），可以区分皮下与内脏周围分布的脂肪组织并进行量化，是目前最理想的评估体脂肪量和分布的“金标准”检测方法，为临床实现肥胖个体的精准评估提供了技术支撑。但是迄今为止，人们对生命各阶段的身体成分变化规律、男女之间与种族之间的身体成分差异的认识远远不足，亟待开展相关研究。其次，在认识上述人体成分发育规律的基础上，亟待研制产生针对不同年龄人群（婴幼儿、儿童青少年、成年人、老年人）的体成分参照标准。目前，世界上仅有美国[34]（8～85 岁）和韩国[35]（20～85 岁）发布了采用 DXA 技术建立的体脂肪（FMI、FMP）的参照标准。在我国，米杰领导的多中心团队采用 DXA 技术建立了代表中国 3～18 岁汉族儿童体成分的大数据库，已经发布了中国 3～18 岁儿童骨量与骨密度评价标准，同年龄儿童体脂肪量（FMI、FMP）的参照标准正在研究中。该数据库还同时提供了腹部脂肪分布部位（皮下、内脏）的参照标准，可用于对 WC、WHtR 等简易筛检工具效度进行评估。

（二）其他体成分检测工具（如生物电阻测量法，bioelectrical impedance，简称 BIA）需要进行准确性验证

DXA 是直接测量身体成分的“金标准”技术方法，但只适于临床应用。大规模的人群流行病学调查、门诊的快速评估，以及日益兴起的体重管理需要相对简单和快速的测量技术。BIA 具有经济、便捷和无损害的优势，是目前应用最普遍的直接测量体脂肪的检测方法。目前国内外有许多医疗器械生产厂家生产出了

多种型号的BIA体成分分析仪，可以测量获得人体的脂肪、肌肉、骨量与体液的重量、分布和占体重的百分比。但在实际应用中发现，不同厂家，甚至同一厂家不同型号的BIA仪器之间的检测结果差异较大，缺乏可比性，需要按照“金标准”检测技术进行检测准确性的验证试验。

（三）需要加强对简易筛查工具（如WC、WHtR）的筛查效度研究

肥胖对机体产生的病理生理作用主要源于分布于内脏周围的脂肪组织，尽管DXA及其他人体成像技术（MRI、CT）可以很好地识别分布于皮下和内脏周围的脂肪组织，但是间接评估内脏脂肪分布的简易筛查工具（如WC、WHtR）可以更好地满足流行病学大样本人群研究，实现临床快速评估和自我管理。今后的研究需要加强对其的筛查效度进行验证，比如通过与“金标准”检测技术的对比分析来验证WC和WHtR对存在高风险的肥胖个体的筛查效度。上海贾卫平团队随访观察一组女性的WC与采用MRI测量的腹部脂肪量（皮下，内脏）与心血管代谢慢性病（T2DM，NAFLD，心血管病）发病风险的关联性，发现相对于男性而言，女性腹部脂肪主要蓄积于皮下，当WC超过80 cm的中国成年女性诊断临界点时，并没有观察到内脏脂肪量的明显增加和心血管代谢慢性疾病发病风险的上升，直到WC超过85 cm后才观察到内脏脂肪量和疾病发病风险的同步快速增加。据此，将中国成年女性腰围诊断腹型肥胖的临界点从80 cm提高至85 cm，可以明显提高腰围对高风险肥胖个体的筛查效度。另外，肥胖儿童中50%以上呈现“大肚子”表型特征，进入围绝经期（更年期）的女性与老龄人群表现为体脂肪向腹部蓄积的体型特征，WC对这些“腹型”肥胖人群的筛查效度如何？如何用简单筛查工具定义存在高风险的个体？这有待于结合“金标准”技术的实验研究加以验证。

二、研究可标记脂肪功能紊乱的分子标志物

脂肪组织不仅是体内最大的能量储存器官，而且作为内分泌器官产生多种脂肪因子，参与重要的生理和病理过程，包括食欲、血压、生殖、血管发生、胰岛素敏感性、炎症等诸多环节。肥胖是脂肪分化相关的代谢性疾病，伴随脂肪含量过多，存在胰岛素抵抗的症状。异常的脂肪分化会影响能量代谢平衡，甚至导致糖尿病的发生。脂肪组织功能紊乱是联系肥胖与心血管代谢异常的桥梁，因此，对存在高风险的肥胖个体诊断应该包括检测可标记脂肪功能紊乱的分子指标。作为体内最大的内分泌器官，脂肪细胞分泌多种细胞因子（leptin、adiponectin、RBP-4、FGF21等），这些细胞因子与其他来源的细胞因子、激素和体液因子一起，调控脂肪组织的功能。脂肪过多堆积在腹腔内的脏器周围，过多脂质沉积于肝和肌肉的细胞，引起细胞因子的分泌失调，影响多个器官系统的病理生理过

程，促进肥胖相关并发症或慢性病的发生。研究脂肪分布与脂肪组织分泌及机体器官的病理生理改变/心血管代谢慢性病之间的关系，可望发现能评估脂肪功能异常、预测健康风险、预警慢性病发病和死亡风险的生物标志物，实现对个体的精准诊断。

三、肥胖的人群筛查和个体的精准评估的标准

无论是人群筛查还是个体诊断，都应该达到两个目的——评估身体总脂肪量、评估脂肪组织的蓄积部位，后者主要指内脏脂肪的堆积情况。我们需要简单的工具和策略，即可靠、易操作、成本低、安全、受试者依从性好。运用简单的工具定义存在高风险的超重和肥胖，有助于制订适合的预防和治疗目标。

（一）人群筛查

BMI 虽然是体重指标，但可以间接评估身体脂肪总量，对于体重明显超标的个体，其筛查效度较高。WC/WHtR 通过测量腰围，反映腹部脂肪的堆积情况，但 WC 无法区分皮下脂肪与内脏脂肪。同样，在 WC 超标的情况下，男性和老龄人有更多的内脏脂肪。WHtR 考虑了身高因素，比 WC 更实用，WHtR≥0.5 时判定的腹型肥胖具有很好的特异性。徐春晓等学者指出，WHtR 是我国儿童青少年腹型肥胖评价的理想指标。

联合应用 BMI 与 WC/WHtR，可以将所筛查的人群划分为四类：正常（BMI 与 WC/WHtR 均正常）、外周型肥胖（仅 BMI 超标）、腹型肥胖（仅 WC/WHtR 超标）、复合型肥胖（BMI 与 WC/WHtR 均超标），四类人群的健康风险顺次增高。联合应用 BMI 与 WC/WHtR 能够降低肥胖的漏诊率，尤见于老年人群。

（二）特殊人群肥胖的专门诊断标准

我国特殊人群肥胖的专门诊断标准亟待建立和完善。目前中国没有针对 60 岁以上老年人的 BMI 与腹部肥胖的专门标准，目前使用成年人的标准，但老年人与一般成年人不同。我国也缺乏针对一些特殊儿童青少年人群的研究，例如怎样定义 2 岁以下儿童和低年龄的双生子的超重和肥胖。这方面的研究非常有限。

（三）体成分和体脂肪随年龄变化规律

尽管目前的研究已经清晰阐述了人类从出生至老年的 BMI 变化规律，但组成 BMI 的体成分（脂肪与非脂肪）的变化规律及与 BMI 之间的关系尚不清楚。鉴于脂肪-骨骼-肌肉在肥胖发生与多种代谢异常机制环节中的对话和相互作用，有必要开展研究，揭示人体成分的发育规律及年龄、性别特点。

（四）肥胖的筛查和诊断标准对肥胖预防和治疗的影响

今后需要研究更精准的肥胖筛查和诊断指标与标准，实现更准确地预测肥胖相关的健康风险、疾病负担、治疗成本和效益分析，为制订群体干预策略和个体治疗方案提供循证依据。

（五）个体精准诊断

个体精准诊断包括三个检测评估步骤：体脂肪量、脂肪分布、脂肪功能。需要使用直接测量脂肪的工具。目前仅有 DXA 可以一次性测量的同时获得体脂肪总量和各部位的分布情况，包括区分皮下脂肪和内脏脂肪；同时可以检测骨矿量和骨骼肌含量，是最理想的人体成分检测工具。BIA 虽然不是检测脂肪含量的“金标准”技术，但目前已经广泛应用于临床工作和流行病学调查中，使用场所广，包括体检中心、健身场所、美容院和家庭。BIA 用于个体监测可以很好地反映体成分的变化，当用于流行病学调查或临床研究时，需要以 DXA 检测结果进行验证。当前，BIA 仪器尚无法检测内脏脂肪堆积情况。

脂肪功能评估可以检测已经确定促进胰岛素抵抗、糖尿病、动脉粥样硬化发生有关的细胞因子、炎性因子和体液因子。脂肪功能异常状态的持续时间越长，心血管代谢性疾病［如糖尿病、高血压、非酒精性脂肪肝病（nonalcoholic fatty liver disease，NAFLD）、心血管病等］的发病风险越高，提示需要立即开始严格的临床干预或治疗。

另外，2015 年 1 月 20 日，时任美国总统奥巴马在国情咨文中提出“Precision Medicine Initiative（精准医学计划）”，标志着“精准医学”时代的到来。美国对“精准医学”的定义归纳为：精准医学是建立在充分了解个体化基因组信息、环境和生活方式的基础之上，利用现代化的医学手段为患者制订个性化的预防和治疗方案。2015 年 2 月，习近平主席批示科技部与国家卫生和计划生育委员会（现称国家卫生健康委员会）成立中国精准医学战略专家组，并召开会议决定：截至 2030 年，中国对精准医疗将投入人民币 600 亿元。目前，国内关于精准医学的定义尚未统一，首届清华大学精准医学论坛（2015）将“精准医学”定义为：精准医学是集合现代科技手段与传统医学方法，科学认知人体功能和疾病本质，以最有效、最安全、最经济的医疗服务获取个体和社会健康效益最大化的新型医学范畴。2016 年，我国有学者发文讨论精准肥胖外科概念。

四、肥胖对健康的长期影响

目前的研究缺乏针对肥胖筛查策略对降低体重或肥胖程度的长期持续性作用，以及对健康结局作用的评估。未来的研究需要决定关于体重减少的干预项目是否将导致长期的体重减少并且改善健康结果。建立全国性的、基于肥胖的长期健康后果研究大数据，应根据对肥胖相关性疾病，如空腹高血糖和脂肪异常等心血管疾病危险因素罹患风险的评估基础上获得。对肥胖程度及相关健康风险的综合性了解和精确诊断非常重要，它将有助于识别肥胖相关疾病，例如心血管疾病或糖尿病等常见的病理生理学特点，有助于激励人们采取合适的干预手段，以降低心血管疾病和糖尿病的发生风险。我们关于儿童青少年时期超重和肥胖对他们今后长期的健康与心理状况影响的了解非常有限，亟待开展相关的长期随访研究。

（米杰　王友发　王亮　何更生　孙明晓　赵文华）

参考文献

[1] Wang Y, Beydoun MA, Liang L, et al. Will all Americans become overweight or obese? Estimating the progression and cost of the US obesity epidemic. Obesity, 2008, 16: 2323-2330.

[2] Kelly T, Yang W, Chen CS, et al. Global burden of obesity in 2005 and projections to 2030. Int J Obes, 2008, 32 (9): 1431-1437.

[3] Doak CM, Wijnhoven TM, Schokker DF, et al. Age standardization in mapping adult overweight and obesity trends in the WHO European Region. Obes Rev, 2012, 13 (2): 174-191.

[4] 葛可佑. 90年代中国人群的膳食与营养状况（1992年全国营养调查）第一卷. 北京：人民卫生出版社，1996.

[5] 王陇德. 中国居民营养与健康状况调查报告之一2002综合报告. 北京：人民卫生出版社，2005：50-51.

[6] 李晓燕，姜勇，胡楠，等. 2010年我国成人超重及肥胖的流行特征. 中华预防医学杂志，2012，46（8）：683-685.

[7] Jia W. Obesity in China: its characteristics, diagnostic criteria, and implications. Front Med, 2015, 9 (2): 129-133.

[8] Hou X, Liu Y, Lu H, et al. Ten-year changes in the prevalence of overweight, obesity and central obesity among the Chinese adults in urban Shanghai, 1998—2007—comparison of two cross-sectional surveys. BMC Public Health, 2013, 13 (1): 1064.

[9] Hou X, Lu J, Weng J, et al. Impact of waist circumference and body mass index on risk of cardiometabolic disorder and cardiovascular disease in Chinese adults: a national diabetes and metabolic disorders survey. PLoS One, 2013, 8 (3): e57319.

[10] Arnold TJ, Schweitzer A, Hoffman HJ, et al. Neck and waist circumference biomarkers of cardiovascular risk in a cohort of predominantly African-American college students: A preliminary study. J Acad Nutr Diet, 2014, 114 (1): 107-116.

[11] Dong X, Liu Y, Yang J, et al. Efficiency of anthropometric indicators of obesity for

identifying cardiovascular risk factors in a Chinese population. Postgrad Med J, 2011, 87: 251-256.

[12] Liang Y, Hou D, Zhao X, et al. Childhood obesity affects adult metabolic syndrome and diabetes. Endocrine, 2015, 50 (1): 87-92.

[13] Xu F, Wang YF, Lu L, et al. Comparison of anthropometric indices of obesity in predicting subsequent risk of hyperglycemia among Chinese men and women in mainland China. Asia Pac J Clin Nutr, 2010, 19: 586-593.

[14] Zhou BF. Cooperative Meta-analysis Group of Working Group on Obesity in China. Predictive values of body mass index and waist circumference for risk factors of certain related diseases in Chinese adults: study on optimal cut-off points of body mass index and waist circumference in Chinese adults. Biomed Environ Sci, 2002, 15 (1): 83-96.

[15] 中国超重/肥胖医学营养治疗专家共识编写委员会. 中国超重/肥胖医学营养治疗专家共识(2016年版). 中华糖尿病杂志, 2016, 8 (9): 525-540.

[16] 中华医学会内分泌学分会肥胖学组. 中国成人肥胖症防治专家共识. 中华内分泌代谢杂志, 2011, 27 (9): 711-717.

[17] 中国肥胖问题工作组. 中国学龄儿童青少年超重、肥胖筛查体重指数值分类标准. 中华流行病学杂志, 2004, 25 (2): 97-102.

[18] Bao Y, Lu J, Wang C, et al. Optimal waist circumference cutoffs for abdominal obesity in Chinese. Atherosclerosis, 2008, 201 (2): 378-384.

[19] U. S. Preventive Services Task Force. Screening for and management of obesity in adults. Ann Intern Med, 2012, 157 (5): 373-378.

[20] U. S. Preventive Services Task Force. Screening for Obesity in Children and Adolescents: US Preventive Services Task Force Recommendation Statement. Pediatrics, 2010, (125): 361-367.

[21] WHO. Physical status: the use and interpretation of anthropometry. Report of a WHO Expert Committee. WHO Technical Report Series 854. Geneva: World Health Organization, 1995.

[22] WHO. Obesity: preventing and managing the global epidemic. Report of a WHO Consultation. WHO Technical Report Series 894. Geneva: World Health Organization, 2000.

[23] WHO expert consultation. Appropriate body-mass index for Asian populations and its implications for policy and intervention strategies. The Lancet, 2004, 157-163.

[24] Garvey WT, Mechanick JI, Brett EM, et al. American Association of Clinical Endocrinologists and American College of Endocrinology Clinical Practice Guidelines for Comprehensive Medical Care of Patients with Obesity. Endocr Pract, 2016, 22 (Suppl 3): 1-203.

[25] 李辉, 季成叶, 宗心南, 等. 中国0～18岁儿童、青少年体块指数的生长曲线. 中华儿科杂志, 2009, 47 (7): 493-498.

[26] Alberti KG, Zimmet P, Shaw J. Metabolic syndrome-a new worldwide definition. A Consensus Statement from the International Diabetes Federation. Diabet Med, 2006, 23 (5): 469-480.

[27] Ma G, Ji C, Ma J, et al. Waist circumference reference values for screening cardiovascular risk factors in Chinese children and adolescents. Biomedical and Environmental Sciences, 2010, 23 (1): 21-31.

[28] 孟玲慧，米杰，程红，等. 北京市3～18岁人群腰围和腰围身高比分布特征及其适宜界值的研究. 中国循证儿科杂志. 2007, 2 (4): 245-252.

[29] Sung RY, So HK, Choi KC, et al. Waist circumference and waist-to-height ratio of Hong Kong Chinese children. BMC Public Health, 2008, 8 (1): 324.

[30] Cole TJ, Bellizzl MC, Flegal KM, et al. Establishing a standard definition for child overweight and obesity worldwide: international survey. BMJ, 2000, 320 (7244): 1240-1243.

[31] Ogden CL, Kuczmarski RJ, Flegal KM, et al. Centers for Disease Control and Prevention 2000 growth charts for the United States: improvements to the 1977 National Center for Health Statistics version. Pediatrics, 2002, 109: 45.

[32] Fernández JR, Redden DT, Pietrobelli A, et al. Waist circumference percentiles in nationally representative samples of African-American, European-American, and Mexican-American children and adolescents. J pediatr, 2004, 145 (4): 439-444.

[33] McCarthy HD, Cole TJ, Fry T, et al. Body fat reference curves for children. Int J Obes (Lond), 2006, 30 (4): 598-602.

[34] Kelly TL, Wilson KE, Heymsfield SB. Dual energy X-Ray absorptiometry body composition reference values from NHANES. PLoS One, 2009, 4 (9): e7038.

[35] Han JH, Park HS, Kim SM, et al. Visceral adipose tissue as a predictor for metabolic risk factors in the Korean population. Diabet Med, 2008, 25 (1): 106-110.

第四章　肥胖的预防和全生命周期控制

章节综述

世界卫生组织关于个体肥胖提出，“肥胖往往是由于个体摄入的热量与消耗的热量不平衡造成的结果。当高热量食品摄入量增加，而身体活动又没有相应增加，就会导致人体能量代谢失衡，从而引起体重增加。”同时，肥胖又是一种可防、可控、可治疗的慢性非传染性疾病，所以预防控制对降低世界范围内超重和肥胖发病率具有重要意义。

本章概述了能量平衡的基本原理和概念，介绍了能量摄入和消耗的评价方法，以及预防肥胖的运动干预和支持性环境。阐述在人类整个生命周期（从怀孕前、孕期、产后到出生、婴幼儿、儿童青少年、成年，直至老年）中不同生命阶段的肥胖预防控制策略，并且结合各自的生命特点和影响因素制订具有阶段性特点的饮食和运动干预措施，同时表述了我国制订超重和肥胖预防和干预措施的科学依据。

孕期、出生、婴儿期和学龄前阶段是生命周期中四个容易发生肥胖的窗口期。把怀孕前的母亲作为生命周期的“起点”，按照时间顺序分别阐述控制孕前和孕期母亲肥胖对预防胎儿、新生儿体重过高的意义；母乳喂养对产妇和婴儿体重控制的积极作用；预防肥胖的措施可以避免肥胖向儿童甚至成年人延续。学龄儿童需要在保证身体、智力正常生长发育的基础上，开展超重/肥胖的预防控制；成年是生命周期中最长的一段时期，也是肥胖相关疾病发生的关键时期，肥胖的预防和控制可以减少或推迟肥胖相关疾病的发生或发展，从而提高社会生产力，减轻疾病造成的经济负担；“减肥不减重”是老年时期体重控制的重要方针，维持老年人适当的体重，减缓肌肉衰减，维持骨骼健康是保障老年时期生活质量的重要因素。

个体体重的变化受遗传、环境、行为及社会经济文化等多种因素影响，研究表明，这些因素必须通过一个或多个能量平衡环来实现对体重的共同作用。能量物质在体内受到多通道、多信号的调节系统和控制，以完成能量物质的代谢、运输和储藏的平衡。如果机体摄取的能量超过消耗的能量，体重就会增加；反之摄入的能量低于消耗的能量，体重会减轻。所以保持能量平衡是预防和控制肥胖发生、发展的根本途径。

《“健康中国2030”规划纲要》[1]以人群健康为出发点，提出加强预防干预包括肥胖在内的慢性病。本章从膳食和运动的角度，详细描述不同人群的预防和管理计划，及科学共识；阐述了采取多部门和多学科联合预防肥胖措施能够遏制全球肥胖流行的依据。为肥胖的预防、干预，以及效果的评价提供简单，有效、量化的客观指标。

第一节　超重和肥胖的预防原则

“肥胖的流行将抵消对延长寿命有贡献的许多健康益处”（世界卫生组织）。世界各国关于超重和肥胖一致的预防策略为，要以多阶段、多层次的形式进行超重和肥胖的预防和干预，综合不同学科、不同部门的力量共同承担控制超重/肥胖的责任。目前，世界卫生组织调动有关各方发挥关键作用，以创造健康的环境，并向人们提供负担得起、且容易获得的健康饮食选择。中国营养学会考虑到中华民族饮食习惯，以及不同地区食物可及性等多方面因素，参考其他国家关于膳食指南的科学依据和研究成果，提出符合我国居民营养健康状况和基本需求的膳食指导建议。应以能量平衡为基本，体现“吃动平衡”的原则。

一、预防原则

1. 必须坚持预防为主，从儿童、青少年开始，从预防超重入手，并须终身坚持。

2. 采取综合措施预防和控制肥胖症，积极改变人们的生活方式，包括改变膳食方式、增加体力活动、矫正引起过度进食或活动不足的行为和习惯。

3. 鼓励摄入低能量、低脂肪食物，适量蛋白质和碳水化合物，及富含微量元素和维生素的膳食。

4. 控制膳食与增加运动相结合，以克服因单纯减少膳食能量所产生的不利影响。二者相结合可使基础代谢率不致因摄入能量过低而下降，从而达到更好的控制效果。积极运动可防止体重反弹，还可改善心肺功能，产生更多、更全面的健康效益。

5. 应长期坚持体重控制计划，速度不宜过快，不可急于求成。

6. 必须同时防治与肥胖相关的疾病，将控制肥胖作为防治肥胖相关疾病的重要环节。

7. 树立健康体重的概念，防止落入不正确的减肥误区。

二、预防策略与措施

肥胖是危害人类健康的一个重要公共卫生问题。要从公共卫生的角度考虑，针对不同的目标人群采取不同的预防和控制措施。

预防和控制肥胖的策略应该是做好宣传教育和健康促进，要从儿童抓起，尤其是加强对学生的健康教育。社区综合预防控制措施应包括：鼓励人们改变生活方式，早期发现有肥胖趋势的个体，对个别高危个体进行具体指导。干预措施可分为一般人群的普遍性干预、高危人群的选择性干预和对肥胖及其相关疾病的针对性干预三个层次。

（一）一般人群的普遍性干预

首先是群体预防，把监测和控制超重与预防肥胖程度加重作为预防肥胖的重要措施之一，定期监测人群的体重变化，了解其变化趋势，做到心中有数。积极做好宣传教育，使人们更加注意膳食平衡，防止能量摄入超过能量消耗。膳食中蛋白质、脂肪和碳水化合物摄入的比例要合理，增加蔬菜和水果在食物中的比例。在工作和休闲时间，有意识地多进行中、低强度的体力活动。广为传播健康的生活方式，戒烟、限酒和限盐。经常注意自己的体重，预防体重增长过多、过快。成年后总的体重增长最好控制在 5 kg 以内，超过 10 kg 则相关疾病危险将增加。要提醒有肥胖倾向的个体（特别是腰围超标者），定期检查与肥胖有关疾病危险的指标，尽早发现高血压、血脂异常、冠心病和糖尿病等隐患，并及时治疗。

（二）高危人群的选择性干预

具有肥胖高危因素的个体和人群为肥胖高危人群，重点预防其肥胖程度进一步加重，预防出现与肥胖相关的并发症。高危因素指存在肥胖家族史、有肥胖相关性疾病、膳食不平衡、体力活动少等。对高危个体和人群来说，预防控制超重和肥胖的目标是丰富和增加该群体的知识和技能，以减少或消除发生并发症的危险因素。其措施包括：改变高危人群的知识、观念、态度和行为；应让他（她）们了解，在大多数情况下，不良环境或生活方式因素对肥胖症的发生具有促进作用，而改变膳食方式、加强身体活动对预防肥胖是有效的。可以通过对学校、社团、工作场所人群的筛查发现高危个体。要强调高危个体的体重监测和对肥胖症患者进行体重管理的重要性和必要性。

（三）对肥胖及其相关疾病的针对性干预

对已有超重和肥胖的个体，预防的主要目标是控制体重增长或降低体重，对潜在的和已出现的肥胖相关疾病起到管理作用，可以通过自我监测体重、制订减轻体重目标。通过健康教育提高肥胖者对肥胖可能加重疾病危险性的认识水平，并努力提高肥胖者控制体重的信心。要使已经超重或肥胖者意识到，期望短期恢复到所谓的“理想体重”往往不太现实，但是即使在一年之内比原有体重减少5%～10%也会对健康有极大好处。要使干预个体了解到，在短期内过度限食可能见到一些暂时效果，但如果不长期坚持减少膳食中的热量，也不积极参加体力活动，则很难保证体重保持在已降低的水平。个别人的体重甚至会进一步增长，甚至超过减重前的原始水平。减肥反复失败会使肥胖者失去信心，可组织“胖友座谈会”交流减肥或控制体重的经验，举办讲座，讲解肥胖可能带来的危害及预防方法；争取家属配合，创造减肥氛围；在医疗单位的配合下，监测有关的危险因素；引导重点对象做好膳食、体力活动及体重变化等自我监测记录和体重控制的综合干预工作，并定期随访。

（四）营造良好的社会环境

肥胖的防治只有个人的积极性往往是不够的，只有得到家庭、社区等社会环境的大力支持，个人的努力才能收到事半功倍的效果。政府应为控制人群体重超重创造良好的支持环境，如：

1. 制订防治肥胖的规划和对策。

2. 将预防和控制肥胖的措施纳入宏观的公共卫生项目。

3. 鼓励生产能量密度低而富含营养的食品，宣传正确的营养知识。

4. 引导群众进行体育锻炼，在学校、机关、社区和团体中创造进行身体活动的环境、机会和氛围，尽可能增加活动场地和器械，有计划地或不定期地组织活动；要求在建筑、居住小区、学校、公园、购物中心的设计中考虑让公众有进行身体活动的机会和条件。

5. 规定在住宅设计中优化楼道照明条件和环境，以利于居民适当放弃乘电梯而步行上下楼。

6. 普及有关肥胖会损害健康的知识等。

这些措施都需要得到政府的政策支持。

三、能量代谢、膳食因素与肥胖

人体依靠能量来维持机体生命过程和身体的活动。这种能量交换始终遵循着热力学第一定律：“能量既不能创造，也不能被消灭，只能从一种形式转换为另一种形式。”也就是说，人类摄取的能量，除了满足机体的各种消耗，多余的部分被储存在体内。脂肪组织是人体中储存能量的主要形式。脂肪的存储和利用取决于人体生命过程中能量摄入和消耗的平衡状态，当能量摄入量大于消耗量时，储存的脂肪组织增加；反之，储存的脂肪组织减少。所以无论是由于能量摄入量增加，还是能量消耗量减少造成的能量过剩，其长期结果都会造成体内脂肪组织的增加。

人体中的脂肪组织是机体肥胖的物质基础。脂肪在体内的过度堆积，引起体重增加和形体改变，当达到一定程度时即造成肥胖。科学界普遍认为，肥胖是机体能量代谢不平衡的结果。

（一）能量摄入

能量摄入是指从食物和饮料中摄取能量。能量的单位是千卡（kcal）或千焦耳（kJ），1 kcal＝4.184 kJ。食物和饮料往往是由多种营养素组成，其中能够提供能量的营养素被称为产能营养素，包括碳水化合物（4 kcal/g）、脂肪（9 kcal/g）、蛋白质（4 kcal/g），以及膳食纤维（1.5 kcal/g）。可以看出，在这些产能营养素中脂肪的能量最高，蛋白质和碳水化合物的能量相同，与此相比，膳食纤维提供的能量最低。由于食物中含有这些产能营养素的量和比例不同，所以每种食物含有的能量也各不相同，常见食物中的能量含量见表 4-1。

表 4-1　常见食物中的能量含量（每 100 克可食部）

食物	能量含量		食物	能量含量	
	kcal	kJ		kcal	kJ
猪油（炼）	897	3753	带鱼	127	531
花生油	899	3761	草鱼	113	473
色拉油	898	3757	鲫鱼	108	452
猪肉（肥瘦）	395	1653	鲢鱼	104	435
鸡（平均）	167	699	鸡蛋（平均）	144	602
肉鸡（肥）	389	1628	鸭蛋	180	753
鸭肉（平均）	240	1004	巧克力	589	2463
羊肉（肥瘦）	203	849	奶糖	407	1705
牛肉（肥瘦）	125	523	绵白糖	396	1657
小麦	339	1416	马铃薯片（油炸）	615	2575
稻米（平均）	347	1452	方便面	473	1979
面条（平均）	286	1195	曲奇饼干	546	2286
馒头（平均）	229	934	土豆	77	323
全脂牛乳粉	478	2000	豆角	34	144
牛乳（平均）	54	226	大白菜	18	76
酸奶（平均）	72	301	香蕉	93	389
黄豆	390	1631	苹果	54	227
豆腐（平均）	82	342	葡萄	44	185

（二）能量消耗

人体的能量消耗主要用于满足基础代谢、身体活动和食物特殊动力作用三方面需要，对于孕妇还应包括胎儿的生长发育及母体的自身增长的需要，对于乳母要包括合成和分泌乳汁的需要，对于婴幼儿和儿童青少年还应满足身体生长发育的需要。

1. 基础代谢及其影响因素

基础代谢是维持人体最基本生命活动所必需的能量消耗，是人体能量消耗的主要组成部分，占人体总能量消耗的60%～70%。基础代谢率（basal metabolic rate，BMR）是人体能量消耗的主要指标，也是人体所固有的生理特性，在一段时期内相对稳定。世界卫生组织/联合国粮农组织（WHO/FAO）对基础代谢率的定义是：经过10～12小时空腹和良好的睡眠、清醒仰卧、恒温条件下（22～26℃），无任何身体活动和紧张的思维活动，全身肌肉放松时，单位时间内所消耗的能量，此时能量消耗仅用于维持体温、心脏搏动、呼吸、各器官组织和细胞功能等最基本的生命活动状态。基础代谢消耗的能量取决于人体的生理状况、年龄、性别、体型和身体成分、遗传等多种因素。

不同年龄和性别之间存在明显的生理差异，基础代谢的差异也十分明显。一般表现为女性的基础代谢率略低于男性。婴儿时期，因为身体组织生长旺盛，基础代谢率最高，以后随着年龄的增长而逐渐降低（见图4-1）。

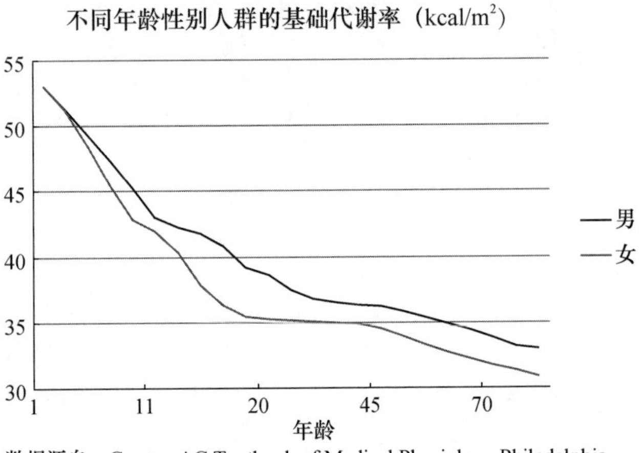

数据源自：Guyton AC.Textbook of Medical Physiology.Philadelphia W. B. Saunders Co,Lodon,1981：883.

图4-1　不同年龄基础代谢率变化趋势

体重和人体成分的组成对基础代谢率有着直接的影响。人体的能量消耗主要用于器官、腺体和肌肉，所以基础代谢率与体重之间存在一定的数量关系。20

世纪 90 年代以后，世界各国多采用 FAO/WHO 建议的按体重计算 BMR 公式（见表 4-2）。

表 4-2　FAO/WHO 建议不同年龄性别基础代谢率的计算公式

年龄（岁）	男		女	
	Kcal/d	MJ/d	Kcal/d	MJ/d
0～	60.9m～54	0.2550m～0.226	61.0m～51	0.2550m～0.214
3～	22.7m+495	0.0949m+2.07	22.5m+499	0.9410m+2.09
10～	17.5m+651	0.0732m+2.72	12.2m+746	0.0510m+3.12
18～	15.3m+679	0.0640m+2.84	14.7m+496	0.0615m+2.08
30～	11.6m+879	0.0485m+3.67	8.7m+820	0.0364m+3.47

注：m=体重（kg）

环境温度、气候和人体的体表面积是影响人体基础代谢的重要因素。环境温度对基础代谢有明显影响，在舒适环境（20～25℃）中，人体代谢率最低；在低温和高温环境中，代谢率都会升高。环境温度过低可能引起不同程度的颤抖而导致代谢升高；当环境温度较高，因为散热而需要出汗，呼吸及心率加快，因而影响代谢率也随之升高。人体的体表面积一方面与体重和体型有关，另一方面与人体的散热有着直接的关系。

内分泌系统中许多激素对细胞的代谢起调节作用，当这些腺体分泌异常时，可影响基础代谢率。例如甲状腺素可以增强细胞生化反应的速率。因此，甲状腺分泌的甲状腺素增多即可引起基础代谢率的升高。测定患者的基础代谢率是临床上诊断甲状腺功能亢进的重要指征之一。甲状腺功能亢进患者，基础代谢率可比正常平均值增加 40%～80%；甲状腺功能减退者，可比正常值低 40%～50%。

人体处于某些特殊的紧急状态时，如发热、创伤、心理应激等均可使基础代谢率升高，从而满足机体应对应激状态的能力。

其他因素，如睡眠、情绪、某些药物等都可以改变人体的基础代谢率。

2. *身体活动*（physical activity，PA）

除基础代谢外，身体活动消耗的能量是人体总能量消耗的重要部分，占总能量消耗的 15%～30%。身体活动的能量消耗是指由于骨骼肌收缩所消耗的能量，它的多少取决于身体活动的种类、强度、持续时间和频率。身体活动的种类在日常生活中则表现为职业、交通、休闲和家务等行为方式。身体活动的强弱可以有两种表达方式，一种是身体活动水平（physical activity level，PAL），另一种是代谢当量（metabolic equivalent of energy，METs）。

不同种类的身体活动所消耗的能量不同，而且身体活动的能量消耗同样受到基础代谢中诸多个体因素的影响，所以为了消除个体因素的影响，便于比较不同个体的能量消耗水平，通常是以基础代谢率的倍数表示身体活动强度，反映人体总的能量消耗状态。

$$身体活动水平（PAL）=\frac{总能量消耗（TEE）}{基础能量消耗（BEE）}$$

通过身体活动水平的高低（PAL 值的大小）可以将身体活动的强度分为三个级别，即轻度身体活动、中度身体活动和重度身体活动。由于身体活动所消耗的能量在不同年龄之间有显著的差别，我国不同年龄人群身体活动水平分级见表 4-3。

表 4-3 不同年龄人群身体活动水平分级表

年龄（岁）	身体活动水平 PAL 值		
	轻（Ⅰ）	中（Ⅱ）	重（Ⅲ）
18～79	1.50	1.75	2.00
80～	1.45	1.70	—

代谢当量是以安静且坐位时的能量消耗为基础，表达各种活动时相对能量消耗水平的常用指标，它反映某种活动的能量消耗强弱。1MET 是指单位公斤体重，从事 1 分钟的活动，消耗 3.5 ml 的氧，其活动强度称为 1 MET（1MET＝3.5 ml O_2/kg/min＝0.0167 kcal/kg/min）。

$$MET=\frac{单位时间活动能量消耗}{静息代谢率}$$

例如人在静坐时 MET 约为 1.0，速度为 9.6 km/h 的跑步 MET 约为 10.0 等。

与身体活动能量消耗的分级相对的代谢当量为：低强度：≤3 METs；中等强度：3～6 METs；高强度：≥6 METs。人体的各种日常活动，不论是工作还是业余时间的活动，由于运动的方式有所差别，所以各种活动所消耗的能量也不尽相同。日常活动的代谢当量见表 4-4。

表 4-4 常见日常活动的 METs 值

活动内容	METs 值
步行（1.5～6.7 km/h）	2.0～6.7
下楼	5.2
上楼	9.0
骑车（慢速）	3.5
骑车（中速）	5.7
写作（坐位）	1.7
弹钢琴	2.0
打牌	1.5～2.0
驾驶汽车	2.0～2.8

续表

活动内容	METs 值
交际舞（慢）	2.9
交际舞（快）	5.5
有氧跳舞	6.0
园艺	5.6
做饭	3.0
扫地	4.5
拖地	7.7
淋浴	3.5

3. 食物特殊动力作用（specific dynamic action，SDA）

食物特殊动力作用，即人体的代谢因进食而稍有增加。是食物在消化、吸收、合成、代谢转化过程中所消耗的能量。食物特殊动力作用与进食的总热量无关，而与食物的种类有关，总额为基础代谢的 10%。进食糖和脂肪对代谢的影响较小，大约只是基础代谢的 4%，持续时间亦只有 1 小时左右。但进食蛋白质对代谢的影响则较大，可达基础代谢的 20%～30%。持续时间也较长，有的可达 10～12 小时。

（三）能量需要量（estimated energy requirement，EER）

能量需要量是人体能量代谢中的重要参数。特别是对于超重和肥胖人群，通过了解个体或群体的能量摄入量与需要量的差距，对于判定膳食摄入能量的水平和制订适宜的能量摄入目标具有重要意义。EER 是指能长期保持良好的健康状况、体型、机体构成和活动水平的个体达到能量平衡，并能满足从事生产劳动和社会活动所需要的能量摄入量。国际膳食能量顾问委员会（International Dietary Energy Consulative Group，IDECG）通过分析大量的人体能量需要量的资料，并系统分析了不同水平膳食能量摄入对人体健康的影响。建议采用群体平均需要量（estimated average requirement，EAR）作为能量推荐摄入量（recommended nutrient intake，RNI）。我国根据此原理制订了不同人群的膳食能量推荐摄入量，并充分考虑年龄、性别和身体活动水平对需要量的影响。《中国居民膳食营养素参考摄入量（2013 版）》[2] 推荐，我国成年人，在轻、中、重三种不同的体力活动水平的平均能量需要量见表 4-5。

【注：平均需要量（EAR）是指某一特定性别、年龄及生理状况群体中个体对某营养素需要量的平均值。

推荐摄入量（RNI）是指可以满足某一特定性别、年龄及生理状况人群中绝大多数（97%～98%）需要量的某种营养素摄入水平。】

表 4-5 中国居民膳食能量需要量（EER，kcal/d）

年龄	男			女		
	轻	中	重	轻	中	重
18～	2250	2600	3000	1800	2100	2400
50～	2100	2450	2800	1750	2050	2350
65～	2050	2350	—	1700	1950	—
80～	1900	2200	—	1500	1750	—

当使用人体能量推荐量制订超重和肥胖人群膳食计划时，首先要明确能量的摄入目标。由于能量的推荐摄入量等于平均需要量，但是个体的实际需要量又无法准确测量，一般采用测量个体全天总能量消耗量估计能量需要量（EER）作为的 RNI 的参考值。当膳食计划提供的营养素仅达到 RNI 时，随机个体摄入不足或超量的概率各占 50%，但是发生这种误差的概率超过我们的接受范围。所以在执行膳食计划的同时，要强调监测体重的变化，根据体重的情况适当调整能量目标，使个体处于能量平衡状态。

多数情况下，制订个体膳食计划需要依靠详细的食物营养素成分资料，将营养素目标转化为相应的食物种类和重量。根据个体需要量的特殊性再进行适当调整。《中国居民膳食指南 2016》[3] 中按照不同能量摄入水平，提供了各类食物的推荐量（见表 4-6）。表中建议的摄入量适用于一般健康成人，是在一段时间内所摄入各类食物的平均值。

表 4-6 不同能量需要水平下建议的食物摄入量（g/d）

食物	能量摄入水平（kcal/d）						
	1600	1800	2000	2200	2400	2600	2800
谷类	225	250	300	300	350	400	450
大豆类	30	30	40	40	40	50	50
蔬菜	300	300	350	400	450	500	500
水果	200	200	300	300	400	400	500
肉类	50	50	50	75	75	75	75
奶类	300	300	300	300	300	300	300
蛋类	25	25	25	50	50	50	50
水产品	50	50	75	75	75	100	100
烹调油	20	25	25	25	30	30	30
食盐	6	6	6	6	6	6	6

来源：见参考文献［3］

（四）膳食因素与肥胖[3-4]

随着经济和社会的进步、食品加工业的发展以及物流业的迅速崛起，我国城乡居民的膳食结构发生了明显的变化。近 30 年间，谷物在膳食中占的比例下降了近 30%，猪肉和食用油消费量明显增加，而水果、乳品和大豆的摄入量却持续偏低。与此同时，以超重和肥胖为代表的慢性疾病患病率呈不断上升趋势，膳食模式与疾病的变化受到人们的高度重视。

《中国居民膳食指南 2016》为个体或群体预防超重、肥胖的发生和发展提供了有效的指导原则。从全社会角度出发，以“平衡膳食”为宗旨，贯彻“吃动平衡”的预防策略，营造社区-家庭-个人重视营养，保持健康体重的社会氛围，是预防超重和肥胖的根本途径。

在超重和肥胖的干预过程中，利用平衡膳食的模式，控制每天的膳食能量摄入是一种行之有效的方法。按照每天的能量需要量设计平衡膳食，逐步达到膳食中的脂肪供能比保持在 20%～30%；适当提高蛋白质的供能比至 15%～20%；控制碳水化合物的摄入水平，供能比在 40%～50%，保证膳食纤维的摄入量，严格限制单糖、含糖饮料的摄入。自我管理一日三餐；了解并实践“多吃”的食物；了解并控制“少吃”的食物；不断评价个人膳食和生活方式。

在平衡膳食的指导下，通过调整饮食中食物的种类和数量；在保证机体摄入必需的维生素、矿物质等微量营养素的基础上；根据超重和肥胖的发病机制，以及病理生理改变，合理地维持较低的能量摄入状态，控制体重的增长，减少体内脂肪堆积，并且尽可能地长时间维持干预效果。超重和肥胖的干预不仅要改善体重，减少体内脂肪，更重要的是提高机体对胰岛素的敏感性，缓解血脂异常，降低血胆固醇含量，降低动脉粥样硬化的风险。

1. 全谷物

根据系统评价和横断面流行病学研究结果显示，全谷物有助于维持正常体重，减少体重增长。2007 年，Harland 等对 15 项以欧美成人为主的队列研究和横断面研究（119 829 例）进行了 Meta 分析，发现全谷物摄入量≥48 g/d 的人群比摄入量<8 g/d 的人群，BMI 降低 0.63 kg/m^2（95% CI：0.46～0.80），腰围减少 2.7 cm（95% CI：0.2～5.2）；腰臀比降低 0.023（95% CI：0.016～0.030），另外，最新的研究进一步证实，体重与膳食纤维摄入增加、总脂肪和饱和脂肪摄入下降有关。对 13 岁以上青少年和成人而言，精制谷物或不吃全谷物可引起皮下脂肪和内脏脂肪增长，增加全谷物的摄入对控制体重增长，对保持青春期正常体重有一定益处。当校正了能量等影响因子后，全谷物对体重调节的独立效应未被确定。

目前，我国居民以食用精白米和精白面为主，由于过度碾磨加工，大部分营养素流失，长期食用精制谷物对健康不利。当前，居民对全谷物的消费量较低。

根据2002年中国居民营养与健康状况调查发现，我国居民全谷物的消费每周平均食用频次为1.6次，城市低于农村。此外，1989—2006年，中国九省（自治区）居民谷类食物消费状况调查显示，全谷类食物的消费率下降，2006年仅为23.1%；成年居民1989年摄入量为54.1 g/d，2006年时摄入量只有14.1 g/d，17年间下降幅度高达73.9%。以上资料显示，我国居民在膳食变迁的关键时期，全谷物消费明显下降。由于全谷物消费下降，造成维生素、矿物质、膳食纤维及植物化学物的摄入不足或缺乏，可能会增加慢性非传染性疾病的发病风险。

2. 薯类

关于薯类与肥胖的关系，研究文献包括薯类、油炸薯片和薯条等不同内容。油炸薯片和薯条是通过油炸方式制作而成，油脂含量较高，与普通薯类食物存在较大的差异，对肥胖的影响较大，本部分将其分为薯类与肥胖关系研究、油炸薯片和薯条与肥胖关系研究两部分进行分析。

美国对18例高血压患者进行的薯类与肥胖发病风险关系的交叉RCT，干预分为每次摄入6～8小块微波处理的紫薯或不食用马铃薯类2组，每日2次，持续4周后，两组交叉互换再持续4周。结果显示，紫薯对肥胖患者体重无显著影响。1项对802例15～18岁阿曼青少年人群进行的横断面研究，结果显示，马铃薯消费在男女中均与BMI呈正相关，P值均<0.05。另有1项在巴西对48 470户20～59岁居民进行的横断面研究，结果显示，马铃薯消费在女性中与肥胖呈正相关（$r=0.40$，$P=0.04$），在男性中与肥胖无相关性（$r=0.05$，$P=0.81$）。

多项研究结果显示，摄入过多油炸薯片和薯条可增加肥胖或肥胖的发病风险。目前研究结果提示，增加薯类的摄入可降低便秘的发病风险，过多油炸薯片和薯条的摄入可增加肥胖的发病风险。

中国人群食用薯类的种类和烹调方式与欧美国家存在较大的差异，中国人群除食用马铃薯之外，还大量摄入甘薯等食物，而欧美国家人群大量食用薯条和薯片等油炸食品带来的健康影响与中国人群的实际情况不尽相同，根据薯类与健康关系的研究文献获得的综合分析评价，存在一定的局限性。

3. 蔬菜、水果

在蔬菜所含的重要营养成分中，膳食纤维具有预防便秘、癌症，降低血脂和血糖及减肥等作用；钾、钙、镁和磷对维持骨健康和预防心脑血管病等具有重要意义；维生素C、β-胡萝卜素、叶酸和维生素K，以及多种植物化学物具有维持正常血管功能、抗氧化、抗炎、通便及预防心脑血管和癌症等广泛的生理功效。根据系统综述和多中心队列研究等高质量的流行病学研究显示，增加蔬菜和水果的摄入能降低超重和肥胖成人的体重，或减缓其体重增加。根据Meta分析结果显示，通过健康教育和给予蔬菜、水果，干预4～52周，合计人数约1000人，干预组蔬菜、水果摄入量比对照组增加133（50～456）g，干预组比对照组体重减少 0.68 kg（95%CI：1.20～0.15）。

4. 畜肉

畜肉含有丰富的优质蛋白质，但是饱和脂肪酸含量也高。综合研究结果显示，过多摄入畜肉可能增加肥胖的发病风险。Rouhani 等进行的一项 Meta 分析发现，在调整 BMI 和能量摄入等因素后，畜肉可能增加肥胖发病风险（HR＝1.40，95%CI：1.07～1.73）。其中发现每天摄入 50 g 畜肉者肥胖发病风险升高（HR＝1.3，95%CI：1.00～1.60）。欧洲的队列研究结果显示，与不摄入畜肉相比，每天摄入 250 g 畜肉的人群每年体重增加 422 g（95%CI：303～541），5 年后体重增加 2 kg。

5. 禽肉和鱼类

禽肉和鱼肉同属于“白肉”，含有丰富的蛋白质。有证据证明，对 21～59 岁肥胖妇女干预 12 周后，食用鸡肉组体重降低 0.6±0.5 kg，体脂含量降低 4.1±2.4%，显著减轻体重和体内脂肪含量。鱼类包括淡水鱼和海鱼，我国具有丰富的鱼类资源，是膳食的重要组成部分。特别是鱼肉中的脂肪，含有多不饱和脂肪酸，包括 n-3 多不饱和脂肪酸和 n-6 多不饱和脂肪酸，具有维护血脂健康和预防动脉粥样硬化的作用。鱼肉和禽肉一样，一般较畜肉的能量密度低，用于替代能量密度高的食物。

6. 大豆及其制品

大豆含有 35%～40% 的蛋白质，是由球蛋白、清蛋白、谷蛋白和醇溶蛋白组成。其赖氨酸含量较高，与谷类食物混合食用，可以较好发挥蛋白质的互补作用。是以植物性食物为主的亚洲人群重要的蛋白质来源。并且有研究证明，大豆中含有的大豆异黄酮和膳食纤维能够改善超重和肥胖人群的体重。

7. 牛奶及其制品

牛奶除了含有丰富的蛋白质以外，也是膳食中钙、维生素 A、维生素 D 和维生素 B_2 的重要来源。牛奶经过脱脂后其蛋白质含量提高，脂肪含量减少，成为一种低能量密度、高蛋白质食物，对于控制超重和肥胖人群的能量摄入有一定益处。酸奶是经过发酵的乳制品，它不仅保留了牛奶的健康功效，还提供了大量的益生菌，促进肠道健康。目前牛奶可补充膳食中钙、维生素，以及改善肠道菌群对超重和肥胖的作用已经受到科学界广泛关注。

8. 添加糖和含糖饮料

糖通常是指游离糖和添加糖，化学结构属于单糖、双糖和糖醇类，常见的有葡萄糖、蔗糖（砂糖）、果葡糖浆，也包括蜂蜜和果汁中天然存在的糖。目前关于含糖饮料的研究结果均认为，含糖饮料增加超重和肥胖的风险。根据系统综述和 Meta 分析结果提示，每天每增加 1 份（330～350 ml）含糖饮料摄入，持续 1 年可使儿童 BMI 增加 0.06 kg/m^2（95%CI：0.02～0.10），使成人体重增加 0.22 kg（95%CI：0.09～0.34）。同时有证据证明，减少含糖饮料的摄入可使

BMI 和体重降低。

9. 食用油脂

油脂是产能营养素中含能量最高的营养素。油脂对健康的影响需要考虑膳食的总能量摄入，以及油脂的种类进行综合的评价。2012 年，Lee 等系统综述了 33 项 RCT 以及 10 项队列研究，研究对象包括儿童和成人，共有 73 589 人，结果显示：降低膳食中总脂肪的供能比（<30%）有助于降低体重，膳食中总脂肪的供能比每减少 1%，体重相应地减少 0.19 kg。

四、运动干预原则

肥胖预防中的运动干预主要指通过主动改变生活方式，在日常生活中有计划、有规律地加强运动，并达到和保持一定的运动负荷，保证一定的能量消耗，从而帮助达到体重管理和促进健康的目的。运动干预超重和肥胖需要有效的流程进行规划和管理，是由一些重要的环节共同构成：管理体重目标和制订运动计划、评估运动前风险、实施运动计划、监控运动和科学管理，以及运动健康效果评价等环节。任何一个环节薄弱或者缺失都会降低运动干预的效果。这些环节具体的信息可参考本章第三节中的内容。

运动干预在肥胖预防中的作用主要在于：第一，运动消耗机体能量物质有助于减控体重，长期运动，特别是长期坚持低、中强度运动是消耗脂肪最好的途径，有利于减少肥胖的发生；第二，运动有益于身心健康，包括可以让身体产生适应性变化、改善身体素质和促进心理健康；第三，合理的膳食要搭配适宜的运动才能更好地发挥作用，二者共同作为健康体重管理的一部分，可达到保持理想体重、减少体重反弹的目的。

目前我国体育人口（每周锻炼 3 次，每次 30 分钟以上）尚不足 30%。运动计划过于简单、不科学、不完善，针对性不强，将运动干预作为体重管理的手段远未科学化和普及化。因此，运动干预作为预防肥胖的重要手段之一，通过宣传和教育，使更多人学会科学运动，保持合理体重，是超重和肥胖预防的重要内容。

第二节　全生命周期控制超重和肥胖

一、生命早期的营养与肥胖

人体作为一个独立生命个体，经历了从诞生到死亡的整个生命过程，被称为生命周期。在人类健康领域中，考虑到环境因素对健康的影响，人类生命周期的起点可以追溯到“胚胎时期”，或者更早的“孕前期”。因为母亲作为生命的孕育者，在怀孕之前和整个怀孕时期的营养和健康状况，对胎儿及其生命周期中每个阶段个体的健康都具有直接或间接的影响。所以，人体的全生命周期应该包括：孕前期、孕期、成长、成熟、衰老，直至死亡的整个过程。

（一）母亲营养状况与婴儿出生体重

母亲营养状况包括孕前期营养和孕期营养两部分。孕前期营养和孕期营养既可以影响子代超重/肥胖的发生和发展，又可能影响母亲自身超重/肥胖的状况。

1. 孕前期营养与肥胖

母亲身材矮小和孕前低体质指数均可使低出生体重儿、小于胎龄儿、早产儿的产生风险增加。若母亲身材矮小（身高<145 cm），其子代为低出生体重儿的风险增加。孕前低体质指数（BMI<18.5 kg/m^2）者其子代为低出生体重儿的风险增加47%，小于胎龄儿的风险增加81%，早产风险增加32%。母亲孕前低体重、贫血和其他微量营养素缺乏可能使早产、小于胎龄儿和低出生体重儿的产生风险增加[5]。

母亲孕前超重/肥胖同样对胎儿出生结局和健康有不良影响[6]。若母亲孕前超重，其分娩大于胎龄儿的风险增加53%；母亲孕前肥胖，其分娩大于胎龄儿的风险增加1倍。超重和肥胖孕妇更容易发生胰岛素抵抗和增加妊娠糖尿病的发生风险：超重孕妇的妊娠糖尿病风险增加2倍；肥胖孕妇的妊娠糖尿病发生风险增加3倍。妊娠糖尿病使胎儿暴露于宫内高血糖和高胰岛素水平，引起胎儿快速生长，改变胎儿自身的葡萄糖和胰岛素代谢状态，增加巨大儿（出生体重>4 kg）的发生风险。当妊娠糖尿病控制不良时，胎儿将在儿童期增加2倍肥胖风险。妊娠高血压也可能增加胎儿在儿童期发生肥胖的风险。胎儿出生时的体重和体脂量与儿童期体脂量和肥胖发生风险呈正相关。母亲孕前肥胖是儿童期肥胖的独立危险因素，这种关联可能与遗传因素无关（表4-7）。

2. 孕期营养与肥胖

（1）膳食摄入与肥胖

1）饥荒时代怀孕与肥胖：中国三年“自然灾害”期间出生的婴儿成年后发生超重、肥胖和代谢综合征的风险明显高于其他时期出生的婴儿[7]。饥荒对不同性别后代的影响可能存在差异，饥荒年代出生的女性成年后发生超重和肥胖的风险更高[8]。荷兰饥荒时代出生的婴儿成年后发生超重和肥胖的风险增加，特别是女性后代[9]。

表 4-7 孕前营养不良的危害和可能的干预

营养不良	危害	机制	可能的干预
母亲身材矮小	宫内生长迟缓、低出生体重	既往营养不良和代际营养不良的表现	促进从婴儿期到青春期身高增长
母亲低体重	宫内生长迟缓、低出生体重、机体代谢平衡打破倾向脂肪沉积	影响胎盘功能和结构，设定生长发育的轨迹	孕前增加母亲的体质指数
母亲微量营养素缺乏	糖代谢改变、胰岛素抵抗、体成分改变	表观遗传效应（一碳单位），氧化应激，胎盘功能，调节蛋白质的辅助因子	优化孕前叶酸、B族维生素和抗氧化营养素摄入方式 关注青春期营养状况
母亲肥胖	巨大儿、子代肥胖风险增加、2型糖尿病、心血管疾病增加	胚胎表观遗传改变，增加妊娠糖尿病和妊娠高血压疾病的发生风险，母亲胰岛素抵抗和三酰甘油水平改变胎儿宏量营养素供给	减少母亲孕前体质指数

注：见参考文献［5］

2）食物或营养素补充与肥胖：平衡蛋白质和能量补充（蛋白质供能比＜25%）可显著增加出生体重，并降低小于胎龄儿的比例，然而高蛋白质或单纯能量补充未能收到同样的效果。危地马拉的孕期适宜蛋白质和能量补充试验显示，孕期母亲蛋白质和能量补充可增加婴儿出生体重，而且其成年后，蛋白质和能量补充组的体脂水平并未增加。英国一项观察性研究也显示孕期脂肪和蛋白质摄入与子代的体脂和瘦体重之间无明显相关性[10]。孕期补充奶类和必需脂肪酸可能会增加婴儿出生体重。

目前关于孕妇孕期微量营养素摄入与肥胖之间的研究较少。我国的一项多种微量营养素补充试验显示，母亲从怀孕前3个月开始摄入多种微量营养素补充剂可降低低出生体重儿的发生率。尼泊尔一项孕期微量营养素补充试验显示，母亲孕期维生素A、铁、锌和叶酸补充可降低婴儿三头肌皮褶厚度、肩胛下皮褶厚度[11]。印度一项研究观察到孕期叶酸和维生素 B_{12} 营养状况与儿童6岁时的体脂和胰岛素抵抗呈负相关。孕期母亲补充矿物质和维生素与胎儿健康的关系表明：单一铁补充对早产或出生体重的影响不明确。补充叶酸可以增加出生体重，但对早产无影响。补充锌可以降低早产的风险，但对出生体重无影响。补充维生素D可以降低低出生体重率。补充维生素 B_6 可以增加出生体重。补充维生素A、维生素C和维生素E对出生结局无影响。同铁和叶酸补充剂相比，多种微量营养素补充剂可降低低出生体重发生率14%，降低小于胎龄儿出生率17%，平均出生体重增加约53 g[5]。备孕母亲通过孕前保健推荐服用多种微量营养素补充剂，戒烟戒酒，尽早开始孕期保健等，可以培养母亲的良好健康行为。

3）孕期风味食物摄入与食物选择：孕期食物的风味可能通过羊水传递给胎

儿，从而影响出生后婴儿的食物选择。通过孕期营养教育来增加母亲摄入健康食物，从胚胎期培养胎儿对健康食物的接受性。哺乳期摄入食物多样化可增加母乳风味，从而培养母乳喂养儿对不同风味食物的接受性。

（2）孕期营养状况与肥胖

1）孕期增重与子代肥胖：多数研究证实，孕期体重增重过多，其婴儿出生体重也较大，孕妇分娩大于胎龄儿、巨大儿的风险增加。孕期体重增加过多可能会改变胎儿下丘脑体重调控机制、胰岛内分泌功能和代谢程序。因此孕妇体重在孕期增重过多是其子代在儿童期肥胖的独立危险因素，而且这种关联可能与遗传因素无关。孕期暴露于肥胖环境的效应将持续到儿童期，增加儿童发生肥胖的风险。

孕期增重不足会增加分娩低出生体重和小于胎龄儿的风险；超重和肥胖孕妇孕期增重不足也可以造成相应的不良后果。系列研究显示，孕期增重过少（包括增重总量和增重速度），婴儿出生体重明显较低，对于孕前低体重和正常体重孕妇，婴儿低出生体重发生率和分娩小于胎龄儿的风险增加[12]。

大量研究显示，孕前超重、肥胖和孕期体重增加过多可显著增加胎儿出生体重，分娩大于胎龄儿、巨大儿的风险增加。膳食指导、身体活动指导或行为改变可以显著降低孕期增重。部分研究显示，膳食干预可降低出生体重和大于胎龄儿的比例。妊娠糖尿病的干预可降低巨大儿的发生率。总之，干预措施可以减少孕期增重，主要是降低了妊娠并发症和使出生结局更好，但目前尚缺乏研究评价对其子代在儿童期肥胖的影响。

2）孕期微量营养素缺乏同样会影响胎盘和胎儿的发育，影响胎儿出生后能量代谢和体脂水平。微量营养素状况可能会影响胎儿生长发育相关基因的表达和DNA 甲基化（如胰岛素类生长因子基因甲基化）。碘、铁、锌等的缺乏也可增加分娩低出生体重儿、小于胎龄儿、早产儿的风险和儿童期体脂水平[11]。

3）孕期增重与母亲产后体重滞留：若母亲孕期体重增长过多（包括增重总量和增重速度），产后近期（11 周内）表现为体重滞留较多。反之，母亲孕期体重增长过少，表现为产后体重滞留较少。孕期体重增长过多，母亲产后中期（2年内）表现体重滞留较多；但孕期体重增长过少与母亲产后中期体重滞留较少之间的关系不明确。母亲孕期体重增长过多，其远期表现为产后体重滞留明显增加。Meta 分析结果显示，若母亲孕期增重超过推荐范围，则其产后 3 年的平均增重达到 3 kg，产后 15 年的平均增重达到 4.7 kg[13]。

除孕期营养状况外，孕期吸烟、环境化学物暴露、压力、胎次和出生间隔等均可影响儿童发育。父亲肥胖也可能是儿童肥胖的发生风险。母亲孕期吸烟可增加儿童期肥胖的风险，其 OR 值为 1.6。父亲吸烟同样增加其子代肥胖的风险，OR 值为 1.23。孕期感染可能通过炎性反应或干扰微量营养素代谢导致胎儿宫内生长受限和（或）早产（表 4-8）。

表 4-8 孕期营养不良的危害和可能的干预

营养不良	危害	机制	可能的干预
孕期增重不足	宫内生长迟缓、低出生体重、器官生长发育受损、脑发育受损	胚胎对母亲营养状况信号感知、减少母体对胎儿营养素的供给	孕期保健中监测体重
孕期增重过多	巨大儿，增加肥胖、子代糖尿病的发生风险	激素环境改变、高胰岛素血症/高血糖、胰岛素类生长因子代谢通路改变	孕期保健中监测体重和血糖
母亲微量营养素摄入不足	脑发育受损，器官发育受损，表观遗传效应影响胰岛素类生长因子轴，引起胰岛素抵抗和血糖异常	器官生长发育受损、胎盘形态功能受损，表观遗传效应，抗氧化	膳食微量营养素摄入不能满足需要，可考虑多种营养素补充
宏量营养素摄入不足	宫内生长迟缓、骨骼肌受损、器官受损	胎儿宏量营养素供给不足、必需脂肪酸和蛋白质等的调控功能	营养指导和食物补充

注：见参考文献［5］

3. 出生体重与肥胖

多数研究显示，婴儿出生体重越大，其成年后的体质指数就越大[6]。然而，低出生体重（＜2500 g）的婴儿往往增加成年后中心性肥胖的风险，表现为躯体体脂和总的体脂水平增加，瘦体重水平相对降低。小于胎龄儿体重减少主要表现在骨骼肌重量的减少，而非脂肪组织的减少，这对其远期的体脂增加和患糖尿病的风险具有一定影响。发展中国家的出生队列研究显示，出生体重与瘦体重之间的关系明显比体脂重量之间的关系更强[14]。出生体重与成年后的体脂水平的关系呈现 U-型或 J-型曲线，即低出生体重或高出生体重两端均可能增加成年期体脂水平。美国护士队列研究显示，出生体重为 2.5～3.0 kg 的婴儿在其成年后超重和肥胖的发生风险最低。英国一项研究也揭示，若男婴出生体重低于 2950 g 和女婴出生体重低于 2860 g，其成年后体重指数最低[15]。

（二）母亲的健康管理

鉴于母亲孕前营养不良对儿童肥胖发生的重要性（包括营养缺乏和能量过剩），对营养不良干预应该尽早开始，以确保育龄妇女孕前的体格状况良好。所有的育龄期妇女及其丈夫均应保持良好的体重和微量营养素状况。干预策略应包括消除微量营养素缺乏、确保适宜的能量和蛋白质摄入、超重和肥胖者减轻体重，目标是孕期体重增长适宜；同时应戒烟戒酒，增加身体活动，保持健康生活方式。

1. 备孕期

备孕妇女应通过平衡膳食和适量运动来调整体重，使体重指数（BMI）达到正常范围（18.5～24.0 kg/m²）。低体重备孕妇女（BMI<18.5 kg/m²）可通过加餐（在平衡膳食的基础上每天增加 50～100 g 粮谷类、50 g 肉蛋鱼类）来提高孕前体重指数（体重）；超重或肥胖妇女可增加运动，减少高能量密度食物的摄入，达到减轻孕前期体重的目的。但在此期依然要保证营养素摄入能满足备孕的需求。

形成良好的备孕环境，促进备孕妇女保持适宜的体重和良好的营养状况。

2. 孕期

通过孕期保健可以及时监测孕妇体重，并提供必要的膳食干预措施，用以预防孕期增重不足或增重过多。依据孕前体质指数，参考美国医学科学研究院 2009 年[16]和美国妇产科学会 2016 年的孕期增重的推荐范围（表 4-9），确立孕期增重目标。定期监测体重变化，孕早期可每月测量 1 次。孕中、晚期应每周测量体重。根据增重情况，调整能量摄入和身体活动水平。孕中、晚期如果没有医学禁忌，每天应进行 30 分钟中等强度的身体活动。增加富含铁的食物（如红肉、动物血和肝）的摄入，满足铁的需求。还可通过补充多种微量营养素预防微量营养素缺乏，促进胎儿发育。

表 4-9　美国医学科学研究院 2009 年推荐孕期适宜体重增长值

孕前 BMI（kg/m²）	总增重范围（kg）	孕中、晚期增重速率（kg/周）
低体重（<18.5）	12.5～18	0.51（0.44～0.58）
正常体重（18.5～24.9）	11.5～16	0.42（0.35～0.50）
超重（25.0～29.9）	7～11.5	0.28（0.23～0.33）
肥胖（≥30.0）	5～9	0.22（0.17～0.27）

注：①双胎孕妇孕期总增重推荐值：孕前体重正常者为 16.7～24.3 kg，孕前超重者为 13.9～22.5 kg，孕前肥胖者为 11.3～18.9 kg. 来自 IOM（Institute of Medicine）and NRC（National ResearchCouncil）. *Leveraging action to support dissemination of the pregnancyweight gain guidelines*：*Workshop summary*. Washington，DC：The NationalAcademies Press. 2013：5-14；②2016 年美国妇产科学会推荐[16]

3. 哺乳期

产褥期食物应多样，但不过量。传统月子期间增加动物性食物的摄入，如鸡蛋、禽肉类、鱼类等，保证乳母充足的优质蛋白质摄入，才能保证乳汁分泌的质量。但是蛋白质的摄入不应过量，并重视蔬菜、水果的摄入。坚持哺乳和增加运动可以促进体内脂肪的消耗，6 周前通过产褥期保健操进行锻炼。6 周后进行散步、慢跑等有氧运动，对乳母体重的恢复具有良好的作用。开始时每天运动 15 分钟左右，之后根据个体的适应程度，可逐渐增加至 45 分钟，一周 4～5 次，形成规律性锻炼。

（三）婴幼儿的肥胖预防与控制

婴幼儿期超重不仅可以延续到儿童期和成年期，还可影响婴幼儿发育和儿童期的各种代谢。婴幼儿期超重可影响儿童运动发育。超重婴儿的运动发育延迟风险为体重正常婴儿的1.8倍。皮下脂肪多的婴儿运动发育延迟风险为皮下脂肪少的婴儿的2.32倍，而且这种影响将持续存在。婴幼儿期肥胖可以增加儿童期血脂异常的发生风险。

1. 母乳喂养与肥胖

世界卫生组织、（原）国家卫计委和《中国居民膳食指南》均推荐婴儿生后前6个月应进行纯母乳喂养，6个月后在添加辅食的同时，继续母乳喂养。美国也将促进母乳喂养作为控制儿童肥胖的重要措施之一。2013年，我国0～6月龄婴儿纯母乳喂养率仅为20.8％。同期我国6岁以下儿童的超重率和肥胖率已分别达到8.4％和3.1％[17]。

母乳喂养与儿童超重和肥胖之间是否存在因果关联受到健康领域内广泛关注，在发达国家已开展了大量研究[18-19]。一系列的系统综述和荟萃分析提示，母乳喂养可以降低儿童超重和肥胖的风险，肥胖的比值平均降低约22％。控制混杂因素后，肥胖的比值降低范围在20％～45％。母乳喂养时间每延长1个月，超重的比值降低约4％。同非纯母乳喂养相比，纯母乳喂养可能会降低肥胖的发生率。虽然多数研究支持母乳喂养可能降低体质指数，但尚不能形成最终结论。特别是白俄罗斯的一项大规模母乳喂养干预试验结果，未发现母乳喂养可以降低儿童的平均体重指数[20]。这可能与母乳喂养可降低肥胖人群的体重指数，而对人群平均体重指数的影响较小有关。目前尚未发现母乳喂养与儿童体脂含量相关。母乳喂养对儿童肥胖预防的机制一方面可能与母乳喂养可促进儿童食物摄入自我调节机制的建立有关；同人工喂养相比，母乳喂养婴幼儿更容易控制食物摄入，另一方面可能与母乳成分（如蛋白质水平、瘦素、脂联素等）可以调节能量摄入、能量消耗和细胞代谢相关。

2. 辅食添加与肥胖

除母乳喂养之外，辅食添加时间可能也会影响肥胖的发生。目前一些观察性研究报告显示，6月龄以前，控制了母乳喂养时间、出生体重、母亲肥胖等因素后，延迟引入辅食可降低儿童超重发生的比例。每延迟1个月引入辅食，儿童3～5岁时超重比值减少0.1％。4月龄前引入辅食的婴儿体重增长速度、体脂水平和肥胖发生率均明显高于4月龄以后引入辅食的婴儿。然而其他一些研究提示，辅食添加时间与儿童肥胖之间无显著关联。

3. 婴幼儿营养素摄入与肥胖

婴幼儿期蛋白质摄入可能与肥胖相关。在欧洲5国（比利时、德国、意大利、波兰和法国）开展的多中心随机干预试验发现，同摄入高蛋白质水平配方奶粉相比，婴儿期低蛋白质水平配方奶粉摄入可以使24月龄幼儿年龄别体质指数z评分和身长别体重z评分分别降低0.23和0.20[21]。低蛋白质配方奶粉喂养婴儿的身长同高蛋白质配方奶粉喂养婴儿无差异。低蛋白质喂养组婴儿的生长模式更接近母乳喂养组婴儿生长模式。英国一项随机对照研究提示，婴儿期蛋白质摄入增加 28%，其儿童期体脂约增加 30%。观察性研究也进一步证实，婴幼儿期高蛋白质摄入与儿童体重指数和体脂呈正相关。

多数研究提示，婴幼儿期脂肪摄入与儿童期体重、体重指数、体脂之间无显著关联。婴幼儿期脂肪供能比超过 31%时，儿童期体重指数无显著增加。然而，当婴幼儿期脂肪供能比超过 35%时，体重增加迅速的儿童体脂显著增加。但对于体重增加正常的儿童，脂肪摄入与儿童体脂之间无显著关联。少数研究评价糖摄入与超重和肥胖之间的关系，未发现明显关联。婴幼儿期脂肪和糖摄入与肥胖之间的关系尚需更多的研究。

少数研究评价了微量营养素（铁、锌、维生素 A 等）摄入与超重和肥胖之间的关系，其结果未发现微量营养素摄入与超重和肥胖之间存在显著关联。关于婴幼儿微量营养素摄入与肥胖需要更多研究。

4. 婴幼儿期体重和身长增长与肥胖

发达国家的 2 岁以内婴幼儿体重过快增长可显著增加儿童期和成年期超重和肥胖的发生率[22]。多数系统综述显示，发达国家婴儿期体重过快增长（常以＞0.67 个标准差为临界值）与儿童期甚至成年期的体重指数、超重/肥胖之间呈显著正相关，甚至增加体脂水平。但婴儿期身长增长与超重和肥胖之间无显著关联，主要影响成年后的瘦体重，甚至降低超重/肥胖的发生率。总之，婴幼儿期体重快速增长可增加儿童期和成年期超重/肥胖的风险[23]。在发展中国家，2 岁以内儿童体重增长即可能增加成年期体脂。身长增长可能对肥胖影响不明显[15]。

5. 行为综合干预与肥胖

澳大利亚的一项随机对照干预研究显示，孕期和婴儿 0～6 月龄时干预可显著降低 2 岁时的平均体重指数（0.29 kg/m^2），干预内容主要包括支持母乳喂养、合理辅食添加、促进家庭健康膳食和家庭健康生活方式。2 岁以后中断干预，随访到 5 岁时，体重指数、健康膳食和看电视时间等有益健康的改变已不再存在。由此可见，预防超重和肥胖的综合干预应该持续进行。美国一项研究提示，干预持续到儿童 5 岁时，对男童日后肥胖的发生是有保护作用的。美国另外一项包含促进母乳喂养、减少含糖饮料摄入、适时引入辅食和减少婴幼儿静态时间的综合干预措施提示，可以改善幼儿期的平均体重指数。学龄前儿童膳食和身体活动行为干预的 Meta 分析显示，干预可降低平均体重指数（0.26 kg/m^2），相当于平均体重指数减少 1.6%。这些干预措施在家中或在医疗保健机构中的实施效果较在托幼机构更明显。

6. 推荐建议

母乳喂养、辅食添加或身体活动单一的干预可能不能达到最理想的干预效果，通过综合促进母乳喂养、改善辅食喂养质量和培养身体活动习惯以实现降低平均体重指数和减少超重与肥胖的风险。

（1）促进母乳喂养，坚持6月龄内纯母乳喂养：我国一贯倡导母乳喂养，（原）国家卫生和计划生育委员会为推动母乳喂养，在全国先后创建了近7000所"爱婴医院"，先后制订了《婴幼儿喂养策略》和《母乳代用品销售管理办法》。在2010—2020年，《中国儿童发展纲要》明确提出，2020年0～6月龄婴儿纯母乳喂养率达到50%的目标。我国婴儿6个月内纯母乳喂养比例目前仅20.8%，超过50%的婴儿到1岁时已断奶。产假时间尚难满足在家进行6个月纯母乳喂养，母亲产后恢复工作是影响母乳喂养的重要原因之一。与工作单位的距离、工作中单位不能提供母乳喂养的设施和时间可能是影响上班后继续母乳喂养的重要因素。支持工作场所母乳喂养一方面可以延长婴儿母乳喂养时间和增加婴儿6个月内纯母乳喂养率，另一方面可以减轻乳母的后顾之忧，休完产假后按时上班。哺乳或挤奶场所、时间和母乳喂养支持是保证上班后继续母乳喂养的重要条件。

安排工作时间内哺乳或吸奶可以增加哺乳或吸奶次数。增加哺乳或吸奶次数可以刺激乳汁分泌，确保维持乳汁分泌充足。国际劳工组织规定用人单位为哺乳母亲安排带薪哺乳时间。乳母通常需要每3小时哺乳或挤奶1次，或每8小时工作哺乳或挤奶2～3次。每次挤奶约需要15分钟，再加上准备和收拾时间。我国2012年《女职工劳动保护特别规定》第九条规定，对哺乳未满1周岁婴儿的女职工，用人单位不得延长劳动时间或者安排夜班劳动。用人单位应当在每天的劳动时间内为哺乳期女职工安排1小时哺乳时间；女职工生育多胎的，每多哺乳1个婴儿每天增加1小时哺乳时间。由于母乳所特有的抗菌特性，挤出的母乳可被储存在冰箱或冷藏包中。这样有助于母亲上班后坚持母乳喂养。

（2）继续母乳喂养，满6个月起添加辅食：满6个月（出生180天）后母乳已不能完全满足婴儿的能量和营养素的需求，需要开始添加辅食。但这一阶段母乳仍然可以为婴幼儿提供部分能量，优质蛋白质、钙等重要营养素，以及各种免疫保护因子等。6～11月龄母乳可提供婴儿所需能量的1/2～2/3，12～24月龄母乳可提供1/3～1/2的能量。

继续母乳喂养还有助于促进母子间的亲密连接，促进婴幼儿发育。因此6月龄后婴幼儿应在继续母乳喂养的同时，适时开始添加辅食，过早添加辅食，可增加儿童期肥胖风险，特别是4月龄以前添加辅食

研究显示，17～26周的婴儿对不同口味的接受度最高，而26～45周的婴儿对不同质地食物的接受度较高。同时，婴儿的口腔运动功能，味觉、嗅觉、触觉等感知觉，以及心理、认知和行为能力也已准备好接受新的食物。

（3）辅食添加逐步达到食物多样化，少糖、少盐：虽然目前尚未证实增加辅食中糖的摄入与儿童超重和肥胖之间的关系，但婴幼儿期暴露在含糖、盐以及刺激性调味品辅食环境，不利于其接受蔬菜等多种风味食物，进而影响其儿童期及

随后的膳食选择。淡口味食物不仅有利于婴幼儿对不同天然食物口味的接受度，减少偏食挑食的风险。避免或减少含糖饮料，因其只能提供能量而几乎不含任何营养素。婴幼儿饮用含糖饮料很可能导致能量摄入过多，而营养素摄入不足。婴幼儿额外的能量摄入，增加儿童期、成年期肥胖的风险，并相应增加2型糖尿病、心血管疾病的风险。

（4）培育健康饮食环境，实施顺应喂养：WHO推荐，6～24月龄婴幼儿辅食添加可采用顺应喂养模式。在婴幼儿喂养过程中，父母及喂养者有责任为婴幼儿提供多样化，且与其发育水平相适应的食物，父母应及时感知婴幼儿发出的饥饿或饱足的信号，充分尊重婴幼儿的意愿，耐心鼓励，但决不能强迫喂养。婴幼儿具有天然的感知饥饱、调节能量摄入的能力，但这种能力会受到父母不良喂养习惯等环境因素的影响。长期过量喂养或喂养不足可导致婴幼儿对饥饱感知能力的下降，并进而造成超重、肥胖或体重不足。

父母及喂养者还有责任为婴幼儿营造良好的进餐环境，保持进餐环境安静、愉悦，避免电视、玩具等对婴幼儿注意力的干扰。控制每餐时间不超过20分钟。父母及喂养者也应该是婴幼儿进食的好榜样。

（5）定期监测体格生长指标，预防体重增速过快：适度、平稳生长是最佳的生长模式，避免体重增速过快，预防超重和肥胖的发生。婴儿期至少每3个月一次定期监测并评估婴儿的体格生长指标（体重和身长），有助于判断其生长速率，根据其体格生长速率，及时调整喂养状况。对于体重增速过快婴儿应增加评价次数。对于1～3岁儿童每年至少应监测2次，评价其生长速率。身长和体重是反映婴儿喂养和营养状况的直观指标。疾病或喂养不当、营养不足会使婴儿生长缓慢或停滞。选用世界卫生组织的《儿童生长速率曲线》判断婴幼儿生长速率是否良好、喂养是否合理。婴幼儿生长有自身规律，过快、过慢生长都不利于儿童远期健康。婴儿生长存在个体差异，遵循其自身的生长轨迹，如出现偏离自身生长轨迹，应及时采取干预措施，避免造成近、远期的不良结果。研究表明，婴幼儿期生长过快，尤其是体重增加过快，增加儿童期及成人期肥胖的风险，并增加糖尿病、高血压、心血管疾病的风险。而婴幼儿期生长过慢表明存在某些重要营养素缺乏的风险，并同样可增加以后糖尿病、高血压、心血管疾病的风险。

（6）婴幼儿身体活动：自新生儿起，不同个体的活动水平就有明显差异。婴幼儿期不同的活动水平也意味着其能量的摄入和消耗会有所不同。婴幼期经历了从翻身、坐、爬、站立、走和小跑的不同阶段，培养良好的身体活动习惯，减少静态行为，特别是现今社会的屏幕使用（手机、平板电脑、电视等）习惯。这不仅有助于肥胖的预防与控制，还可能与婴幼儿心理发育密切相关。提高婴幼儿的活动水平可能也是减少婴幼儿超重以及将来肥胖的有效措施之一。

二、儿童青少年的肥胖控制

儿童青少年肥胖的发生和发展是遗传、环境和社会经济文化等多种因素综合作用的结果。孕期、出生、婴儿期和学龄前阶段是生命周期中四个容易发生肥胖的窗口期。学龄前儿童是饮食和生活行为习惯等养成的重要时期，肥胖的学龄前儿童有更高的概率延续成为肥胖的学龄儿童甚至成年人[24]。因此如何在此重要时期，让学龄前儿童建立良好的饮食和生活行为习惯，以及提供免于发生肥胖的环境是预防肥胖的重要课题。

学龄儿童和青少年正处于生长发育的关键时期，在保证他们身体、智力正常生长发育的前提下开展超重/肥胖的预防控制，要比成人肥胖的干预更复杂，应更谨慎。因此，要以预防为主，培养儿童青少年健康的饮食行为和生活方式，来预防超重/肥胖的发生；对已经超重或肥胖的儿童，应加强健康生活技能培养，矫正不健康行为，帮助他们采用科学的方法控制体重的过度增长。本节将从生长发育 BMI 监测、饮食行为、身体活动、睡眠及健康素养等方面综合介绍儿童青少年超重和肥胖的预防控制。

（一）生长发育特点

1. 脂肪重聚

儿童生长发育过程中，身体内脂肪含量具有一定变化规律：脂肪含量在出生后 9～12 个月达到高峰，1 岁左右开始逐步稳定下降，并在儿童 3～8 岁的某一年龄达到最低，从该年龄起，脂肪含量将出现第二次增长，这种脂肪含量由最低点出现第二次升高的现象被称为脂肪重聚（adiposity rebound，AR）。日本学者通过前瞻性调查研究发现，肥胖儿童 AR 年龄要早于非肥胖儿童，儿童过早发生 AR 会增加其肥胖风险。AR 出现较早与儿童及成人期较高的 BMI 密切相关，对儿童青春期发育、成人期肥胖和慢性疾病的发生、发展都具有一定的影响，因此发生 AR 的年龄是成人肥胖发生风险的重要预测指标，同时 AR 被认为是早期预防和控制儿童肥胖发生的关键时期之一。学龄前阶段作为脂肪重聚期，是最重要的时期，此时采取肥胖预防措施具有最好的特异性、且最符合成本效益，有效干预、合理控制儿童 AR 发生的时间可预防儿童及成年期肥胖的发生，促进儿童健康成长[25-29]。

2. 青春期

青春期是个体从童年向成年过渡的重要时期，是从不成熟到成熟的关键转变时期，涉及体格、生理、心理、社会适应等多个方面。进入青春期后，最引人注目的形态变化是体格生长加速，以身高、体重为代表的形态指标出现第二次生长突增。突增开始的早晚和突增幅度有很大的个体差异，影响超重、肥胖的发生和发展。关于肥胖与学龄儿童青春期发育之间的关联，男、女间研究结果不完全一致。2003 年，北京市对 19 085 名 6～18 岁学龄儿童青少年进行青春期发育与超重/肥胖关系的研究，结果发现，女童 BMI 和体脂肪含量与青春期早发育呈正相关，而男童 BMI 和体脂肪含量与青春期早发育的联系相反，青春期早发育组的 BMI 高于晚发育组，而体脂肪含量却低于晚发育组[30]。

（二）预防策略及技术

学龄前期是发展认知、形成各种习惯和行为的重要阶段，也是建立和培养正确营养意识、良好饮食行为和健康生活方式的关键时期，该时期的儿童可塑性最强，且处于生长发育的关键时期，在身高、体重不断增长中控制超重和肥胖的发生、发展。学龄前期预防超重和肥胖时，严禁使用饥饿或变相饥饿疗法、使用减肥药物或饮品。提倡以合理膳食、适量身体运动为基础，行为矫正为关键，健康教育贯穿始终，以家庭、托幼机构为单位，以日常生活学习场地为控制场所，儿童、家长及幼儿园和学校老师等共同参与的综合预防控制方案[31]，具体介绍如下。

1. BMI 监测

对儿童和青少年开展定期身高和体重监测，计算 BMI，早期发现超重、肥胖儿童，将监测结果及时反馈给儿童、家长及学校，以期尽早进行全方位的有效干预。

2. 饮食和行为干预

对于正常体重儿童青少年，预防超重和肥胖的最好方法就是积极学习营养健康知识、养成健康生活方式、提高营养健康素养、合理饮食。而对于已经超重或肥胖的儿童青少年，既需要维持其体重的正常增加，又需要控制体重增加过度。饮食调整的原则是：在调整膳食结构以提高膳食整体质量和控制总能量基础上保证平衡膳食。

在众多可改变的肥胖危险因素中，膳食因素对儿童青少年超重/肥胖有重要影响，同时这也是预防控制超重和肥胖的重要途径之一。膳食是由多种营养素/食物构成的一个复杂整体。膳食结构是指膳食中各类食物的数量及其在膳食中所占的比重。膳食结构是否合理与膳食质量的好坏是评判儿童合理膳食的标准，同时与超重和肥胖的发生密切相关。

研究发现，膳食质量较好的学龄前儿童，其肥胖率相对较低[32]。食物是热量与营养素的主要来源，也是学龄前儿童生长发育所必需的。要避免肥胖，除摄取适当的热量外，更要选择营养密度高，但能量密度低的食物。学龄前儿童的胃容量不大，因此如能根据不同年龄提供适当分量的主食，搭配适当的蔬菜、水果、全谷类等高营养低能量的食物可以有效减少学龄前儿童发生肥胖的风险。膳食干预，包括控制摄入的总能量和调整饮食结构。能量摄入过多是大多数学龄前儿童肥胖的共同特点，对于热量的控制须充分考虑儿童生长发育的需要，不应过分降低总能量的摄入。在专业人员指导下，一般以标准体重来决定能量摄入量，在不影响儿童的基本能量和营养素的原则下，采用循序渐进的方式，逐步减少能量供给。

随着经济的快速发展，我国膳食结构模式正在由传统的膳食结构模式（主要以植物性食物为主）逐渐向西方化转变（以动物性食物为主），城市和经济发达地区的膳食结构不尽合理，尤其在超重、肥胖人群中表现突出。研究发现，动物性食物为主的膳食模式是儿童肥胖率的发生、发展的危险因素。通过评价学龄儿童膳食质量，发现儿童膳食质量与超重/肥胖呈负相关[33]。膳食结构和膳食整体质量都不是一成不变的，人们可以通过均衡调节各类食物所占的比重，充分利用食品中的各种营养，达到膳食平衡，提高膳食质量，促使其向更利于健康的方向发展。对于肥胖儿童，改善膳食结构、提高膳食整体质量的方式主要包括：

（1）控制总能量摄入，一般情况下，建议在现有的能量摄入基础上，每天适量控制食物总量的摄入。能量减少过多，不仅会影响或损害身体健康，而且难以坚持。

（2）严格控制食用油和脂肪的摄入。

（3）适量控制精白米面和肉类。

（4）保证蔬菜、水果和牛奶的摄入充足。

（5）要保证蛋白质、维生素、矿物质的充足供应。

（6）限制高能量食物如油炸食品、糖、巧克力、奶油制品等的摄入量。

（7）限制任何含糖饮料。

学龄前是儿童饮食习惯形成和行为发育的关键期，学龄前儿童形成的饮食习惯和行为将会延续到成年期并且难以改变。因此在学龄前期进行儿童肥胖的饮食行为干预，对控制肥胖的发生起到至关重要的作用。

家长或幼儿园应为学龄前儿童采用多元化烹调方式提供适当分量的蔬菜、水果及高营养密度食物[34]，食物应以多样化为原则，避免儿童挑食偏食；学龄前儿童的饮食要做到低盐、低脂、粗细粮搭配，养成健康饮食行为；零食所提供的营养素远远没有正餐所提供的全面，因此家长在为儿童选择零食时，不仅要注意营养均衡和合理搭配、进食零食的时间，同时也要对儿童进行正确的营养宣教和指导；家长对学龄前儿童的良好表现应多采用口头表扬而非食物奖励[24]；家长应注意培养学龄前儿童独立进食的能力，避免由家长主导的过度喂养导致学龄前儿童肥胖的发生；家长不可武断地限制儿童进食，限制进食往往会使儿童对被限制的食物产生更加强烈的欲望，当环境中无限制因素时（家长不在场）更易过量摄入被限制的食物，甚至在非饥饿状态下亦是如此；幼儿园喂养要注意能量均衡原则，杜绝“最后一勺”现象发生，不可催促儿童快速进食，叮嘱儿童要增加咀嚼次数和时间，使食物和唾液充分混合，增加食物体积，加强饱腹感，养成细嚼慢咽的良好饮食习惯，切忌狼吞虎咽；家长及幼儿园老师应引导学龄前儿童应从小养成喝白开水、乳制品，不喝含糖饮料的习惯，从而减少热量的摄取，预防超重、肥胖的发生。家长对食物的喜好、信念与态度、食物的可获取性、教养行为、亲子间的互动等都直接或间接地影响学龄前儿童对食物的摄取，进而影响儿童的健康成长[35]。

3. 身体活动

合理膳食结合适宜的身体活动是保证学龄前儿童维持正常生长发育状态的基础。从能量代谢角度讲，控制能量摄入和增加能量消耗是调节能量平衡的两个主要途径。可见，通过增加身体活动来增加能量消耗也是保持正常体重，预防控制儿童青少年超重、肥胖的有效干预方法之一。

对于正常体重儿童青少年，充足规律和多样的身体活动可强健骨骼和肌肉、提高心肺功能、降低慢性病的发病风险。而对于超重或肥胖儿童，不管是否进行膳食控制，都应该把运动作为体重控制的一个有机组成部分。除运动外，减少久坐不动和长时间视屏也是预防控制超重和肥胖的有效手段。应每天累计至少 60 分钟中等到高强度的身体活动，以有氧运动为主，每次最好 10 分钟以上。每周至少进行 3 次高强度身体活动（如长跑、游泳、打篮球等），3 次抗阻运动（如俯卧撑、仰卧起坐及引体向上等）。

（1）积极开展身体活动：身体活动是儿童青少年超重、肥胖的保护因素，且学龄前是建立身体活动习惯的良好时机。建议学龄前儿童在幼儿园上学期间应减少静态活动，增加体能活动。周末应由父母或其他监护人带领儿童多参加户外活动，练习走路、跑步、跳跃、投掷、平衡、攀登及钻、爬等动作，顺其自然进行力所能及的体能活动，提高学龄前儿童的体能活动水平。

肥胖的学龄前儿童选择运动形式应遵循安全、有趣味、善于长期坚持，并能有效减少体内脂肪的原则。主张以低强度、持续时间长的有氧代谢运动为主，有氧运动与无氧运动交替进行，技巧运动和大肌肉运动相结合，逐渐增加身体活动时间和活动量。身体活动既有利于控制体重，又能促进儿童生长发育，特别在幼儿园等儿童群体中容易实施和管理。一般选择的运动方式有走路、跑步、跳绳、游泳、球类及骑自行车等，避免过于剧烈的运动。运动方式的选择要因人而异、量体裁衣，逐步增加运动强度及活动时间，不应引起肥胖儿童运动后食欲增强及食量暴增。身体活动贵在坚持，需要家长和幼儿园老师等的督促和配合。

肥胖儿童青少年常因运动时气短、动作笨拙而不愿意锻炼，因此要多参加力所能及的运动。一般活动性游戏由于坚持的时间较长，比激烈的短时间的运动竞赛能更多消耗能量。从运动方式来讲，采用一些既增加能量消耗又容易坚持的有氧运动项目，也可采用力量运动和柔韧性训练。可根据天气、居住环境、场地等具体情况选择运动方式。同时肥胖儿童要参加一些力所能及的家务劳动，如扫地、拖地、洗衣、整理房间等。每天中等强度有氧运动 60～90 分钟，分散的运动时间可以累加。运动量宜循序渐进，开始时每天运动的时间可以是 30 分钟，两周后逐渐增至60分钟及以上。坚持每天锻炼，每周5～7天才可起到控制体重或减轻体重的作用；抗阻肌肉力量锻炼隔天进行，每次10～20分钟。

（2）减少静态活动时间：随着科技的发展，手机、电视、电脑等娱乐方式不断推陈出新，丰富的儿童动画节目及网络的巨大吸引力和更新速度，吸引了儿童青少年将更多的时间花费在视屏活动上，导致对户外活动的兴趣大减，沉溺于家中看电视、玩手机和电脑游戏，形成的静态的现代生活方式。大量研究指出，身体活动和静坐行为与健康结局的关联相互独立。儿童静态活动时间大大延长，增加儿童超重、肥胖的发生风险。2016年，首次在我国学龄儿童中发现，儿童静坐时间与超重/肥胖的关系独立于身体活动和能量摄入，即使学龄儿童的身体活动水平达到推荐标准，长时间静坐也可增加超重和肥胖的发生风险[36]。美国NHANES（1999—2002）调查结果指出：每天看电视时间大于2小时的学龄前儿童发生肥胖的风险显著增加，且每天使用电脑的学龄前儿童有较高的皮下脂肪厚度。静态活动时间过长导致学龄前儿童发生肥胖的原因包括：身体活动时间因此减少、代谢率降低和不健康的零食摄入增加等。可见，应该限制学龄前儿童与手机、电脑、电视等电子屏幕产品的接触，减少视屏时间。让儿童青少年了解久坐不动和长时间视屏带来的健康危害，提醒他们每坐1小时，都要进行身体活动。不在卧室摆放电视、电脑，减少使用手机、电脑和看电视时间，每天不超过2小时，越少越好。总之，要逐步增加运动频率和强度，养成运动生活化的习惯，减少久坐的静态活动时间[37-38]。

4. 睡眠

国外研究发现，睡眠时间不足与儿童青少年肥胖密切相关。卧室中摆放电视、电脑会增加儿童视屏时间，从而相对减少睡眠时间。因此建议家长不要在儿童卧室内摆放电视、电脑等电子产品，以保证学龄前儿童充足的睡眠时间。小学生每天睡眠10小时，初中学生9小时，高中学生8小时[39-40]。

5. 家庭社会及健康素养

儿童青少年超重、肥胖是一个个人问题，也是一个家庭问题，甚至是一个国家的公共卫生问题。家庭社会因素是一种宏观方面的因素，对儿童青少年超重和肥胖的影响主要体现在家庭经济水平、家长受教育程度及家长职业等方面。我国儿童青少年超重和肥胖多发于经济状况较好的家庭，并和反映家庭经济状况的财富指数呈剂量-反应关系。同时，父母受教育程度高和父母职业较好是我国儿童青少年超重、肥胖的保护性因素。此外，研究发现，肥胖儿童的心理健康状况明显低于正常儿童，易自卑、抑郁等，儿童肥胖与众多心理社会行为因素及心理健康密切相关。创建一个支持环境、维护儿童青少年心理健康，培养健康知识和技能，采取生理的、心理的和社会的综合干预措施是有效预防控制儿童青少年肥胖发生的重要手段之一。

（1）创建支持环境：学龄儿童肥胖的预防控制需要一个支持环境，一方面是社会支持环境，另一方面是物质支持环境。

社会支持环境指政府、学校和家庭需共同合作，营造一个有利于肥胖防治政策执行的社会支持环境，增强肥胖儿童改善和保护自己健康的能力和信心。家长、老师、亲友和同伴给予坚定的支持，营造良好的人际交流环境，对取笑、歧视肥胖儿童的行为进行规劝和教育，减轻肥胖者心理压力等。

物质支持环境指采取适当的措施改善城市设施和交通工具，政府增加身体活动的场所，提供便利安全的运动设施；社区在现有条件下为孩子们提供安全的游戏和锻炼场地、组织一些集体活动；学校经常组织学生进行定期体检、筛查超重和肥胖，提供营养均衡的午餐，提供运动场所，帮助制订运动处方等。此外，社区和学校还应为学龄儿童提供健康咨询服务。

学龄前儿童成长的环境包括家庭、幼儿园和社会等多方面，对于学龄前儿童而言，家庭的影响是最重要的影响因素，家长的言语、行为和动机可直接和间接地影响儿童的饮食、运动习惯和生活方式。家长或其他监护人对儿童超重、肥胖的错误认知是导致肥胖发生的重要危险因素。学龄前儿童家长对儿童超重认知的调查研究发现，在所有超重的儿童家庭中，有81%的父亲和76%的母亲认为孩子的体重正常，并有32%的祖辈认为孩子胖是健康的象征。在中国传统文化中，“胖”是健康和富足的象征，意味着“福气”和“健康”，许多人都认为胖乎乎的孩子可爱且健康。在民间文学作品和民间工艺品中，胖娃娃的形象比比皆是，对胖的向往常常反映在家长鼓励孩子多进食，从而导致过度喂养，因此家长的信念与态度会影响学龄前儿童超重、肥胖的发生。此外，学龄前儿童的饮食和运动习惯主要受家庭饮食环境和生活方式的影响，家庭环境因素可与遗传因素协同作用，使子女与父母有相似的饮食和运动习惯，并可因此呈现肥胖的家族聚集性。由于环境因素的可改变性，为预防超重和肥胖提供了极好的空间。为了使学龄前儿童养成良好的饮食习惯和生活方式，除对儿童进行全方位的教导外，家长的榜样作用不可忽略。在对儿童家长进行预防肥胖的教育中，应强调家长的行为对儿童的影响，家长首先应改变不良的饮食习惯和生活方式，而不仅仅在言语上教育儿童，家长应更加注重健康素养的提高，注重自身行为，为儿童营造良好的家庭环境，早期培养学龄前儿童健康的饮食和生活行为习惯。

学龄前儿童的消化系统逐渐健全，摄食兴趣旺盛，加之多数儿童从家庭到幼儿园学习成长，由于环境的变化会使一些儿童特别兴奋，食量猛增，在这个容易发生肥胖的窗口期，如果没有给予饮食和运动等方面足够的重视，儿童很容易发生肥胖。因此，建议托幼机构要增加学龄前儿童的户外运动时间和活动量，开展各种丰富有趣的户外活动，寓教于乐，那么大多数学龄前儿童的肥胖是可以预防或治愈的。

(2) 培养健康知识和技能：开展多种形式的健康教育，使学龄儿童掌握健康行为和生活方式有关的知识和技能，了解合理膳食、身体活动的重要性，帮助他们建立形成健康的信念和行为，使自己能够控制影响自身健康的危险因素。健康教育的内容应包括：基本的营养知识、平衡膳食、身体活动的益处、运动的方法等，并培养学龄儿童将这些知识能够应用到实际生活和学习中，促进学龄儿童健康成长。

随着现代生活节奏加快，许多父母在家烹饪的时间很少，因此孩子经常同父母在外就餐。由于餐馆的就餐氛围较好，食物种类丰富，色香味俱全，脂肪和能量高，能激起儿童的食欲，增加进食量，且在外就餐时，家长一般对儿童的食量缺乏控制。此外，在外就餐也存在食品安全隐患，为了吸引顾客，烹调时往往会加入更多的油脂和调料等，因此经常在外就餐会导致儿童能量失衡而引发肥胖。有研究结果显示，经常在外就餐儿童的总能量摄入比不经常在外就餐的儿童要高[41]。

此外，电视上的食品广告影响儿童青少年对食物的喜好与要求[42]。电视食品广告中大部分为高脂、高糖或高盐食品，儿童因为好奇心强，容易受电视广告的影响。研究数据表明，约 40％的学龄前儿童会要求家长购买广告上的食物，而儿童对食物品牌的选择也受到广告的影响[43]。可见电视上的食品广告影响儿童对食物的选择，而看电视的同时更容易摄取高脂、高糖或高盐的食物及饮料，同时相对降低蔬菜、水果及乳制品的摄取。因此政府相关部门应加强对电视、网络播放儿童食品广告的管理，对高脂、高糖或高盐的食品广告进行限制等，为儿童的健康成长营造一个良好的社会大环境。

三、青壮年人群干预策略与措施[44-45]

超重和肥胖是可以预防的，超重/肥胖的个体也可以通过适当的措施恢复正常体重。肥胖症必须防治，它不仅损害身心健康，降低生活质量，而且与发生慢性病息息相关。对超重和肥胖症的普遍性干预是比较经济而有效的措施。

针对个体的超重或肥胖干预措施有很多，包括：膳食管理、身体活动管理、行为干预、药物治疗、手术治疗和粪菌移植等[46-48]。不同的干预方法适用于不同的个体状况及肥胖发展的不同阶段。超重/肥胖干预应该本着科学合理、因人而异、循序渐进的原则，切忌急于求成，特别要防范一些未经科学证实，甚至具有欺诈性质的，对身体有巨大潜在危害的药物和器材的使用。

应该认识到，一时的体重减轻不是超重与肥胖干预成功的标准。科学合理的干预措施不但可以使个体的体重减轻，还应该通过健康生活方式的养成，使健康体重得以维持。

超重和肥胖常常会导致个体功能的损害，也是很多慢性病的重要危险因素。超重/肥胖干预的长期目标是养成健康的生活方式，将体重指数（BMI）降低到正常水平（$<24\ kg/m^2$），逐渐降低机体所受的损害，即血压、血糖水平等得到

改善。一般来说，将初始体重降低5～6 kg，或降低初始体重的5％～15％即可视为干预措施有效；如果腰围减少，即使体重减少程度低于前面标准，也可以视为控制措施有效（表4-10）。

表4-10 肥胖预防和控制的长期目标

标准	治疗成功
减少多余的体重	5～6 kg或初始体重的10％
BMI的维持	＜24 kg/m^2
血压	任何减少
血糖	任何减少
血糖控制（HbA1c）)	任何改善
其他风险因素	任何减少

BMI的判断标准已经按照中国标准修订为24 kg/m^2。

来自World Health Organization. Western Pacific Region，International Association for the Study of Obesity. The Asia-Pacific Perspective. Redefining Obesity and its Treatment. Sydney：Health Communications Australia，2000.

超重/肥胖的干预措施

1. 饮食营养干预

膳食控制是最常见、最常用、最容易执行的体重控制方法。膳食营养干预，特别是单独控制膳食时，可以短时间内降低体重，但长期效果欠佳。一方面是因为长时间能量摄入不足难以坚持，另一方面体重的下降会使个体的基础代谢率下降，影响减重效果的持续性。

膳食干预的第一步是要让超重或肥胖个体认识到膳食种类、进食量及进食习惯的改变有助于他们保持健康的体重。在此基础上，还应评估个体当前食物摄入的情况和膳食模式，包括营养素是否充足，进食量、进食频次和进食时间是否得当等。

基于健康饮食原则的膳食控制对体重控制具有一定的效果，例如适度个体化的负能量平衡和低脂肪膳食。

适度低能量膳食是指个体能够忍受、且长期坚持的一种能量控制措施，每天减少能量摄入量500～600 kcal通常就能起到很好的作用。研究表明：假以时日，此种膳食模式的体重控制效果优于过度控制能量的个体，需要注意的是，能量的营养素来源比例仍然应该遵照：脂肪低于30％，碳水化合物占55％～60％以上，蛋白质占15％，个体每日摄入的总能量不应低于1200 kcal。

如果将膳食中的脂肪所占比例降低，用碳水化合物替代，称为低脂肪高碳水化合物膳食。低脂肪高碳水化合物膳食的体重控制效果仍有争论，但其心血管健康益处非常明显，而且在个体体重快速下降后，这种膳食结构对维持体重的作用比单纯控制总能量有更好的效果，如果将减掉的脂肪用相同比例的蛋白质替代则减重效果更好。

每日摄入能量如果低于1200 kcal，虽然减轻体重的效果更显著，但是很容易引起很多营养素的缺乏。长期低能量膳食难以坚持，效果不持久，常导致体重控制最终失败并可造成健康损害。所以这种方法需要在专业人员或营养师的指导下进行，需要完善的膳食计划和科学的体重维持措施。

每日摄入能量低于1000 kcal的膳食称为极低能量膳食（very-low-calorie diets，VLCDs），会造成体重的快速下降，仅适用于严重肥胖的个体或临床上的特殊需求，要在专业人员的严格监控下进行，需要适当补充蛋白质、矿物质和维生素。

2. 身体活动干预[49-51]

膳食营养干预与身体活动干预联合应用的减脂效果显著优于单独应用其中任意一种方法。身体活动还能有效防止瘦体重的丢失，同时可以促进脂肪组织的合理分布。身体活动促进体重减轻和控制的机制如下。

（1）增加机体能量的支出。

（2）提高个体的有氧适能（aerobic fitness），即有氧运动能力。

（3）改善机体的体成分，减少体脂肪含量，保持瘦体重，减少内脏脂肪沉积；

（4）提高机体脂代谢和氧化。

（5）抑制食欲，减少脂肪摄入。

（6）维持基础代谢水平，刺激食物产热效应。

（7）维持和增进肌肉体积和功能。

（8）增加胰岛素敏感性。

（9）改善血脂和血浆脂蛋白的构成。

（10）降低血压水平；促进心理健康。

有证据表明，即使低、中强度的身体活动对体重的减轻或维持都有很重要的作用，也要鼓励个体更多地参加身体活动，减少静息活动时间。

3. 行为干预

行为干预的目的是改善个体的饮食习惯（如吃什么、在哪儿吃、什么时候吃，怎么吃等），提高个体的身体活动水平及形成合理的生活习惯，调整个体的情绪等。行为干预在短期和持续的体重干预中都能够显示出显著的效果，尤其对儿童的行为影响则更为持久。行为干预应该是体重控制干预措施的重要组成部分，强调从认知出发，协助个体逐渐引起行为改变，进而形成健康的生活习惯。

行为干预首先帮助个体认识到当前行为的不足之处，制订循序渐进的改变计划，比如逐渐减少吃零食的习惯、改变零食的种类、丰富菜肴的品种、增加纤维素的摄入、每天坚持有目的的身体活动、避免熬夜、避免长久的静坐状态等，在执行过程中遇到问题时，干预者要帮助个体一起克服，对于阶段性成果可以适当鼓励和激励。

行为干预的核心内容包括：

（1）建立简单易行的记录每天的饮食和运动的方法。

（2）记录每天的饮食和运动量，找出不足并加以改正。

（3）宣传和掌握科学饮食和运动知识。

（4）注意重要营养素的补充。

（5）建立周围环境，家人、同事和同伴参与监督、鼓励和支持。

（6）持续的鼓励、激励和监督，避免反弹。

4. 环境建设

个体生活习惯、膳食习惯等的养成总是或多或少地受环境影响，个体生活的物理环境和社会环境严重影响个体的膳食和生活方式选择。应开展健康教育，建设公共运动设施和场地、健身步道、工作场所，引导和供给健康膳食，弱化高能低营养素密度食物和含糖饮料广告的影响等。

5. 其他

一些研究证明，中药、针灸、瑜伽等可能对体重控制有一定作用，但相关研究结果还不充分。

四、老年人群干预策略与措施

随着年龄的增长，老年人骨质疏松发生增加，肌肉萎缩，体脂含量相对增加。国内外研究资料表明，BMI低的老年人死亡率和营养不良风险增加，生活质量下降。因此，对于老年人的体重要给予针对性的评价，体重过低或过高都对老年人的健康不利[52]。原则上建议老年人的BMI最好保持在正常范围（18.5～24 kg/m^2）偏高的一侧；另外对于老年人肥胖的判断应当结合体脂测量和个体健康状况进行综合判断。对老年人体重管理的建议是在维持适宜体重的基础上，通过饮食和运动等干预措施，增加瘦体重或保持瘦体重不减少。

从2002年到2013年我国居民营养与健康调查数据来看，特别是农村地区60岁以上老年人的肥胖率依然处于增长的状态，而且女性高于男性[17]。肥胖与老年人的疾病发病率和死亡率有着直接的联系。随着年龄的增长，肥胖可以加重身体活动功能的降低和生活质量的下降。研究表明，肥胖是引起老年人衰弱的直接原因。所以对于老年人进行体重干预的同时，更应当注重尽可能地避免骨质疏松和肌肉萎缩，预防和改善肥胖并发症，从而提高老人的运动功能和生活质量[53]。

（一）老年肥胖的膳食干预

由于人体在老年时期的生理特性表现为咀嚼能力、消耗和吸收能力下降，酶和激素水平异常，心脑功能衰退，视觉、味觉、嗅觉等感官反应迟钝，食欲降低，肌肉萎缩、运动减少，能量消耗降低，这些变化可明显影响老年人食物的摄入[54]，导致各种营养素的摄入量下降；但是老年人对营养素的需要量并未减少，使老年人营养素缺乏和慢性病发生的风险增加。所以在老年时期，肥胖、骨质疏松和肌肉衰减症可能同时存在。所以，对老年人肥胖的干预必须综合各种影响因素，进行必要的健康指导。

随着年龄的增长，膳食结构改变，劳动强度降低，机体的能量需要降低，老年人容易发生超重和肥胖。由于老年人常常伴有高脂血症，动脉粥样硬化及冠心病、糖尿病、痛风等慢性疾病，所以控制老年人体重显得特别重要。

通过膳食干预控制体重的方法包括[3]：

1. 控制总能量摄入

每餐吃七八成饱，或者每天减少 50～100 g 主食。通常对于超重者可以按照平时所摄入的总能量，减少 20%～30%，肥胖者可以减少 30%～50%。同时增加蔬菜、水果、魔芋等低能量食品；减少糖及含糖饮料的摄入。

2. 多吃杂粮

适量利用杂粮，如玉米、豆类等含膳食纤维多的食品作为主食，这样既可以降低膳食的能量摄入，也起到平衡老年人血糖的作用。

3. 控制脂肪摄入

在原有膳食的基础上每天适量减少烹调用油，多以蒸、煮、炖的方式加工食物。动物性脂肪要挑选，由于鱼类脂肪含有多不饱和脂肪酸，对人体的健康有帮助，因此可以作为蛋白质和脂肪的首选；同时要避免摄入饱和的动物脂肪。

(4) 少喝酒、多饮水：乙醇饮料，尤其是白酒能量高，不利于体重控制。饮水对于老年人预防便秘有帮助。尤其是随着年龄的增长，老年人机体对于缺水的耐受性和敏感性都会降低，所以要提倡老年人主动饮水。

(5) 吃动结合：在体重控制过程中，不仅要控制饮食，同时也要增加运动，只有两者结合起来才能收到更好的效果。

（二）老年肥胖的运动干预

运动对老年人群的骨骼健康、降低肌肉衰减症的发展速度和控制适宜体重具有重要意义[55]。但是在进行运动干预前，需要进行体成分的分析，了解老年人的骨骼密度、肌肉和脂肪的含量及分布情况，遵循科学的方法对老年人的健康状况进行详细的分析和判断。同时结合个体基础疾病的状况，兼顾预防运动损伤等因素，制订合理的干预计划和目标。采取适宜的运动种类、强度和时间，有针对性地进行锻炼，从而达到科学健身、促进身体健康的目的。

1. 老年人运动的原则

安全、目标明确、循序渐进、量力而行是老年人通过运动进行体重管理、防控肥胖的原则。当老年人患有诸如心脏病、糖尿病、高血压等慢性疾病，或者有吸烟的习惯时，在开始运动计划之前应当咨询医生或专业的教练。

对于任何年龄段和身体条件的老年人来说，开展体育运动都应当以缓慢并且循序渐进的方式。如果此前没有运动习惯的老年人，就一定要从简单的低强度运动开始，然后再根据自身情况慢慢增加运动量和强度。在运动过程中，如遇到以下的症状应当及时就医，例如：出现此前从未有过的不明症状、胸痛、心律不齐、心动过速或心悸、严重的呼吸急促、原因不明的持续体重下降、足部或踝关节疼痛并无法自行缓解、摔倒后导致持续的疼痛或其他问题、视物模糊、关节肿胀等。

2. 老年人运动方案

老年人运动方案的制订应该按照“评估健康→制订目标→选择项目→设定强度→运动训练→评价效果”这样一个过程进行。这是一个不断循环、不断修订、不断补充的过程，也就是说要按照运动效果的评价和自我感觉来修订开始的目标，确定项目的适宜程度和运动量的强弱，然后按照新的方案进行训练，经过一段时间的训练再次进行效果评价，如此反复循环，制订出一套最适宜自己的训练方案。

（1）评估目前的健康状态：根据以往的体检报告可以得知自己的血糖、血脂和血压是否正常，是否患有糖尿病、高血压、心脏病和高脂血症等健康问题。

在一周的时间内，记录每天自己全部的活动情况，将工作日和周末的运动情况都详细记录下来。通过记录的内容，判断身体的状态，评估运动能力。运动能力的评估方法如下。

1）耐力：选择一条固定的线路，记录下自己每次走完的时间。

2）上肢力量：2 分钟内能做几次推举？

3）下肢力量：如果坐在椅子上站起再坐下，2 分钟之内能完成多少次？

4）平衡：单脚站立能坚持几分钟（在某个固定的物品旁边练习，失去平衡时可以避免受伤）？

5）柔韧性：面对一个稳固的椅子坐好，伸出一条腿，放在对面的椅子上，脚跟朝地，脚趾指向天花板。弯曲另一条腿，上身慢慢前倾，用手够伸展腿的脚，看看自己能伸出多远。

（2）设定目标：目标是运动要达到的效果，包括身体的生理指标、运动能力、自身的主观感受等。当然，在设定目标之前首先要了解目前自身的状况和能力，以及今后想如何开始运动。想一想周一至周五以及周末应当如何安排，想花多长时间休息，多长时间做运动？想做哪种运动？

（3）选择运动项目：老年人要每天保持一定的运动量来维持身体健康，无论是体育运动还是有规律的活动都很好。选择适合自己日常习惯和需要的项目，选择自己感兴趣的项目，根据自己的经济能力和健康情况酌情选择。

选择自己喜欢的项目，如果喜欢一个人运动，可以试试游泳、园艺或散步；

如果喜欢两个人搭档练习，可以选择网球或跳舞；喜欢集体活动，可以选择篮球或一些健身课。

结合自己的作息时间和预算进行选择，既可以每天都安排几次短时间的运动，或者每周固定运动几天，其他时间休息，也可以将运动作为每天必须完成的一项任务。

充分考虑自己的健康状况进行选择。当然，选择运动项目时别忘了充分考虑自己的健康状况。如果你不经常做比较剧烈的体育运动，开始运动或者打算增加运动量之前一定要咨询医生。如果最近曾经做过股骨头或背部手术，或者患有一些慢性疾病，以及暂时无法控制的健康问题，也一定要咨询医生。没有任何医生会阻止患者做运动，但是他们会根据个体情况给出安全提示和科学建议。

3. 运动强度、运动量与运动频率

老年人应当就运动强度问题向医生进行咨询，这与预防其他类型的疾病一样重要。如果健康状态比较稳定，至少一年咨询一次医生。如果身体在运动过程中变得更好或更差了，请及时咨询医生，以便对目前的运动计划进行合理的调整。医生会帮助选择最适合老年人的运动项目，并减少在运动中受伤的风险。

尽量坚持每天至少做 30 分钟的中等强度耐力训练。如果每天抽不出整段的 30 分钟时间，可以每次做 10 分钟，每天做 3 次。最好能每天坚持，即使做不到 30 分钟也比从早到晚什么都不做要好。每周做两次以上的力量训练，每次训练要兼顾所有的主要肌肉群，每次持续 30 分钟，但不要连续两天练习同一个肌肉群。

4. 避免受伤

运动损伤对于老年人健康的伤害较年轻人更为严重。选择适宜的运动方式和强度、适宜的运动环境和装备，及时监测和评估运动过程中的健康指标，对于保障老年人避免运动中的伤害具有重要意义。

第三节　运动干预

肥胖预防中的运动干预，主要指通过主动改变生活方式，在日常生活中有计划、有规律地安排运动，并达到一定的运动量和运动强度，保证一定的能量消耗，从而帮助实现体重管理和促进健康的目标。运动干预包括体重管理目标和运动计划的制订、运动前风险评估和运动计划的实施、运动监控和科学管理，以及运动健康效果评价等多个环节，这些环节共同构成运动干预的有效流程[56]，其中任何一个环节薄弱或缺失，都会影响运动干预在人群中预防肥胖的效果。

一、运动干预在肥胖预防中的作用

（一）运动消耗机体能量物质有助于减控体重

人体运动时，机体中的糖、脂肪和蛋白质均参与供能，但主要通过分解糖和脂肪供能。运动中，人体的心率和呼吸加快，摄氧量（VO_2）水平随运动强度增加而增加，血液循环加快，去甲肾上腺素和胰高血糖素等激素水平升高，促进糖和脂肪的分解，为肌肉工作提供能量。人体中的糖主要以肝糖原和肌糖原形式储存，是肌肉工作时主要的能源物质。脂肪主要储存在脂肪组织和肌肉组织，是人体内最大的能量储存库，运动时机体需要动员和转移脂肪酸到工作肌中分解供能。糖和脂肪供能的比例依不同运动强度而变化，在低到中等强度［60%最大摄氧量（VO_2max）以下］运动时，糖原和脂肪是主要消耗的能源物质；当运动强度增加至60%～65%VO_2max时，糖供能增加而脂肪供能比例下降；当运动强度进一步增大直至VO_2max时，肌肉就会通过糖酵解生成乳酸等无氧方式来保持供能。因此，在大多数健身运动中，糖原提供最多的能量，脂肪则是低强度运动和运动后身体恢复过程中重要的供能物质[57]。

长期坚持运动，使脂肪组织更新率加快，运动时脂肪充分分解，脂肪分解速率往往远大于工作肌利用率，当运动停止后，几乎90%分解的脂肪酸都被再酯化为三酰甘油（甘油三酯）；长期运动可使肌内脂肪氧化利用率提高。因此，低、中等强度运动是消耗脂肪最好的途径，长期坚持有助于减少肥胖的发生。

（二）运动有益于身心健康

运动可以消耗能量物质，结合膳食管理还能够有效预防肥胖，同时，运动还是改善代谢、提高体能、促进健康的积极方式。研究证实：

1. 运动使机体代谢产生适应性变化

运动使调节糖、脂肪和蛋白质代谢相关的激素应答反应发生变化，有关的酶活性升高与降低；脂肪酸氧化能力提高的同时糖原利用率降低，身体供能潜力更大；运动能力提高，心肺功能改善。

2. 运动可以改善身体素质

运动不仅是机体能量消耗的过程，也是运动技能学习和形成的过程。运动可以发展肌肉力量，还能够提高身体柔韧性、灵敏性和协调性等综合身体素质，使骨关节韧带强壮，生活质量得到改善，特别对于老年人群还具有防跌倒、减少骨折等意外发生的作用。

3. 运动可以促进心理健康

良好的运动习惯有助于身心健康，长期运动不仅能减控体重，还可以提升愉悦和幸福感，减少心理疾病的发病率，获得良好的人际关系和社会适应，改善心理健康状况。

4. 适宜运动+合理膳食是控制体重的有效方法

二者相辅相成，共同作为健康体重管理的一部分，达到保持理想体重、事半功倍的效果，并且减少体重反弹的可能性。

二、体重管理目标和运动计划的制订

（一）体重管理目标

肥胖或消瘦与身体各系统功能、代谢状况及某些未来疾病风险相关，因此，做好体重管理可以在一定程度上降低某些慢性疾病患病风险，如高血压等心脑血管疾病、高血脂、糖尿病及代谢综合征等。

减控体重的管理目标，即达到与保持理想体重——不同年龄、不同性别人群的正常体重范围不同，BMI 不超过 25～30。在制订具体体重管理目标时也要参考个体的体脂率、肌肉与脂肪的比例、一般健康状况及个人意愿。制订体重管理目标前，需要获得的健康信息包括：当前体重、理想体重、BMI 以及体成分（如体脂率、肌肉含量及分布情况等）、一般健康指标（血压、血脂、血糖、肝肾功能、运动系统功能状况等）、每日能量需求及膳食能量摄入情况等，从而决定增肌和减脂的目标值。计算达到目标体重所需的时间周期，制订每周、每月、半年体重改善目标和运动能量消耗方案，一般按照每周体重减少不超过 0.5 kg 的速度，计划在 3～6 个月内至少减轻体重的 5%～10%。

根据体重管理目标，制订运动计划，对于运动计划的实施情况以及周期性测评的结果，阶段性地反馈和调整，制订明确的周期运动计划可以保证身体在科学及良好适应的前提下，轻松达到体重管理目标。

（二）运动计划的主要内容

针对肥胖预防制订运动计划，既要消耗能量，也要兼顾提高体能和身体素质。完整的运动计划应包括有氧训练、力量训练、热身和放松，以及运动技能的学习等，即要考虑运动方式、运动强度、运动时间、运动频率，以及运动计划持续的时间等具体内容。

1. 有氧训练

有氧训练是通过连续不断和反复多次的身体运动，在一定时间内完成一定运动强度的运动量，维持运动的供能方式以有氧代谢为主。有氧训练应每周进行 5～7 天，每次 30～60 分钟，比如，每周累计 150 分钟以上的中等强度（40%～60%VO_2max）运动，可以有效地促进脂肪分解，减少身体脂肪堆积，预防肥胖和防止体重反弹[58]。有氧训练又称“心肺功能训练”，可以改善心肺功能。在运动方式的选择上，可以根据自身情况和个人喜好，选择慢跑、健步走、游泳、骑车、球类等。日常健身运动的运动强度和能量消耗情况[59]见表4-11。

表4-11 日常健身运动的运动强度和能量消耗情况计算公式

运动项目	安静部分（MET）	水平运动部分（MET）	垂直运动部分（MET）
走路	3.5	0.1×速度（米/分）	1.8×速度×坡度
跑步	3.5	0.2×速度（米/分）	0.9×速度×坡度
自行车	3.5	3.5	1.8×功率÷体重

（引自Garber CE，Blissmer B，Deschenes MR，et al. ACSM's guidelines for exercise testing and prescription. 10th edition. Philadelphia：Wolters Kluwer，2017）

以60 kg体重，以6 km/h（100 m/min）的速度平地走步1小时为例，消耗的能量为（3.5＋0.1×100)ml/(kg·min）×60 kg×60 min×4.9 kcal/L÷1000＝238 kcal

（1）运动频率：即每周执行运动计划的天数，推荐给大多数成年人的运动频率是每周进行5～7天中等强度运动的有氧运动，或3～5天中等和更大强度的运动，频率随着运动强度而变。当运动者每周运动超过3天时，心肺耐力的提高有减缓趋势，如果运动超过5天就会出现提高的平台；而当运动者每周进行超过5天的较大强度时，发生骨骼肌肉损伤的概率会增加。有些运动参与者习惯通过每周仅1～2次较大强度、运动量特别大的活动来消耗能量，这种情况下，发生骨骼肌肉损伤和心血管意外的风险增高，一般人不建议采用。

（2）运动强度：运动强度与获得的健康益处以及体重管理目标的达成具有明确的疗效反应关系，低于最小强度或阈值的运动无法刺激机体的VO_2max等生理参数发生改变。大量研究结果显示，通过运动获益的最小阈强度与多种因素有关，包括运动者的心肺耐力水平、年龄、健康状况、生理差异、基因、日常体力活动水平，以及社会和心理因素等，对于以体重管理为目的的运动者，较低强度的运动就可以提供有效的刺激。为获得更多的健康益处，一般推荐大多数成年人进行中等（40%～60% VO_2max）或较大强度（60%～90% VO_2max）的运动；如健康状况不良则进行低强度（30%～40% VO_2max）或中等强度的有氧运动。如需要变换训练形式也可以采用间歇训练，即在一次训练中包含多个不同运动强度的练习，且各个练习之间有固定的间歇时间。其中，每段练习的持续时间和强度以及间歇时间取决于训练目的及运动能力水平，间歇训练可以提高一次训练课的总强度或平均强度，但其作为体重管理的训练方法，其安全性和长期效果还需要进一步评估，仅在运动水平达到一定级别时建议采用。

运动强度的评估方法可以有多种，依据不同评估方法都可以有效制订出用于体重管理的运动计划，不同评估方法指导运动计划的能量消耗可能有所差异。常用运动强度评估方法包括：HR%法、VO_2%法、METs法及主观强度感觉（RPE）得分。对于抗阻训练强度，通常用RM%来表示（见表4-12）。

表 4-12 运动强度的评估方法[59]

强度	HRmax%	VO_2 max%	RPE	METs	抗阻运动相对强度（RM%）
低	＜57	＜30	很轻松（≤9）	＜2.0	＜30
较低	57～＜64	30～40	很轻松到尚且轻松（9～10）	2.0～3.0	30～＜50
中等	64～＜76	40～60	尚且轻松到有些吃力（12～13）	3.0～6.0	50～＜70
较大	76～＜96	60～90	有些吃力到很吃力（14～17）	6.0～8.8	70～＜85
大	≥96	≥90	很吃力（≥18）	≥8.8	85

（改自 Garber CE，Blissmer B，Deschenes MR，et al. ACSM'S guidelines for exercise testing and prescription，10th edition. Philadelphia：Wolters Kluwer，2017）

（3）运动时间：指一段时间内进行体力活动的时间总和，即每次训练课的时间、每天或每周运动的时间累计。成年人的推荐运动量为，累计每天进行 30～60 分钟、每周至少 150 分钟的中等强度运动，或每天至少 20～60 分钟（每周至少 75 分钟）的较大强度运动，或中等和较大强度运动相结合的运动。而每天不足 20 分钟的运动时间对健康也是有益的，尤其是以前经常处于静坐少动状态的人群。以体重管理为目的的运动训练可能需要更长的时间（每天至少 60～90 分钟）。推荐的体力活动时间可以在一次训练课中完成，也可以通过一天中几次至少持续 10 分钟的活动累计完成，特别是对于没有锻炼基础的人可能对 10 分钟以下的运动也会有良好的适应性和效果。

2. 力量训练

肌肉力量的增加可以提高基础代谢率，使身体在静息和运动状态下消耗更多的能量，还可以有效提高骨骼的承重能力，缓解骨质疏松，减少心血管危险因素，降低全因死亡率、CVD 事件以及躯体功能限制性疾病的发生风险，特别对于老年人（≥65 岁），进行爆发力等练习还可以对抗肌肉势能的下降，减少意外摔倒的风险，以及延缓失能状态的发生，同时，力量训练本身也会消耗一定的能量，对于有些力量训练方法，如间歇训练或循环训练等，由于训练强度较大，消耗能量更为显著，因此也是体重管理目标下运动计划的重要内容[60]。

（1）力量训练频率：推荐给以体重管理为目的，以及发展和保持一般肌肉力量的力量训练频率为：每周对每一部位大肌群（胸部、肩臂部、上背部、下背部、腹部、臀部和下肢）训练 2～3 天，同一肌群的练习时间应至少间隔 48 小时。这种方法适用于未经训练或进行业余训练的体重管理者。可以在一次训练课中练习所有大肌群（即整体法），或者每次训练课仅针对部分肌群进行练习（分部法）。例如：在周一和周四锻炼上半身肌群，在周二和周五锻炼下半身肌群。采用分部练习，需要在每周 4 天都安排力量训练，以保证每个肌群每周练习 2 次，这样可以缩短每次训练的时间。分部法和整体法都是有效的，多种训练安排也有助于提高体重管理者参与力量训练的依从性。

（2）力量训练方式：力量训练可以分为有器械或无器械（即自体体重训练），以及日常简便的弹力带、小哑铃等练习，都可以达到一定的肌肉训练效果。力量训练应包括多关节或复合练习，即能调动多个肌群参与的动作（如卧推、肩部推举、下拉、臂屈伸、下背伸展、卷腹两头起、深蹲等），运动计划中也应该包括单关节练习，如肱二头肌弯举、肱三头肌伸展、股四头肌伸展、小腿臂弯举、提踵等。肌肉不平衡会引起损伤，为了促进肌肉平衡发展，在进行力量训练时应同时练习主动肌和拮抗肌，如腰部和腹部肌肉、股四头肌和腘绳肌。

（3）力量训练量（组数和重复次数）：力量训练时每一个肌群练习 2～4 组，可以采用同一个动作来完成这些组数，也可以由动员同一肌群的不同动作来组合完成。合理的组间休息时间为 2～3 分钟。采用不同的力量训练组合练习同一肌群可以增加训练的趣味性和多样性，降低训练的精神疲劳感，提高依从性。对于每一个肌群，多组锻炼比较少组数的锻炼形式效果更好，但即便只做 1 组也可以提高肌肉力量，特别是对于初学者。力量训练的强度和选择的负荷重量则需要依据运动者能够完成的最大重复次数（1 RM）%来确定。对于体重管理者来说，力量训练的主要目的是提高肌肉力量和耐力，每组动作的重复次数推荐为 8～12 次，换算成阻力负荷就是 1 RM 的 60%～80%。例如，某人的 1 RM 为 50 kg，则提高肌肉力量和耐力的训练阻力负荷应为 30～40 kg，运动者在完成每组动作时都应感到瞬间疲劳，避免当肌肉达疲劳点之后继续训练造成拉伤，特别是运动训练的初始阶段；如果力量训练的主要目的是提高肌肉耐力，则每组练习次数应该增加到 15～25 次，组间休息较短（1～2 分钟），同一肌群练习 1～2 组即可，负荷重量不超过 1 RM 的 50%为宜；对于老年和身体素质较差的运动者，由于更容易发生肌腱损伤，因此在开始阶段建议多重复次数，如 10～15 次/组、60%～70%的 1 RM 强度，适应以后再逐渐增加负荷。

（4）力量训练技术：为使训练效果最大化和避免受伤，任何力量训练都要求按照动作规范来完成，包括采取正确的姿势，缓慢而有控制的动作、注意力集中、在全关节活动范围内活动肢体，并且采用正确的呼吸方法（即向心阶段呼气、离心阶段吸气，并且避免憋气的 Valsalva 动作），不建议初学和一般健身者在没有训练基础的情况下进行单次最大负荷（1 RM）的力量训练。在进行器械抗阻训练时，应该由有资质的体能训练专业人士对每一个动作进行指导。当训练产生适应，肌肉力量增强后，如希望进一步提高，应循序渐进地增加阻力、组数和频率；如希望保持在现有水平，则维持现有力量训练负荷，每周训练 1 天即可保持现有肌肉力量水平。

3. 热身和放松

运动参与者需要学习正确的热身和放松方法。每次训练都应包括以下部分：热身、身体训练、放松。热身阶段由5～10分钟的小到中等强度的有氧和肌肉耐力运动组成，通过热身可以充分动员心、肺、肌肉等身体系统，为正式的训练内容做好准备。热身不仅可以增加肌肉的温度和关节活动度，还可以降低发生损伤的风险。热身阶段采取动态的有氧运动和拉伸动作较为适宜。放松在正式训练后进行，进行整理活动的目的是使运动时升高的心率和血压逐渐恢复到正常水平，同时消除机体在较大强度运动时肌肉产生的代谢产物，使紧张的肌肉得到整理和放松，以及提高柔韧性。运动训练后一般采用静态拉伸进行放松，一般时间为10分钟左右。正确有效的热身和放松可以使身体很好地从安静状态过渡到运动状态，再回到安静状态，减少损伤机会，使身体适应得更好[61]。

4. 其他

运动计划的内容还包括神经-肌肉训练，即身体协调、灵敏和平衡能力等基本运动素质训练，以及一些运动项目如球类等的专项运动技术学习。身体基本运动素质和专项运动技术水平的提高可以使运动者更好地参与到运动训练中，体验到运动的乐趣，减少损伤机会，提高依从性，更好地坚持运动计划。

三、运动前风险评估和运动计划的实施

运动前风险评估包括心肺功能的评估和运动损伤两类风险的评估。在运动计划开始执行前，评估个体发生心脑血管意外、猝死的风险（是否诊断有哮喘，是否具有脊柱、关节韧带损伤的风险）可以最大限度降低运动带来的风险和伤害[62]。流行病学调查证实，与安静状态相比，进行较大强度运动时，发生心血管事件的风险会增加，但健康人发生心血管事件的绝对风险很低，而对于具有已诊断或隐匿性心血管疾病的个体，在较大强度体力活动时心脏猝死和（或）心肌梗死发生的风险则显著上升。据报道，人群中进行较大强度体力活动时心脏猝死的绝对风险为每年15 000～18 000人中有1例死亡，中年或老年人发生心脏猝死或急性心肌梗死的风险高于年轻个体。此外，静坐少动个体在参加不常进行的运动或强度较大的运动时，心源性猝死和急性心肌梗死的比率也异常增加，而体力活动活跃或健康的成年人较体力活动不足者发生心血管疾病的风险低30%～40%，进行运动前心血管系统风险评估可以降低心血管意外的发生率。

根据有无CVD危险因素、症状和体征，和（或）确诊的心血管、肺、肾或代谢疾病，可以将运动参与者分为低危、中危或高危人群。CVD高危人群包括：男性≥45岁，女性≥55岁，具有两个或两个以上CVD危险因素，有CVD症状和体征，确诊的心脏、肺或代谢性疾病。对于高危人群，由于CVD风险的增加，美国心脏病协会（ACC）/美国心脏协会（AHA）均推荐在中等强度或较大强度运动前进行运动测试。对于中低危人群来说，运动测试信息也有助于提供制订安全有效运动计划的信息，因此也可以进行运动测试帮助制订运动计划。

运动损伤风险筛查包括运动系统病史及检查，如有无既往关节、韧带、肌肉损伤史和手术史，有无慢性运动系统疾病和疼痛，并通过功能检查和测试身体各主要关节活动度及力量情况进行损伤风险评估，从而对运动者适宜和不适宜从事的运动，以及运动计划开始执行后如何避免损伤进行指导。

所有以体重管理为目标的运动者在开始运动计划之前，都应该通过自述病史或健康风险评估问卷进行运动前风险筛查，或咨询运动健康指导专业人士[63]。运动前风险自我筛查可以通过 PAR-Q 问卷等工具完成。PAR-Q 问卷适用于 15～69 岁运动者，主要内容包括：

1. 医生是否曾经告诉过你患有心脏病，并只能参加医生推荐的体力活动？
2. 当您参加体力活动时，是否感觉胸痛？
3. 自上个月以来，您是否在没有参加体力活动时发生过胸痛？
4. 您是否曾因头晕跌倒或曾失去知觉？
5. 您是否有因体力活动变化而加重的骨或关节疾病（如腰背痛，膝关节或髋部疼痛）？
6. 最近医生是否因为您的血压或心脏问题给您开药？
7. 您是否知道一些您不能进行体力活动的其他原因？

（引自 Garber CE，Blissmer B，Deschenes MR，et al. ACSM'S guidelines for exercise testing and prescription，10th edition. Philadelphia：Wolters Kluwer，2017）

如果其中有一个问题回答为“是”，则需要在开始运动计划前向医生或运动健康指导师咨询。如果所有问题回答全部为“否”，则可以开始执行运动计划，但也要缓慢并循序渐进地进行。

四、运动计划的执行

运动计划需要完善的执行才能收到预期效果。为预防肥胖而制订的运动计划是一份需要长期纳入生活习惯的方案，需要运动者和专业人士共同努力，在科学的指导下共同完成。执行运动计划还需要解决以下几个问题。

（一）运动环境的选择

应尽可能选择专业的运动场所和运动地面进行运动锻炼，如田径场或田径馆的塑胶跑道、专业球场，如果条件不允许，也要尽可能选择缓冲性好一些的地面，可以减少关节撞击，减少损伤机会。室内环境相对于公园、公路等户外环境也更为安全。

（二）必要的运动装备

包括舒适轻便的运动服装和运动鞋、护具等，特别是与运动项目适合的运动鞋能够吸收地面缓冲，保持蹬地力和合理的作用方向，便于移动，特别对于体重较大者来说，是重要的运动防护装备。必要的运动护具也可以在一定程度上帮助缓解关节压力。

(三) 正确的运动技术动作

运动者需要在专业人员指导下学习正确的训练动作，获得精确的运动感受，学会自行监控运动强度和运动负荷的方法，以及了解基本的运动损伤防护知识。

(四) 团队训练与个人训练模式

根据个人不同情况，可以分别选择团队训练和个人指导下训练。团队训练的优势在于运动氛围好，能够互相鼓励，有助于运动计划的坚持，特别是初始者运动习惯的养成。如果选择个人训练，则需要在一对一专业人士指导下进行，减少不当训练造成的损伤或过度训练。

五、运动计划与其他体重管理计划相结合

体重管理有赖于能量平衡，受能量摄入与能量消耗的共同影响。“少吃多动”是运动干预和营养干预共同预防肥胖的基本原则[64]，超重或肥胖的个体要减重，其能量消耗必须超过能量摄入，通过运动和其他活动增加能量消耗的生活方式干预和管理体重，可以顺利减少初始体重的 9%～10%。但是，与减少能量摄入相比，运动在减控体重方面的影响较小。运动预防肥胖的效果在能量摄入小于基础代谢时下降。因此，应把适当减少能量摄入和足够强度和负荷量的运动干预结合起来，这对超重和肥胖人群以及体重正常人群都是很必要的。在建立减控体重目标后，需要健康指导专业人士、营养师、运动专家等与参与者本人进行沟通，改变饮食习惯和制订运动目标，在这两个行为上共同改变才能获得长期显著的减控体重效果。如依据体重管理目标及需要减脂的重量，参考预期的减控体重周期，每日减少 200～500 kcal 能量摄入，同时增加 200～500 kcal 的能量消耗，制订适宜的膳食控制计划和运动计划并坚持完成，在日常能量消耗和摄入的记录和计算上，将二者结合起来，周期性、阶段性进行考评，以取得良好的体重管理效果。

六、训练计划的进度

运动计划一般以周和月为周期，在身体逐渐适应某一阶段训练负荷后，是否增加训练强度和训练量则取决于个体健康状况、身体能力、训练反应及个人目标等因素。关于实施和调整运动计划，在运动计划的开始阶段，建议逐渐增加运动的时间/持续时间。推荐给一般运动者的合理进度为，在运动计划的最初 4～6 周

中，每1～2周将运动时间延长5～10分钟。当规律运动至少4周以后，在后续运动计划中，逐渐增加频率、强度和时间达到指南推荐的标准。在增加训练负荷时应遵循循序渐进原则，把肌肉反应、损伤、疲劳等可能性风险降到最低。

七、运动监控和科学管理

（一）运动过程的监控方法和手段

对运动过程实施监控的目的在于保证运动负荷达到预定的水平，使身体保持适应良好，避免运动过度和损伤问题。常用监控手段主要包括心率、能量消耗记录、RPE评分等[65]。通过心率和脉搏监控训练强度简便易行，可以在运动过程中或训练间歇使用心率表或手数颈部脉搏实现，配合RPE评分，监控训练强度是否达到和保持理想的水平。在运动过程中佩戴和使用能量消耗仪，可以更为准确地记录运动中的能量消耗，判定是否达到预期的运动负荷和能耗目标。另外，在运动中还需要随时关注运动系统是否适应，关节、韧带有无逐渐累积的不适和疼痛感，肌肉有无拉伤和酸痛，如果在运动的第二天晨起有明显的疲劳感、安静时心率加快或关节不适，则提示存在训练过度或运动损伤前兆，需要调整运动计划，并及时向运动医学科或运动健康指导专业人士咨询。

（二）利用多媒体等手段加强科学运动管理

运动预防肥胖是一个长期的过程，需要参与者持之以恒，根据个人情况和习惯，选择个人指导下训练或团队训练的方式，达到更好的训练效果，提高锻炼的依从性，愉悦的运动体验可以帮助参与者坚持运动计划。随着科学技术的发展，目前市场上出现了很多手机运动APP、模拟环境训练等多媒体运动指导技术，这些可以帮助运动者和指导者之间建立紧密的联系，实现更为快捷的实时训练指导、监控和反馈。如运动专家可以通过在线方式，获得运动参与者的各种身体数据，实时了解运动计划的执行情况并加以指导，大大扩充了专业指导人士的服务范围和服务人群数量；来自不同地域的运动者也可以通过在线方式，营造一种团队训练的氛围，提升运动过程中的竞争性和趣味性，使运动者更容易坚持运动计划；各类室内健身器材如室内自行车、跑步机等，也可以通过加装辅助虚拟室外自然条件下的运动环境，以及通过游戏、虚拟教练、背景音乐等方式激励运动者完成运动过程。越来越多的多媒体手段正在被开发和应用到家用运动健身场景中，成为帮助运动计划执行和实现运动监控的有效手段。

（三）运动健康效果评价和阶段反馈

阶段性评价和反馈可以帮助运动者将运动计划调整到最优状态，收到更好的体重管理效果。阶段性评价的内容不仅包括体重、体成分、体脂率、内脏脂肪水平等变化情况，还包括健康改善情况、体质提升情况等。健康改善情况除常规体检指标外，还应包括睡眠、心理、疲劳程度等一般健康情况，骨密度、血管健康改善状况，以及心肺耐力、肌肉力量、身体协调及运动能力等，通过运动干预获得的是健康状况的整体改善以及身体能力的整体提升。阶段性评价可以以周、月或更长时间为周期进行，视评价指标而定。测评结果由医生或运动健康指导人员进行解释，并据此对运动计划进行必要的调整。应将评价结果和运动计划的调整情况提供给运动者，以指导下一阶段运动训练。对于一般成年人，阶段性评价指标和周期设定见表 4-13。

表 4-13 成年人阶段性健康评价指标和评价周期

评价内容	评价指标	测评周期
体重管理	体重	每天/每周
	体成分（体脂率）	每月
健康状况	血压、心率	每天
	睡眠、心理、疲劳	每周
	骨密度	每 3 个月
	血糖、血脂等生化指标	每半年
	动脉硬化程度	每半年/每年
身体素质	肌肉力量	每周/每 3 个月
	心肺耐力	每半年
	身体协调、灵敏、平衡	每半年

（引自 Garber CE，Blissmer B，Deschenes MR，et al. ACSM's guidelines for exercise testing and prescription，10th edition. Philadelphia：Wolters Kluwer，2017）

当体重下降过快、身体出现疲劳和机能下降时，应适当减少运动负荷，放缓体重管理的速度；体重变化不明显、身体功能显示适应良好时，则应适当增加运动负荷，配合膳食方案，适当加快体重达理想状态的进度；当体重、身体成分和身体机能都达到较为理想的状态时，则可以进入运动保持阶段，用较小的时间和成本维持运动健身效果[66]。

（赵文华　谢敏豪　王京钟　米杰　杨振宇　杨正雄　翟屹
安楠　成果　朱欣娅）

参考文献

[1] 中共中央国务院."健康中国 2030"规划纲要. 中华人民共和国中央人民政府网站，2016-10-25.

[2] 中国营养学会. 中国居民膳食营养素参考摄入量（2013 版）. 北京：科学出版社，2014.
[3] 中国营养学会. 中国居民膳食指南 2016. 北京：人民卫生出版社，2016.
[4] 中国营养学会. 食物与健康—科学证据共识. 北京：人民卫生出版社，2016.
[5] WHO. Consideration of the evidence on childhood obesity for the Commission on Ending Childhood Obesity：report of the ad hoc working group on science and evidence for ending childhood obesity. Geneva：Switzerland，2016.
[6] Fall CH. Evidence for the intra-uterine programming of adiposity in later life. Annals of Human Biology，2011，38：410-428.
[7] Li Y，Jaddoe VW，Qi L，et al. Exposure to the chinese famine in early life and the risk of metabolic syndrome in adulthood. Diabetes Care，2011，34（4）：1014-1018.
[8] Wang Y，Wang X，Kong Y，et al. The Great Chinese Famine leads to shorter and overweight females in Chongqing Chinese population after 50 years. Obesity（Silver Spring）. 2010 Mar，18（3）：588-592.
[9] Stein AD，Kahn HS，Rundle A，et al. Anthropometric measures in middle age after exposure to famine during gestation：evidence from the dutch famine. Am J Clin Nutr，2007，85：869-876.
[10] Brion MJ，Ness AR，Rogers I，et al. Maternal macronutrient and energy intakes in pregnancy and offspring intake at 10 y：exploring parental comparisons and prenatal effects. Am J Clin Nutr，2010，91：748-756.
[11] Christian P，Stewart CP. Maternal micronutrient deficiency，fetal development，and the risk of chronic disease. J Nutr，2010，140：437-445.
[12] Oken E. Maternal and child obesity：the causal link. Obstet Gyn Clin N Am，2009，36：361-377.
[13] Nehring I，Schmoll S，Beyerlein A，et al. Gestational weight gain and long-term postpartum weight retention：a meta-analysis. Am J Clin Nutr，2011，94（5）：1225-1231.
[14] Yang Z，Huffman SL. Nutrition in pregnancy and early childhood and associations with obesity in developing countries. Mater Child Nutr，2013，9（Suppl 1）：105-119.
[15] Adair LS，Fall CH，Osmond C，et al. COHORTS group. Associations of linear growth and relative weight gain during early life with adult health and human capital in countries of low and middle income：findings from five birth cohort studies. Lancet，2013 Aug 10，382（9891）：525-534.
[16] American College of Obstetricians and Gynecologists. ACOG Committee opinion no. 548：weight gain during pregnancy. Obstet Gynecol. 2013，121（1）：210-212. （2016 reaffirmed）
[17] 国家卫生计生委疾病预防控制局. 中国居民营养与慢性病状况报告（2015 年）. 北京：人民卫生出版社，2016.
[18] Dewey K. Breastfeeding and other infant feeding practices that may influence child obesity. In：Eating Behaviors of the Young Child：Prenatal and Postnatal Influences on Healthy Eating（eds L. Birch & W. Dietz）Elk Grove Village，IL：American Academy of Pediatrics，2008：69-93.

[19] Gillman MW, Mantzoros CS. Breast-feeding, adipokines, and childhood obesity. Epidemiology, 2007, 18: 730-732.

[20] Kramer MS, Matush L, Vanilovich I, et al. Effects of prolonged and exclusive breastfeeding on child height, weight, adiposity, and blood pressure at age 6.5 y: evidence from a large randomized trial. Am J Clin Nutr, 2007, 86: 1717-1721.

[21] Koletzko B, von Kries R, Closa R, et al. Lower protein in infant formula is associated with lower weight up to age 2 y: a randomized clinical trial. Am J Clin Nutr, 2009, 89: 1836-1845.

[22] Baird J, Fisher D, Lucas P, et al. Being big or growing fast: systematic review of size and growth in infancy and later obesity. BMJ, 2005 (Clinical Research Ed.) 331: 929.

[23] Ong KK, Ahmed ML, Emmett PM, et al. Association between postnatal catch-up growth and obesity in childhood: prospective cohort study. BMJ (Clinical Research Ed.) 2000, 320, 967-971.

[24] 李晓慧，丁宗一，文红，等. 我国11城市3～6岁儿童单纯肥胖症危险因素分析. 中华临床医师杂志（电子版），2011，5（1）：26-31.

[25] Franchetti Y, Ide H. Socio-demographic and lifestyle factors for child's physical growth and adiposity rebound of Japanese children: a longitudinal study of the 21st century longitudinal survey in newborns. Bmc Public Health, 2014, 14 (14): 334.

[26] González L, Corvalán C, Pereira A, et al. Early adiposity rebound is associated with metabolic risk in 7-year-old children. Int J Obesity, 2014, 38 (10): 1299-1304.

[27] Stettler N, Lotova V. Early growth patterns and long-term obesity risk. Curr Opin Clin Nutr Metab Care. 2010, 13 (3): 294-299.

[28] Claes O, Mattias L, Ensio N, et al. Age at adiposity rebound is associated with fat mass in young adult males-the GOOD study. PloS One, 2012, 7 (11): 488.

[29] Hof MHP, Vrijkotte TGM, De Hoog MLA, et al. Association between infancy BMI peak and body composition and blood pressure at age 5～6 years. PloS One, 2013, 8 (12): 182.

[30] 陈芳芳，米杰，王天有，等. 北京市儿童青少年青春期发育与肥胖相关关系的研究. 中国循证儿科杂志，2007，2（1）：14-20.

[31] 金蕾萍，杨莉敏，张伟敏，等. 学龄前儿童肥胖的预防和干预. 中国儿童保健杂志，2008，16（3）：363-364.

[32] Kranz S, Findeis JL, Shrestha SS. Use of the revised children's diet quality index to assess preschooler's diet quality, its sociodemographic predictors, and its association with body weight status. J Pediatr (Rio J), 2008, 84: 26-34.

[33] Cheng G, Ruonan D, Sibylle K, et al. Development of a dietary index to assess overall diet quality for chinese school-aged children: the Chinese children dietary index. J Acad Nutr Diet, 2016, 116 (4): 608-617.

[34] Savage JS, Fisher JO, Marini M, et al. Serving smaller age-appropriate entree portions to children aged 3～5 y increases fruit and vegetable intake and reduces energy density and energy intake at lunch. Am J Clin Nutr, 2012, 95: 335-341.

[35] Campbell K, Crawford D. Family food environments as determinants of preschool-aged children's eating behaviours: implications for obesity prevention policy. Aust J Nutr Diet, 2001, 58: 19-25.

[36] Xue H, Tian G, Duan R, et al. Sedentary behavior is independently related to fat mass among children and adolescents in South China. Nutrients, 2016, 8 (11): 667.

[37] Anderson SE, Economos CD, Must A. Active play and screen time in US children aged 4 to 11 years in relation to sociodemographic and weight status characteristics: a nationally representative cross-secional analysis. BMC Public Health, 2008, (8): 366.

[38] Mendoza JA, Zimmerman FJ, Christakis DA. Television viewing, computer use, obesity, and adiposity in US preschool children. Int J Behav Nutr Phys Act, 2007, 4: 44.

[39] Reilly JJ, Armstrong J, Dorosty AR, et al. Early life risk factors for obesity in childhood: cohort study. BMJ, 2005, 330: 1357-1359.

[40] Taveras EM, Rifas-Shiman SL, Oken E, et al. Short sleep duration in infancy and risk of childhood overweight. Arch Pediatr Adolesc Med, 2008, 162 (4): 305-311.

[41] 胡小琪，刘爱玲，张倩，等. 小学生午餐在外就餐与肥胖及代谢异常的关系. 中国学校卫生，2012，33 (6)：641-643.

[42] Buijzen M, Schuurman J, Bomhof E. Associations between children's television advertising exposure and their food consumption patterns: a household diary- survey study. Appetite, 2008, 50: 231-239.

[43] AktasArnas Y. The effects of television food advertisement on children's food purchasing requests. Pediatr Int, 2006, 48: 138-145.

[44] 中华人民共和国卫生部疾病控制司. 中国成人超重和肥胖症预防控制指南. 北京：人民卫生出版社，2006：15-33.

[45] 世界卫生组织编. 肥胖的防治—世界卫生组织咨询会报告. 牛胜田，崔彦红，高凌，等译. 北京：人民卫生出版社，2001：15-30.

[46] 朱炜. 成人肥胖干预措施研究的新进展. 肠内与肠外营养，2011，18 (4)：241-243.

[47] 葛晓龙，丁超. 粪菌移植改善肥胖和糖尿病病人的研究进展. 肠内与肠外营养，2015，22 (6)：370-373.

[48] 史轶繁. 肥胖症临床诊治手册. 上海：上海科学技术出版社，2001.

[49] Hill JO, Commerford R. Physical activity, fat balance, and energy balance. Int J Sport Nutr, 1996, 6: 80-92.

[50] Kleges RC, Kleges LM, Haddock CK, et al. A longitudinal analysis of the impact of dietary intake and Physical activity on weight change in adults. Am J Clin Nutr, 1992, 55: 818.

[51] Jonas S, Edward M. ACSM's Exercise is Medicine(TM): A Clinican's Guide to Exercise Prescription. USA, American College of Sports Medicine, 2009.

[52] Galanos A, Pieper C, Cornoni-Huntley J, et al. Nutrition and function: is there a relationship between body mass index and the functional capabilities of community-dwelling elderly? J A Geriatr Soc, 1994, 42 (4): 368-373.

[53] Villareal DT, Banks M, Siener C, et al. Physical frailty and body composition in obese

elderly men and women. Obes Res, 2004, 12: 913-920.

[54] Syed Q, Hendler KT, Koncilja K. The impact of aging and medical status on dysgeusia. Am J Med, 2016, 129: 753. e1-6.

[55] Landi F, Calvani R, Tosato M, et al. Impact of physical function impairment and multimorbidity on mortality among community-living older persons with sarcopaenia: results from the ilSIRENTE prospective cohort study. BMJ Open, 2016, 6: e008281.

[56] 中华人民共和国卫生部疾病预防控制局. 中国成年人身体活动指南. 北京: 人民卫生出版社, 2011.

[57] 国家体育总局. 科学健身指导丛书《全民健身计划 2011—2015 年》. 北京: 人民卫生出版社, 2011.

[58] U. S. Department of Health and Human Services. 2008 Physical Activity Guidelines for Americans. Rockville, 2008.

[59] Swain DP, American College of Sports Medicine. ACSM's Guidelines for Exercise Testing and Prescription. 10th ed. Baltimore (MD): Lippincott Williams & Wilkins, 2017.

[60] U. S. Department of Health and Human Services. Physical Activity Guidelines Advisory Committee Report. Washington, 2008.

[61] Donnelly JE, Blair SN, Jakicic JM, et al. American College of Sports Medicine Position Stand. Appropriate physical activity intervention strategies for weight loss and prevention of weight regain for adults. Med Sci Sports Exerc, 2009, 41 (2): 459-471.

[62] Myers J, Arena R, Franklin B, et al. Recommendations for clinical exercise laboratories: a scientific statement from the American Heart Association. Circulation, 2009, 119 (24): 3144-3161.

[63] Troiano RP, Berrigan D, Dodd KW, et al. Physical activity in the United States measured by accelerometer. Med Sci Sports Exerc, 2008, 40 (1): 181-188.

[64] Flegal KM, Carroll MD, Ogden CL, et al. Prevalence and trends in obesity among US adults, 1999-2008. JAMA, 2010, 303 (3): 235-241.

[65] Tharrett SJ, Peterson JA. American College of Sports Medicine. ACSM's Health/Fitness Facility Standards and Guidelines. 4th ed. Champaign (IL): Human Kinetics, 2012.

[66] Donnely JE, Blair SN, Jakicic JM, et al. American College of Sports Medicine Position Stand. Appropriate physical activity intervention strategies for weight loss and prevention of weight regain for adults. Med Sci Sports Exerc, 2009, 42 (2): 459-471.

第五章　肥胖的治疗

章节综述

临床上对肥胖及相关疾病的治疗管理一直极为关注，早在 2012 年，美国临床内分泌医师协会（American Association of Clinical Endocrinologists，AACE）、美国内分泌学会（American College of Endocrinology，ACE）联合肥胖共识委员会（Consensus Conference on Obesity，CCO）将肥胖定义为慢性非传染性疾病，并在随后的 2～4 年中陆续发布了以肥胖相关并发症为管理核心的分期方法，以及对应的更为积极的管理措施[1-2]。这类疾病具有共同的特点，即需要终身进行管理和治疗。

肥胖的成因非常复杂，除遗传等不可改变的因素外，环境因素和不良的行为习惯是主要的外因。目前，针对肥胖的管理主要集中在限制能量摄入和增加能量消耗两方面。饮食和运动干预通常有效。因不易坚持，一旦停止行为纠正，体重容易反弹。减重中采取不科学饮食控制者，体重反弹往往更严重。减重困难与肥胖发生过程中的诸多病理生理改变有关，常见的高胰岛素血症使得常规的饮食控制及运动干预难以见效，尤其是针对病态肥胖患者，单纯生活方式干预效果不佳。因此，在肥胖的管理中，改变其异常病理生理状态也是重要的手段。

目前针对减重的药物研发进展不大。多数被美国食品和药品监督管理局（U. S. Food and Drug Administration，FDA）批准用于减重的药物基本都是在治疗其他疾病的过程中发现其兼有减重作用。由于多种药物具有不同不良反应，临床治疗中需谨慎选择适应证，且未能广泛应用于肥胖人群，因此，目前药物治疗肥胖尚未被临床常规采用。减重手术作为治疗严重肥胖，以及合并严重肥胖相关疾病患者的重要手段，近年来逐步得到业内外的认可。其减重及相关疾病治疗效果确定，临床操作相对简单，随着手术技术的不断完善，以及术后管理水平的不断提升，远期和近期并发症均逐步减少并能得到良好控制。对于严重肥胖者，减重手术是目前较可靠的解决手段。

即便采取各种手段能有效降低肥胖患者体重，如何维持效果仍然是临床上面临的棘手问题。体重管理的核心其实是有效的膳食管理和行为修正，适度的心理干预也是管理中的重要环节。有效的体重管理需要多学科协作的综合手段，才能达到和保持理想的效果。

第一节　肥胖的治疗原则

肥胖作为一种慢性非传染性疾病，其防治应遵循常见慢性非传染性疾病的管理模式，以疾病的三级预防和治疗为基本原则。治疗目标需同时关注肥胖本身和体重相关的并发症，以改善患者的健康状况和生活质量。要想达到目的，均需要遵循筛查、诊断、临床评估、制订治疗方案和治疗目标的流程，在各环节持续进行评估和修正。

肥胖的筛查和诊断除了遵循传统评估手段外，还应充分考虑种族、年龄、性别等因素，结合病理生理改变做出判断。一旦分层，即应根据评估启动三级预防。

一级预防：针对发生肥胖的高危人群，通过公共教育、改造环境，以及促进健康的饮食和运动等行为，预防超重和肥胖的发生。

二级预防：通过筛查，对已经确诊为超重和肥胖的个体进行并发症的评估。通过积极的生活方式干预阻止体重的进一步增加，并防止肥胖相关并发症的发生，必要时可以考虑使用药物减轻体重。

三级预防：采用生活方式干预、膳食管理联合减重治疗的方式，达到减轻体重或改善肥胖相关并发症、预防疾病进一步发展的目的。必要时可使用减重手术的方法。

第二节　规范化干预流程的建立

规范化干预流程建立的主要目的，是保证体重管理各环节操作的科学性和可行性，从而使体重管理达到理想的效果。实施过程中，需要在每个环节对相关指标进行不断的评估，并根据新的情况重新调整。流程应该包括针对个体的多维度评估、三级预防措施的建立、体重与相关指标的监测以及随访周期的制订。实施中每3～6个月对干预效果进行重复评估，并根据最新的机体状态调整干预手段。超重/肥胖成年、儿童患者的规范化干预流程图分别见图5-1、图5-2A和图5-2B。其中儿童青少年的体重判定标准参照了《学龄儿童青少年超重与肥胖筛查》（WS/T 586—2018）针对该年龄段制订的随年龄BMI百分位数的分层标准[3]。

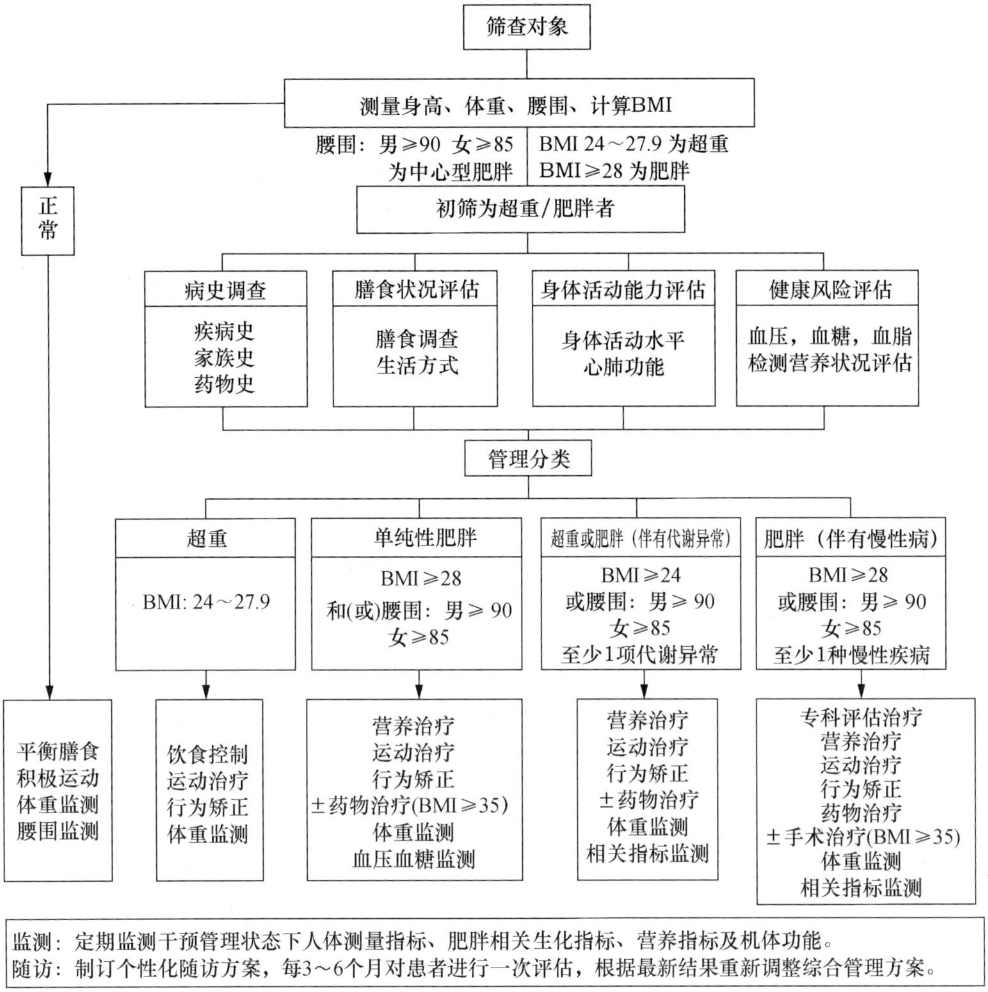

图 5-1　超重、肥胖成年患者的规范化干预流程图

注：BMI 为体重指数，单位为 kg/m^2；腰围：单位为 cm

一、评估

经筛查为超重、肥胖者，应首先对肥胖的类型和病因、身体状态、能量平衡，以及运动能力进行测评，为单纯性肥胖的个体制订适宜的三级管理手段提供依据。

二、措施

根据评估结果，为肥胖个体制订营养、运动、药物或手术等不同方法独立或联合的管理措施，基本改善措施和治疗方法如图 5-1 所示。

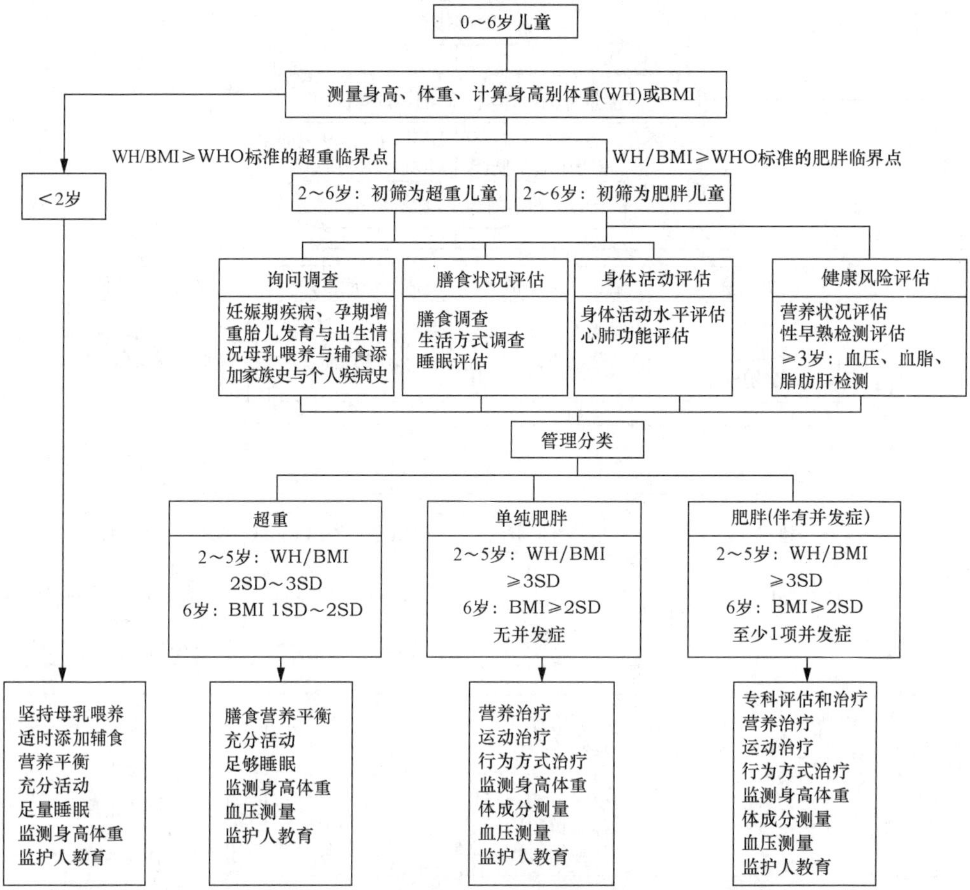

图 5-2A　超重、肥胖儿童规范化干预流程图——学龄前儿童

注：WH（weight for height）：身高别体重

BMI（body mass index）：体重指数，单位为 kg/m^2

WHO（world health organization）：世界卫生组织

三、监测

定期监测干预管理状态下的体重、身体成分、机体功能，以及和肥胖相关的生化指标，如血糖、血脂，以及营养相关指标等的变化，以便调查方案，达到预期效果。

四、随访

结合个体具体情况，制订每 3～6 个月的随访计划，定期对个体进行前述指标的评估，并根据最新的状态重新调整综合管理方案。

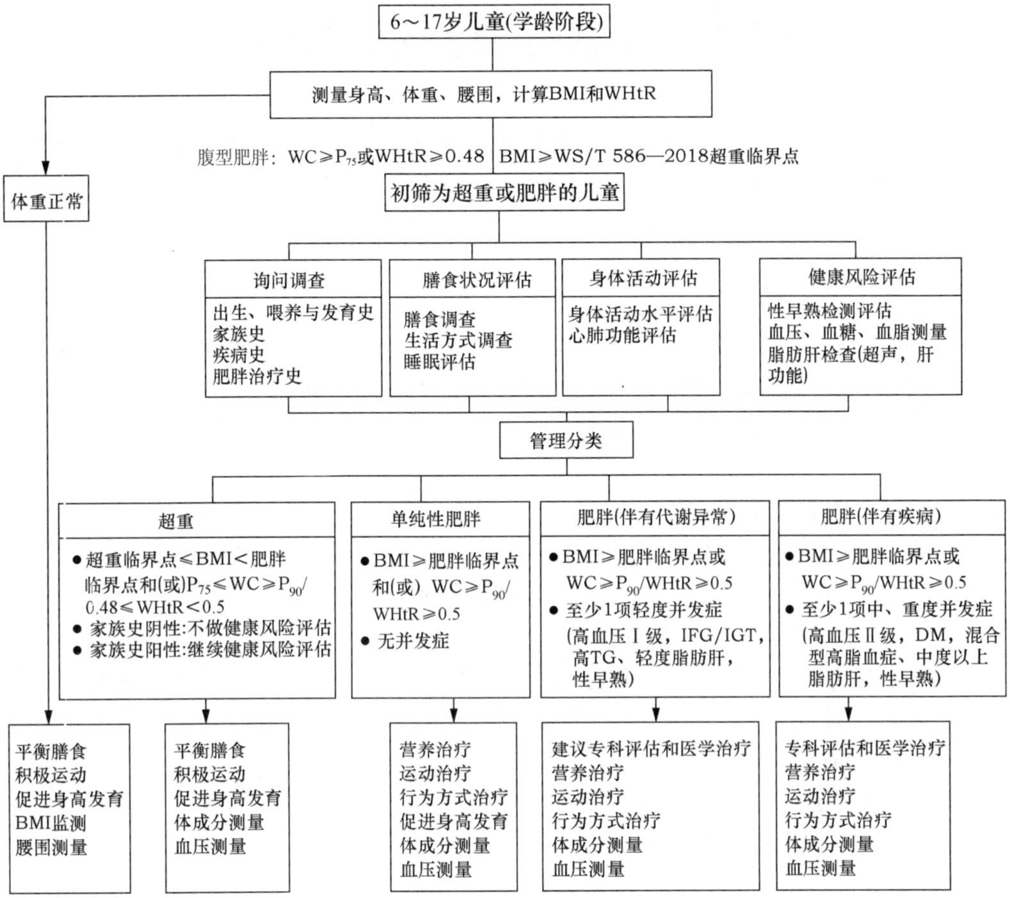

图 5-2B　超重、肥胖儿童规范化干预流程图——学龄期儿童

注：WC（waist circumference）：腰围（单位为 cm）；以 90 百分位作为判定腹型肥胖的临界点

WHtR（waist to height ratio）：腰围身高比；以 WHtR≥0.5 作为判定腹型肥胖的临界点

IFG（impaired fasting glucose）：空腹血糖受损

IGT（impaired glucose tolerance）：糖耐量受损

IFG/IGT：糖尿病前期

DM（diabetes mellitus）：糖尿病

TG（triglyceride）：三酰甘油

IFG/IGT：统一成为糖调节受损或糖尿病前期

超重、肥胖判定采用《学龄儿童青少年超重与肥胖筛查》（WS/T 586—2018）

［马冠生，季成叶，马军等. 中国 7～18 岁学龄儿童青少年腰围界值点研究［J］. 中华流行病学杂志，2010，31（6）：609-615.］

第三节　与减重治疗相关的评估[4]

肥胖的管理涉及营养、运动、药物和手术，以及行为心理修正等多种干预方式，每种干预措施的制订均需要依据针对个体在不同角度的评估来完成。

一、病理生理评估

针对超重的个体，首先应该了解相关病史，确定其超重或肥胖的相关病理基础，目的为鉴别肥胖类别。以生活方式为基础的体重管理手段通常只对单纯性肥胖有效，为三级预防分层提供依据。具体应包含以下内容：

1. 既往史

询问患者是否患有糖尿病、高血压、血脂异常、冠心病、脑血管病、骨关节炎、阻塞性睡眠呼吸暂停综合征（OSAS）；女性是否有妊娠糖尿病、巨大儿生育史及月经稀发病史。据此了解个体肥胖相关并发症和合并症的情况。

2. 家族史

询问患者两代亲属内罹患糖尿病、高血压、血脂异常、早发心血管疾病等情况，以判断其与肥胖可能相关的遗传情况。

3. 鉴别诊断

针对肥胖的常见继发性因素进行检测判断，如肾上腺功能（ACTH、COR）、甲状腺功能（TSH）、性激素、胰岛素水平等。

4. 既往治疗史

体重变化情况，是否有过减肥不成功病史；是否有特殊用药史，如抗精神病药物等。

二、营养状态评估

体重指数（body mass index，BMI）仍然是最常用的评估人体营养状态的指标。此外，腰围、腰臀比、腰高比，以及身体成分检测也更加广泛应用于临床，以更为准确地判断肥胖的类别，以及与肥胖相关疾病的关系。除人体测量指标外，生化检测指标，如血浆蛋白质、血脂谱等，也可以作为评估营养状态的标志。

三、能量平衡评估

能量平衡评估应包括能量摄入与能量消耗两部分。

（一）能量摄入评估

通常采用三日饮食称重记录法、24小时膳食回顾法，以及食物频率法。不同方法之间有时可结合使用。通过对食物种类、数量的分析，获取总能量摄入、三大营养素摄入量和能量占比，以及蛋白质和脂肪酸的种类及来源。结合营养状态及病理生理评估结果，获取饮食摄入与疾病状态之间的可能关系。此外，膳食调查中了解的烹饪方法、餐次分配和喜好口味等饮食习惯也为后续制订饮食管理方案提供个性化指导依据。

（二）能量消耗评估

目前多采用公式计算的方法获取个体每日能量消耗预估值。但该方法只考虑了性别、年龄、身高、体重四个因素，对于肥胖个体而言，由于身体脂肪通常超标，但是组织代谢水平相对偏低，因此采用代谢车进行静息代谢率的检测较公式计算的方法更为准确。通常静息代谢率可以等同于基础代谢率。对于普通人群，基础代谢率通常占人体总能量消耗的60%～75%。据此，可以推算出个体全天总能量需求。结合其对体重管理的需求，可以在满足个体基础能量需求的基础上，针对超重和肥胖状态制订不同程度的负能量供给。如果无条件检测代谢率，可以采用通用系数法，结合个体的体力活动水平和肥胖程度所对应的能量消耗系数，以理想体重为单位，计算满足目标的能量需求。

四、运动状态评估

运动是减重和维持理想体重的重要生活方式之一。针对单纯性肥胖的个体，有氧运动可以帮助减少脂肪；对脂肪增多同时合并肌肉减少的个体，在制订有氧运动处方的同时，需结合抗阻运动，促进肌肉的增长，以尽量减少体重的反弹。运动评估应该包含运动安全性和心肺耐力两部分。通常采用运动负荷试验即可评估运动中最严重的心血管缺血性危害，避免猝死的发生。在进行运动负荷试验的同时，可以获得相关数据计算有氧运动强度对应的适宜心率范围，为制订运动处方做指导。有条件者可以实际测定运动能量消耗，以及最大脂肪氧化对应的运动强度，并制订更为精确的有氧运动方案。

第四节　营养治疗

营养治疗是肥胖综合管理的基础。对于轻、中度肥胖患者，合理的营养治疗可取得一定疗效，对于重度并伴有严重并发疾病的患者，则常需配合药物和手术治疗。

一、营养治疗的核心原则

肥胖症营养治疗的核心原则是使患者的能量代谢处于负平衡状态，即一方面降低能量摄入，另一方面增加能量消耗。在制订和实施营养治疗方案时，应遵循平衡膳食原则，保证蛋白质、必需脂肪酸、矿物质、维生素和膳食纤维等营养素的合理摄入量与适宜的分配比例，同时兼顾个体化原则，纠正患者的不良饮食习惯。营养治疗的基本原则是采用合适的膳食模式，维持肥胖患者的身心健康，降低减重对机体造成的不良影响，减少机体的脂肪含量。故在实施营养治疗时，应遵循以下 3 点：

1. 决定合适的能量摄入量。
2. 适当的营养素分配比例和供给。
3. 纠正不良的膳食习惯，建立合理的膳食和习惯。

二、平衡膳食方案制订

（一）控制总能量摄入

一般可根据理想体重确定每日能量摄入量，理想体重的计算公式为：男性理想体重（kg）＝［身高（cm）－100］×0.9；女性理想体重＝［身高（cm）－100］×0.85。每日所需总能量＝理想体重（kg）×每千克理想体重所需能量。每千克理想体重所需要的能量根据患者的活动量有所不同，一般卧床的患者为 15 kcal/kg，轻体力活动者 20～25 kcal/kg，中体力活动者 30 kcal/kg，重体力活动者 35 kcal/kg。1 kg 人体脂肪约含 29 260 kJ（7000 kcal）能量，故若 1 周内减重（脂肪）0.25～0.50 kg，需每日减少能量摄入 1045～2090 kJ（250～500 kcal）。对能量摄入的控制程度因人而异，但一般总体需要控制在 1000～1500 kcal 的范围内，同时患者需坚持体育锻炼，增加能量的消耗。

减重是个动态过程，需不断调整能量摄入。当机体适应当前的低能量摄入，基础能耗也相应降低，因此如果仍采取同样的能量摄入，往往在治疗开始后 1～2 个月出现体重停滞不降的适应性现象。此时，除采用运动方式来促进体重进一步下降外，还需再次调整能量摄入。一般减少能量摄入的程度控制在每次 418 kJ（100 kcal）以内，每 2 个月调整 1 次，直至体重降至目标体重。之后维持该能量摄入以维持目标体重。

（二）培养营养均衡的膳食习惯

很多人认为，肥胖就是营养过剩，减肥应当减少营养摄入。其实这是一个误区，不能把肥胖简单地归结为营养过剩，盲目节食减肥往往越减越肥。肥胖是代谢紊乱的结果，有营养过剩的胖子，也有营养不良的胖子，而大多是营养不均衡造成的，即营养过剩与营养缺乏并存，换言之，可能某些营养素摄入过多，某些营养素又摄入不足。有研究结果显示，肥胖人群矿物质和维生素的摄入处于一种相对缺乏状态。肥胖者应该减少饱和脂肪酸、糖类以及大量淀粉类食物的摄取，保证足量的高质量蛋白质的摄入，适当补充多种矿物质与维生素，有助于明显降低体重、体脂含量、血压和血脂水平，改善脂代谢和提高机体的代谢水平。“高饱腹慢消化减肥法”是一种值得提倡的健康减肥理念，食物可以丰富多样，选择高营养素密度、高膳食纤维、高饱腹感、低血糖反应的天然食材，比如粗杂粮、薯类、豆类、新鲜蔬菜和水果等。同时改变烹调方法，以生食、水煮、白灼、清蒸为主，少油、少盐。这样的减肥餐营养供应充足，不降低机体代谢率，有助于改善代谢紊乱，减重效果平缓、不易反弹。

地中海饮食（mediterranean diet，MD）泛指希腊、西班牙、法国和意大利南部等处于地中海沿岸的南欧各国人民以蔬菜、水果、鱼类、五谷杂粮、豆类和橄榄油为主的饮食风格。研究发现，地中海饮食可以减少患心脏病的风险，保护大脑避免血管损伤，降低发生脑卒中和记忆力减退的风险。

DASH 饮食是由 1997 年美国的一项大型高血压防治计划（dietary approaches to stop hypertension，DASH）发展而来的饮食。在该项计划中发现，如果饮食中含有足够的蔬菜、水果、低脂（或脱脂）奶，以维持足够的钾、镁、钙等离子的摄取，并尽量减少饮食中的油脂量，特别是富含饱和脂肪酸的动物性油脂，可以有效降低血压。因此，现在常以 DASH 饮食作为预防及控制高血压的饮食模式。DASH 饮食提倡多蔬果和低脂乳制品，适量的全谷物、鱼肉、禽肉和坚果，控制油、盐、糖和红肉。总体而言，DASH 饮食低钠、高钾、高钙、高镁、高纤维。如罹患一些特殊疾病，对饮食有限制，如高钾血症、严重肠炎等，此饮食模式不适用。

（三）脂肪

多项研究证实，减重膳食中脂肪供能比例应与普通膳食（20%～30%）一致，过低或过高都会导致膳食模式的不平衡。应限制饱和脂肪酸与反式脂肪酸的摄入量，增加植物脂肪占总脂肪摄入的比例，每日胆固醇摄入量不宜超过 300 mg。研究报道，ω-3 多不饱和脂肪酸（polyunsaturated fatty acids，ω-3PUFA）对肥胖者的动脉弹性、收缩压、心率、血三酰甘油（甘油三酯）及炎症指标等均有明显改善，可增强减重效果[5]。因此膳食中宜增加富含 ω-3 多不饱和脂肪酸的植物油。

（四）蛋白质

由于降低了饮食摄入的总能量，必然导致产生能量的宏量营养素摄入降低，应适当提高蛋白质的供给比例（达到 1.2～1.5 g/kg，或占总能量的 15%～20%），保证减重过程中的正氮平衡，以降低心血管疾病风险、增加骨矿物质含量等[6]。不同来源的蛋白质减重效果不同，有研究发现，大豆蛋白的减脂作用优于酪蛋白，且其降低血液中总胆固醇和低密度脂蛋白胆固醇的作用也更明显。但不建议超重或肥胖人群长期食用高蛋白质膳食。合并糖尿病的患者推荐使用乳清蛋白，有助于促进胰岛素分泌、改善糖代谢和短期内减轻体重。

（五）碳水化合物

碳水化合物是人体的主要能量来源之一，应根据蛋白质、脂肪的摄入量来确定碳水化合物的供给量（占总能量的 40%～55%），过低或过高都将导致膳食模式不平衡。碳水化合物的来源应参照《中国居民膳食指南 2016》，以淀粉类复杂碳水化合物为主，保证膳食纤维的摄入量达到 25～30 g/d。严格限制简单糖（单糖、双糖）食物或饮料的摄入。对于合并糖尿病的患者，碳水化合物要注重食物品种的选择，不能单纯降低主食量，推荐增加低升糖指数（glycemic index，GI）食物的比例，以避免低血糖或酮症的发生。

（六）补充维生素、矿物质和水分

肥胖与某些微量营养素的代谢异常相关，尤其是钙、铁、锌、维生素 A、维生素 D 及叶酸的缺乏。肥胖和膳食减重也可引起骨量丢失[7]。一项 Meta 分析显示，肥胖群体患维生素 D 缺乏症的风险比正常人群高 35%，比超重人群高 24%[8]。在减重干预的同时补充维生素 D 和钙可以改善减重效果。肥胖症患者往往伴随高血压、冠心病、糖尿病、高脂血症等并发症，因此需要适当补充脂溶性和水溶性维生素，尤其要注意膳食中 B 族维生素和维生素 C 的正常供给，饭后食用各种新鲜蔬果，补充矿物质元素。为了维持机体的正常能量代谢，每日水的摄取量不得低于 1000 ml，尤其是重度肥胖症患者，体内脂肪、能量的代谢都需要水的参与，因此尤其要注意水分摄入的充足。

三、膳食营养治疗的模式

除上述根据个体的实际评估情况制订个性化体重管理的营养方案外，还有一些固定的营养模式，在实际操作中相对简便，也具有适当的减重作用。饮食模式与营养配方对体重控制的效果比较见表 5-1。

表 5-1　常见体重控制膳食方法的特点与评价

膳食名称	特点	评价
限能量平衡膳食（CRD）	每天控制在男 1000～1800 kcal/d，女 1200～1500 kcal/d；或在现有能量摄入基础上减 500～750 kcal/d。 三大营养素供能比为碳水化合物：脂肪：蛋白质＝（50%～60%）：（20%～30%）：（15%～20%）	有效减轻体重，降低体脂，改善代谢，易长期坚持达到减肥目标，无健康风险。 适于所有年龄阶段及不同程度的超重及肥胖人群
低能量平衡膳食（LCD）	每天控制在 800～1200 kcal/d，比正常能量摄入减少 50%左右。 三大营养素供能比为 CHO：FAT：PRO＝（50%～60%）：（20%～30%）：（15%～20%）	可有效降低体重和体脂，易出现营养代谢问题，需要适量补充微量营养素。 需要在营养师/医生指导和监护下使用
极低能量膳食（VLCD）	每天限制饮食在 400～800 kcal/d。能量主要来自蛋白质，脂肪和碳水化合物受到严格限制	明显减少瘦体重，易增加电解质紊乱，出现痛风。 一般为医院管理用膳食，需要适量补充微量营养素。 必须在医生和营养师严格指导和监护下使用
轻断食/间歇式断食膳食	1 周 5 天正常进食，其他 2～3 天（非连续）摄取平常膳食 1/4 的能量（男 600 kcal/d，女 500 kcal/d），即 5：2 膳食模式	有益于体重控制和代谢改善，但易出现营养代谢紊乱。 不适于孕妇和儿童减肥。 患者依从性较好，长期坚持较易。 长时间（如超过两个月）应用需要在营养师指导下进行
高蛋白膳食	基于低能量膳食，蛋白质摄入占总能量 20%以上，以肉类和蛋类等高蛋白食物为主或添加蛋白粉	减脂，保留瘦体重；更适于伴有高 TG 和高 TC 的成年肥胖者。 可增加全因死亡风险。 使用时间不宜超过半年。 不适于孕妇、儿童、青少年和老年人，以及肾功能异常者
代餐	以多维营养素粉或能量棒等非正常的餐饮形式代替一餐或多餐的膳食，或是代替一餐中的部分食物	作为低能量的一餐或多餐的替代，可有效减低体重和体脂。是营养素补充和减少能量摄入的一种较好方式。 高蛋白低脂肪低碳水化合物配方有利于维持瘦体重。 改善胰岛素敏感性。 不适于孕妇和儿童减肥
低碳、极低碳水化合物膳食	每天膳食碳水化合物在 20～90 g。基于低能量，CHO 占总能量＜40%，FAT 30%～60%。 CHO≤总能量的 20%为极低或无碳水化合物膳食，常指 CHO 在 20 g 以下，仅从蔬菜、水果中获得	短期快速减体重，瘦体重丢失增多。 低碳不能长期使用，通常不可超过 1 个月。 重度肥胖（BMI＞35）可以在营养师或医生指导监护下使用。不适于儿童、青少年及老年人。 增加全因死亡率风险；短期内 LDL↑、游离脂肪酸↑；血管壁受损；便秘等胃肠功能障碍，肾功能障碍；增加结肠疾病风险因子；维生素、矿物质等营养素缺乏、骨质流失；易导致抑郁、愤怒等精神症状

续表

膳食名称	特点	评价
地中海饮食	以蔬菜、水果、鱼类、五谷杂粮、豆类和橄榄油为主的平衡饮食结构	降低某些肿瘤风险，减少心血管疾病危险因素和代谢综合征的风险，改善脂肪肝和胰岛素抵抗，改善肾功能。 对体重控制没有更多获益
DASH 饮食	提倡多蔬果和低油脂。营养特点为低钠、高钾、高钙、高镁和高纤维	预防和控制高血压。 如罹患一些特殊疾病如高钾血症、严重肠炎等，此饮食不适用

（一）限能量平衡膳食模式（calorie-restricted diet，CRD）

CRD 是一类在限制能量摄入的同时保证基本营养需求的膳食模式，其宏量营养素的供能比例符合平衡膳食的要求。CRD 对于延长寿命、延迟衰老相关疾病的发生具有明确干预作用。

CRD 目前主要有三种类型：

1. 在目标摄入量基础上按一定比例递减（减少 30%～50%）。
2. 在目标摄入量基础上每日减少 500 kcal 左右。
3. 每日供能 1000～1500 kcal。

（二）低能量膳食模式（low calorie diet，LCD）

LCD 是一类在满足蛋白质、维生素、矿物质、膳食纤维和水这五大营养素的基础上，适量减少脂肪和碳水化合物的摄入，比正常自由进食能量减少 50% 左右的膳食模式，一般每日提供能量在 800～1200 kcal。因容易出现营养代谢紊乱，通常需要在医生和营养师的监督下进行。

（三）极低能量膳食模式（very-low calorie diet，VLCD）

VLCD 通常指每日只摄入 400～800 kcal 能量，且主要来自于蛋白质，而脂肪和碳水化合物的摄入受到严格限制的膳食模式。因机体处于饥饿状态，极易引起瘦体重减少及电解质平衡紊乱等不良反应而不作推荐。该方法必须在医生和营养师严格指导下进行，预防并发症的发生。

（四）轻断食膳食模式

也称间歇式断食（intermittent fasting），5∶2 模式，即 1 周 5 天正常进食，其他 2 天（非连续）则摄取平常的 1/4 能量（女性约 500 kcal/d，男性约 600 kcal/d）的饮食模式。轻断食模式有益于肥胖患者的体重控制和代谢改善，对超重和肥胖患者的血糖、胰岛素及低密度脂蛋白胆固醇、高密度脂蛋白胆固醇等代谢标志物均有改善；而且该模式无严重不良反应，患者依从性较好，易于长期坚持。轻断食模式在体重控制的同时，或可通过代谢和炎性反应的改善，间接增加体重控制获益；同时增强糖尿病、心脑血管疾病及其他慢性疾病的治疗获益。该方法应在营养师或医生指导下进行。

（五）高蛋白质膳食（high protein diet，HPD）

HPD是一类每日蛋白质摄入量超过每日总能量的20%或1.5 g/kg/d，但一般不超过每日总能量的30%或2.0 g/kg/d的膳食模式。研究表明，与高碳水化合物饮食相比较，HPD对肥胖者血清中的三酰甘油（甘油三酯）、高密度脂蛋白胆固醇的改善更明显[9]，对存在糖尿病、心血管疾病和代谢综合征风险的患者有帮助，并且依从性更好[10]。对于单纯性肥胖以及合并高三酰甘油血症者、高胆固醇血症者采用高蛋白质膳食较正常蛋白质膳食更有利于减轻体重，并改善血脂情况，有利于控制减重后体重的反弹。由于慢性肾功能不全的患者对蛋白质摄入有严格的限制，高蛋白质饮食可能会对慢性肾病患者的肾小球滤过率产生不利影响，因此建议合并慢性肾功能不全的患者应咨询专业医生，慎重选择高蛋白质饮食。

（六）代餐

代餐是一种代替常规固体食物的饮料、代餐棒或汤等的加工食物，用以替代三餐饮食中的一餐或多餐，抑或是代替一餐中的部分食物。常见代餐多以提供蛋白质、纤维素和微量元素为基础，保证人体基本需求的同时控制能量摄入，以达到维持体型或者减重的效果。常见的代餐品种主要有三种：代餐粉、代餐饼干和代餐汤品。代餐粉常见的有黑豆代餐粉、果蔬代餐粉、蛋白质复合粉、谷类代餐粉、膳食纤维粉；代餐饼干常见的有代餐曲奇、代餐棒；代餐汤品常见的有代餐奶昔、代餐果昔、代餐粥、代餐汤。代餐含有固定的能量和必要的维生素、矿物质和膳食纤维，因此被视为一种高营养密度食物。有研究已经证明，食用代餐不仅有助于体重控制，还能维持体重减轻，且不容易引起营养失衡。高蛋白质类代餐能有效地增加蛋白质摄入，增加肥胖患者的饱腹感、降低能量摄入、促进减重。食用一年或以上代餐的干预性研究已经证明，其持续减重达标准体重的2%～11%[11]；不仅如此，还可以提高肥胖患者的生活质量，在减重后维持体重减轻方面也具有较好效果[12]。高蛋白低脂低碳水化合物的代餐配方通常具备低生糖指数，有助于维持瘦体重，控制糖尿病和减少内脏脂肪；肥胖或超重的糖尿病患者使用代餐不仅可以减重，还可以增加胰岛素敏感性，降低胰岛素的需求量。Leader等研究发现，一天使用两次代餐在减重效果、腰围控制、糖化血红蛋白（HbA1C）的控制以及依从性方面比一天一次代餐更好。因此，代餐作为超重或肥胖的2型糖尿病患者管理体重的方案，推荐频率为一天使用两次，快速减肥期一天可使用两次或两次以上。代餐耐受性良好，无严重不良事件，常见的不良反应有胃肠道不适（如肠鸣、腹胀、便稀或便秘），症状轻微，无须特殊治疗。

第五节　运动治疗

肥胖症运动治疗的核心原则是配合营养治疗，使能量代谢处于负平衡状态。但针对不同年龄人群，应采取不同方法。超重或肥胖患者生活方式干预计划中应包含有氧运动和抗阻运动处方，建议患者应做到每周3～5天共计≥150分钟/周的中等强度运动。抗阻运动有助于减脂并保持去脂体重，每周应进行2～3次抗阻运动，每次进行包含全身主要肌群的单组运动，并尽可能减少久坐时间。

一、儿童和青少年的运动治疗[13-19]

一项对照研究显示，持续20周每周3次每次50分钟的有氧运动可使肥胖青少年体脂百分比下降2.9%～3.6%，并可以改善血脂。纳入15个随机临床研究的系统性综述和荟萃分析显示，饮食干预联合运动治疗可以改善18岁以下肥胖青少年高密度脂蛋白胆固醇、空腹血糖及空腹胰岛素水平。一项对照研究显示，12周不限制饮食的运动干预虽然没有降低体重，但可以有效降低肥胖青少年的炎症指标、腹腔内脂肪、三酰甘油（甘油三酯）、胰岛素抵抗，并提高最大脂肪氧化能力。

一项随机对照研究显示，针对严重肥胖的儿童和青少年住院强化生活方式治疗在短期内有利于体重控制。

随机对照研究显示，30周有氧运动（每周4次，每次25～35分钟，强度65%～80%最大心率）、抗阻运动（每周4次，每次2～3组，每组6～15重复次数，强度15RM）或两者联合的运动治疗可明显改善肥胖青少年的体脂百分比、腰围，联合两种运动方式的效果更好，可使体脂百分比下降2.4%，体脂肪减少3.0 kg，体重下降3.3 kg，体重指数下降2.0 kg/m^2，腰围减少6.9 cm。随机对照研究显示，有氧联合抗阻运动比单纯有氧运动更有利于15～19岁肥胖青少年减少腹部脂肪、皮下脂肪、低密度脂蛋白胆固醇，增加去脂体重。只有联合运动干预可以有效改善肥胖青少年骨矿物含量，同时可有效改善非酒精性脂肪肝的程度及相关代谢指标。

一项系统综述和随机对照研究的荟萃分析显示，8～24周的有氧联合抗阻运动可以使肥胖青少年的体重下降3.1 kg，体重指数下降1.05 kg/m^2。每次运动60分钟以上效果更好，可使体重下降4.11 kg，体脂百分比下降4.07%，去脂体重增加2.45 kg。

一项系统综述和荟萃分析显示，体力活动干预不仅可改善肥胖儿童的体重状况，还可以改善数学成绩、执行能力和记忆力。

推荐建议：

超重或肥胖青少年每周至少应进行 3～4 次、每次 25～50 分钟中等至较大强度有氧运动，每周进行 3～4 次抗阻运动，两种运动方式相结合的运动治疗效果更好。运动治疗不仅有助于降低体重、体脂肪及腰围，还有助于降低血脂并改善脂肪肝。运动治疗有助于提高肥胖儿童的学习成绩。

二、成年人的运动治疗

体重管理与能量平衡密不可分，达到能量负平衡才能使体重下降。通过规律的运动使体重下降并维持体重可获得多种健康益处，体重减少 5%～10%获益更明显。

2016 年，美国 AACE/ACE 联合制订的《肥胖患者综合治疗临床实践指南》建议，超重或肥胖患者生活方式干预计划中应包含有氧运动和抗阻运动处方，建议患者应做到每周 3～5 天共计≥150 分钟/周的中等强度运动。抗阻运动有助于减脂并保持去脂体重，每周应进行 2～3 次抗阻运动，每次进行包含全身主要肌群的单组运动。减少久坐时间也有助于减轻体重。

2015 年 12 月，欧洲肥胖症研究学会（EASO）发布的《欧洲成人肥胖的管理指南》[20]提出，有氧运动是最佳减脂方式，包含抗阻运动的运动计划是中年超重、肥胖个体减重所必需的，该指南建议每周至少应进行 150 分钟的有氧运动（如健步走），并联合每周 3 次抗阻运动以增加肌肉力量。

美国运动医学学会（ACSM）的“立场声明”[21]指出，每周 150～250 分钟的运动可以预防体重增加，对于有减重需求的个体只能获得轻微减重效果。＞250 分钟/周的中等强度运动可以达到临床减重的效果。在联合适度饮食控制的情况下，每周 150～250 分钟的运动可以达到减重的效果。体重减低后可通过每周＞250 分钟的运动来维持体重或预防体重反弹。

一项系统性综述和荟萃分析显示[22]，以有氧运动为核心的运动处方可有效减少腹腔内脂肪，超重和肥胖患者即便未达到有氧运动的最低推荐剂量，也可通过有氧运动减少腹腔内脂肪。

运动干预减重的效果较饮食干预弱，但能量摄入低于基础代谢率时会影响运动减重的效果。在治疗严重肥胖患者时，与代谢手术相比，为期 1 年的包含运动干预在内的多种保守治疗方案可以达到类似的减重效果，并且可以更好地改善高密度脂蛋白胆固醇水平。

一项随机对照研究显示[23]，12 周运动干预可以有效降低超重和肥胖患者的体重、体脂百分比、腰围等心血管疾病危险因素，其中抗阻和有氧运动联合的干预方式（每周 5 次，每次 15 分钟抗阻运动，强度 10 RM，15 分钟有氧运动，强度 60%储备心率）效果最佳。

高强度间歇训练或中等强度间歇训练均可以改善肥胖青年人的体脂肪、胰岛素敏感性，降低血脂并改善心肺耐力。中等强度间歇训练对超重、肥胖并久坐的青年人效果更好[24]。

累计多次短时间低至中等强度的运动（每次不少于 6 分钟，强度为 50%最大心率）与同等剂量的中等强度有氧运动相比，对体重、腰臀比等指标的影响类似[25]。

推荐建议：

有氧运动是最佳减脂方案，可以减轻体重并改善血脂，减少腹腔内脂肪。超重或肥胖成年人每周应进行不少于 150 分钟的中等强度有氧运动，同时应进行不少于 2 次的抗阻运动，在不控制饮食的情况下，需通过增加运动强度或运动时间来达到减重或维持体重的目的。运动可分次进行，每次不少于 6 分钟。有氧运动联合抗阻运动的治疗方案效果更好。中等或高强度间歇训练可以有效改善体脂肪、胰岛素抵抗、血脂和心肺耐力。

三、老年人的运动治疗

肥胖老年人除了面对肥胖带来的风险外，还面临年龄相关的肌肉重量及肌肉力量的下降，跌倒、残疾、生活质量下降等健康危害显著增加。有氧运动联合抗阻运动干预可以使老年少肌性肥胖患者体重下降，维持瘦体重，改善肌肉功能。每周 3 次包含抗阻运动和有氧运动的方案不仅可减少老年人代谢和心血管疾病风险，还可以有效改善肌肉质量和肌肉功能。尽管老年人运动风险增加，但仍应鼓励他们参与此类运动，改善功能状态及生活质量。饮食联合运动治疗是少肌性肥胖患者治疗的最佳方案，可以改善包括体脂肪在内的代谢指标，维持肌肉量并改善功能[26]。

每周完成 3 次 90 分钟的结构化运动训练（15 分钟灵活性练习、30 分钟 75%～80%最大心率的有氧运动、30 分钟 65%1 RM 的力量训练及 15 分钟平衡性练习）可以有效降低衰弱肥胖老年患者（70±5 岁）的体脂肪和体脂百分比，并提高有氧能力、肌肉力量、肌肉重量，对肌肉蛋白质合成有益。与单纯饮食治疗相比，饮食联合每周 3 次 90 分钟的结构化运动训练可以更好地降低此类患者体脂百分比，损失较少的瘦体重，并可以降低肝内脂肪含量[27]。

推荐建议：

对年龄超过 65 岁的老年人，健康体重应比年轻人更宽容，因为低体重可增加营养不良和死亡率风险。《中国居民膳食指南》建议老年人的 BMI 为 20～26.9 kg/m^2。超重或肥胖老年人应在保证安全的前提下参与运动。有氧运动联合抗阻运动可以改善老年少肌性肥胖患者的身体成分并提高肌肉功能。每周 3 次结构化的运动训练可以有效降低老年肥胖患者的体质百分比及肝内脂肪含量。

四、妊娠期女性的运动治疗

《ACSM 运动测试与运动处方指南》（第 8 版）（ACSM，American College of Sports Medicine，美国运动医学学会）指出，与妊娠前相比，在妊娠过程中个体对运动的急性生理反应增加。应鼓励健康、没有运动禁忌证的孕妇在整个妊娠过程中参加健身运动，妊娠过程中规律的运动可使母亲和胎儿获益，并可以减少妊娠期并发症的发生。

一项随机开放临床研究显示[28]，对孕 15 周至 27 周的肥胖女性进行为期 12 周的运动干预（每周 3 次为时 1 小时的结构性运动计划，包括热身、有氧运动、肌肉力量练习和放松运动）可有效减少孕期体重增长并改善心肺耐力。

一项随机单中心研究显示[29]，对妊娠前肥胖女性（BMI＞28 kg/m^2）在孕 12～18 周进行为期 20 周的运动干预（每周 3 次，每次 35 分钟中等强度的有氧运动及 25 分钟的肌肉力量练习），虽然未观察到体重增长的差异，但进行运动干预降低了妊娠糖尿病的发生率及孕晚期的血压水平。

系统性综述和荟萃分析显示[30]，运动干预可以使孕期体重增长减少 2.22 kg。参与运动干预的超重或肥胖孕妇在孕期体重增长较少（少增加 0.91 kg），产后女性体重下降更多（多减轻 1.22 kg），如果联合饮食干预会得到更好的效果[31]。

推荐建议：

无论体重处于何种状态，均应鼓励妊娠女性在孕期进行运动。超重或肥胖女性在没有运动禁忌的情况下应进行每周 3 次、每次 1 小时的结构性运动来控制体重。结构性运动包括热身、有氧运动、抗阻运动和放松运动。

五、肥胖相关疾病的运动治疗

伴有代谢综合征或糖尿病前期的肥胖患者属于 2 型糖尿病高风险人群。通过运动联合饮食控制使体重下降 10%可以降低此类事件的风险。一项随机对照研究显示，中心性肥胖女性进行有氧联合抗阻运动有利于空腹血糖的控制[32]。每天 30 分钟运动与隔天 60 分钟运动效果相似，运动并不会增加低血糖的发生率[33]。

肥胖患者常出现骨质疏松症和肌肉减少症，三者同时出现时成为骨质疏松少肌性肥胖，会使肥胖患者面临的健康风险显著增加。传统的运动方式或新近流行的运动方式，如太极、普拉提、全身振动等均可用于预防骨质疏松少肌性肥胖患者的跌倒。抗阻运动联合营养支持治疗可有效改善此类患者的身体成分、肌肉功能，并降低跌倒和骨折的风险。

随机对照研究显示，16 周单纯运动干预可以明显降低肥胖患者肝内脂肪含量，并改善肌肉和脂肪组织的胰岛素敏感性。纳入 72 359 人的随机对照研究显示，每周不少于 3 次、每次不短于 30 分钟的有氧运动连续保持 3 个月可有效降低体重及患非酒精性脂肪肝的风险，建议肥胖患者进行规律的运动以降低非酒精性脂肪肝的风险。系统性综述显示，每周不少于 3 次运动强度为 45％～75％最大心率的运动可有效减少肝内三酰甘油（甘油三酯）含量，运动联合饮食控制的效果更好。回顾性研究显示，每周＞250 分钟的中等至较大强度运动可有效改善肥胖患者非酒精性脂肪肝的病理生理状态，是非酒精性脂肪肝患者的重要管理方式[34-38]。

推荐建议：

运动治疗可以改善肥胖患者的血糖、身体成分、骨密度及脂肪肝等。

第六节　行为方式干预

肥胖的发生与行为方式不佳有不可分割的关系。有效的体重管理，最终是行为方式的纠正。行为方式是日常生活习惯的养成，包括在专业人士的指导下，逐步学会识别食物的特性、选择健康的食物，以及了解如何进行科学的饮食搭配等[39-40]。

一、认识食物标签

选购食品时要注意看食品标签。预包装食品外包装上的食品标签通常标注了食品的生产日期、保质期、配料、质量（品质）等级等，可以告诉消费者食物是否新鲜、产品特点、营养信息等。因此，购买食物时要注意食物标签，特别是以下几方面信息：

1. 日期信息

包装食品上的日期信息包括生产日期和保质期两个方面。购买时尽量选择生产日期较近的，不购买超过保质期的食品。在保质期内的产品，要看食物是否在标示的储存条件下存放，如标示要求冷藏的，卖家却放在常温下，这种食品最好不要购买。

2. 配料表

按照"食物用料量递减"的标示原则，食品配料表按序标示了食品的原料、辅料、食品添加剂等信息。因此，配料表是了解食品的主要原料、鉴别食品属性的重要途径。而且，所有使用的添加剂种类必须在配料表中标示出来，购买选择时应予关注。要看配料表中的具体物质，是否有不能食用的配料，如可能引起过敏或不良反应的配料，或可以升高血糖的糖类，及不受欢迎的高含量盐、氢化植物油等。

3. 食品添加剂

从2010年6月开始，企业必须清楚标注出所有的食品添加剂，而且要放在"食品添加剂"一词的后面。看食品添加剂并不难，"带颜色"的词汇，如"柠檬黄""胭脂红"等，一般都是色素；"带味道"的词汇，如"甜蜜素""阿巴斯甜"，一般是甜味剂；如果含有"胶"字，一般是添加了增稠剂、凝胶剂、稳定剂。

4. 营养标签

标签上的"营养成分表"，显示该食物所含的能量、蛋白质、脂肪、碳水化合物、钠等食物营养基本信息，有助于了解食品的营养组分和特征。在选择预包装食品时，建议尽量选择"三低一高"的食物，即低脂、低糖、低钠、高蛋白的食物，这是健康饮食的重要方法。

（1）低脂食物：若食物不含脂肪，其脂肪含量应≤0.5 g/100 g（ml）；若是低脂肪，脂肪含量为固体≤3 g/100 g、液体≤1.5 g/100 ml；若是脱脂食品，脂肪含量为液态奶和酸奶≤0.5%，乳粉≤1.5%。

（2）低糖食物：每100 g或100 ml食品中糖≤5 g。

（3）低钠食物：每100 g或100 ml食品中钠≤120 mg（1 g食盐含有钠约400 mg）。

（4）高蛋白食物：当食品营养成分表中的蛋白质含量≥12 g/100 g，或≥6 g/100 ml，或≥6 g/420 kcal时，称为"高蛋白"或"富含蛋白质"。

5. 要分清"有机""绿色""无公害"

三者都是经过国家权威机构认证的一类安全食品，其安全性较普通食品要高，安全性从高到低依次为有机食品、绿色食品、无公害食品。

（1）有机食品：种植原料的土地经过至少3年的转换才能成为有机种植土地，作物种子不使用转基因品种，在纯自然状态下生长，在种植、生产、加工过程中禁止使用农药、化肥，采用生物、物理方法和人工捕捉等综合防治病虫害，确保从原料到产品的有机完整性和可追溯性。

（2）绿色食品：在其生产加工过程中可限量使用农药、化肥等合成物质。

（3）无公害食品：指农药残留、重金属和有害微生物等卫生质量指标控制在国家规定的范围内。

6. 认清反式脂肪酸的“马甲”，遇到配料表中的类似成分要慎重

（1）带“氢化”二字：氢化植物油、部分氢化植物油、氢化脂肪酸。

（2）带“黄油”二字：植物黄油、人造黄油。

（3）带“酥”字：起酥油。

（4）其他名称：精炼植物油、植脂末、代可可脂、麦淇淋等。

二、了解健康食物和搭配

平衡膳食模式是最大程度保障人体营养需要和健康的基础，食物多样性是平衡膳食模式的基本原则，只有多种多样的食物才能满足人体的营养需要。每天的膳食应包括谷薯类、蔬菜水果类、禽畜肉蛋奶类、大豆坚果类等食物。建议平均每天至少摄入 12 种以上食物，每周 25 种以上。

（一）谷类为主是平衡膳食模式的重要特征

谷薯类是膳食能量的主要来源（碳水化合物提供总能量的 50%～65%），也是多种微量营养素和膳食纤维的良好来源。膳食指南中推荐 2 岁以上健康人群的膳食应食物多样、谷物为主。成人每人每天应该摄入谷、薯、杂豆类在 250～400 g，其中全谷物 50～150 g（包括杂豆类），新鲜薯类 50～100 g。谷类、薯类和杂豆是碳水化合物的主要来源，谷类包括小麦、稻米、玉米、高粱及其制品。薯类包括马铃薯、红薯等。杂豆包括大豆以外的其他干豆类，如红小豆、绿豆、芸豆等。全谷物保留了天然谷物的全部成分，是理想膳食模式的重要选择。我国传统膳食中整粒的食物常见的有小米、玉米、绿豆、红豆、荞麦等，现代加工食品中有燕麦片等，因此把杂豆与全谷物归为一类。2 岁以上所有年龄的人都应该保持一定量的全谷物摄入，以此获得更多营养素和膳食纤维。

（二）蔬菜、水果是膳食指南中鼓励多摄入的两类食物

在 1600～2400 kcal 能量需要水平下，推荐每人每天蔬菜摄入量应在 300～500 g，水果 300～500 g。蔬菜、水果是膳食纤维、微量营养素和植物化学物的良好来源。每类蔬菜提供的营养素略有不同，深色蔬菜一般富含维生素、植物化学物和膳食纤维，推荐占每天总体蔬菜摄入量的 1/2 以上。深色蔬菜是指深绿色、深黄色、紫色、红色等有色的蔬菜。建议吃新鲜水果，在鲜果供应不足时可选择一些含糖量低的干果制品和纯果汁。新鲜水果提供多种微量营养素和膳食纤维。很多人不习惯摄入水果，或者摄入量很低，应努力把水果作为平衡膳食的重要组成部分。多吃蔬菜、水果也是降低能量摄入的不错选择。

（三）鱼、禽、肉、蛋等动物性食物是膳食指南推荐适量食用的一类食物

在能量需要 1600～2400 kcal 水平下，推荐每天鱼、禽、肉、蛋摄入量共计 120～200 g。每周吃鱼 280～525 g，畜禽肉 280～525 g，蛋类 280～350 g。新鲜的动物性食物是优质蛋白质、脂肪和脂溶性维生素的良好来源，建议每天畜禽肉的摄入量为 40～75 g，少吃加工类肉制品。目前我国汉族居民的肉类摄入以猪肉为主，且增长趋势明显。猪肉含脂肪较高，应尽量选择瘦肉或禽肉。常见的水产品是鱼、虾、蟹和贝类，此类食物富含优质蛋白质、脂类、维生素和矿物质，推荐每天摄入量为 40～75 g，有条件时可以多吃一些以替代畜肉类。蛋类包括鸡蛋、鸭蛋、鹅蛋、鹌鹑蛋、鸽蛋及其加工制品，蛋类的营养价值较高，推荐每天 1 个鸡蛋（相当于 60 g 左右）。吃鸡蛋不能弃蛋黄，蛋黄含有丰富的营养成分，如胆碱、卵磷脂、胆固醇、维生素 A、叶黄素、锌、B 族维生素等，对于无论多大年龄的人都有健康益处。

（四）鼓励多摄入乳类、豆类食物

乳类、大豆和坚果是蛋白质和钙的良好来源，营养密度高。在 1600～2400 kcal 能量需要水平下，推荐每天应摄入相当于鲜奶 300 g 的奶类及奶制品。大豆包括黄豆、黑豆、青豆，其常见的制品包括豆腐、豆浆、豆腐干等。推荐大豆和坚果制品摄入量为每天 25～35 g。坚果包括花生、葵花籽、核桃、杏仁、榛子等，部分坚果的蛋白质与大豆相似，富含必需脂肪酸和必需氨基酸，作为菜肴、零食都是食物多样化的良好选择。建议每周 70 g 左右（每天 10 g 左右）。10 g 重量的坚果仁如 2～3 个核桃，4～5 个板栗，一把松子仁（相当于带皮松子 30～35 g）。

（五）油、盐作为烹饪调料，是建议尽量少用的食物

推荐成人每天摄入烹调油不超过 25～30 g，食盐摄入量不超过 6 g。按照中国居民膳食营养素参考摄入量（DRI）中脂肪在总膳食中的能量提供，在 1600～2400 kcal 膳食总能量需要水平下，为 36～80 g。脂肪提供高能量，很多食物含有脂肪，所以烹饪油需要限量，烹饪油包括各种动、植物油，动物油包括猪油、牛油、黄油等，植物油包括花生油、豆油、菜籽油、芝麻油、调和油等。烹调油也要多样化，经常更换种类，食用多种植物油可以满足人体各种脂肪酸的需要。我国居民食盐用量普遍较高，盐与高血压关系密切，除了少用食盐外，也需要控制隐形高盐食品的摄入量，如酱油、酱类、咸菜等。

（六）控制添加糖和乙醇的摄入量

每天摄入添加糖不超过 50 g，最好控制在 25 g 以下，过多摄入添加糖可增加龋齿和超重发生的风险。成人如饮酒，一天饮酒的乙醇含量男性不超过 25 g，女

性不超过 15 g。

（七）水是膳食的重要组成部分

水是一切生命必需的物质，其需要量主要受年龄、身体活动、环境温度等因素的影响。轻体力活动的成年人每天至少饮水 1500～1700 ml，在高温或强体力活动的条件下应适当增加。提倡饮用白开水或茶水，不喝或少喝含糖饮料。膳食中水分约占 1/3，推荐一天中饮水和整体膳食（包括食物中的水，如汤、粥、奶等）水摄入共计 2700～3000 ml。

值得提出的是，平衡膳食模式中提及的所有食物推荐量都是以原料的生重可食部计算的，每类食物又涵盖了多种多样的不同食物，熟悉食物营养特点，是保障膳食平衡和合理营养的基础。

常见的饮食方案都能够起到一定的减重效果，不论三大营养素的配比如何，只要能量摄入小于能量消耗就能减重，而能够依从较低的能量摄入目标是最重要的因素。每天要至少减少 500 kcal 的能量摄入，即男性全天摄入 1500～1800 kcal，女性全天摄入 1200～1500 kcal。如果不是在严密观察下的严格生活方式干预，要避免极低能量饮食方案（每天≤800 kcal）。

如果饮食方案涉及的方面太多，依从性就会比较低。简单的饮食调整可能与复杂饮食方案所起到的减重效果相似。例如，仅建议患者增加膳食纤维的摄入就可以与美国心脏学会涉及的多方面饮食调整的饮食建议达到相似的减重效果。同样，允许患者有更多的选择，比如增加蔬菜的摄入，会比限制某些食物的摄入更好地改善生活方式。虽然同等能量的不同饮食方案可以达到相似的减重效果，但富含膳食纤维、维生素、矿物质的高营养密度食物（如蔬菜、水果、全谷物）减重效果更好[39]。《2015—2020 年美国居民膳食指南》强调选择健康的食物和饮品，限制添加糖、饱和脂肪酸和盐的摄入[40]。

三、食欲管理

（一）减慢进餐速度

减慢进餐速度会使 BMI 降低，或降低体重增加的风险[41]。同时，减慢进餐速度会降低进餐量、增加餐后满足感。减慢进餐速度的方法有很多，比如在餐间加一个停顿，减小每一口食物的体积或上述方法联用。同样，在吞咽之前增加咀嚼的次数也会降低进餐量。一项在中国男性中进行的研究[42]表明，进食时咀嚼 40 次再吞咽比咀嚼 15 次可减少 11.9％的进餐量。另一项在 18～45 岁（$n=45$）人群中进行的，包含正常体型、超重、肥胖人群的研究[43]发现，如果增加咀嚼次数至原来的 150％和 200％，进食量可分别减少 9.5％和 14.8％。同时，增加咀嚼次数还会延长进餐时间、降低进餐速度。所以，吞咽之前增加咀嚼次数可能是减少进餐量非常好的行为干预方法，对控制体重有帮助。

（二）餐前吃少量坚果

在餐前摄入少量的健康脂肪（如12个大杏仁或20粒花生）能够刺激胆囊收缩素的分泌，胆囊收缩素通过影响来自胃、腹腔和肠道分支的迷走神经感觉传入纤维调控食物的摄入量，还可以通过一些非迷走神经依赖的信号通路降低食欲。

（三）合理进餐顺序

先吃体积大的、后吃体积小的；先吃液体的、再吃固体的；先吃低热量的、再吃高热量的。蔬菜、水果属于体积大、热量低的食物，应该放在前面吃；汤类容易产生饱腹感，可放在餐前喝；肉类的热量偏高，可以放在后面吃。通过调整进餐顺序，可以在摄入较少能量的前提下获得较强的饱腹感。

（四）增加富含膳食纤维的食物摄入

膳食纤维容易产生饱腹感，同时能够减慢食物在胃的排空速度而保持更长久的饱腹感。富含膳食纤维的食物有燕麦、全麦面包、绿叶蔬菜、低糖水果等。例如可以选用燕麦替代精米白面、全麦面包替代普通面包。

（五）增加蛋白质的摄入量

高蛋白食物比富含碳水化合物或脂肪的食物让人感觉更饱，从而抑制食欲，这种对饥饿的最小化效应有助于减少总体能量摄入[44]。

推荐建议

1. 认识食物标签

购买食物时要注意食物标签，主要包括食物的能量信息、营养标签、配料表等。

2. 学习平衡膳食

平衡膳食模式是最大程度上保障人体营养需要和健康的基础，食物多样、谷类为主是平衡膳食模式的重要特征。每天的膳食应摄入12种以上食物，每周25种以上。

3. 学习“分量”，会评估食物重量对减重很主要

（1）每天摄入谷薯类食物250～400 g，其中全谷物和杂豆类50～150 g，薯类50～100 g。

（2）餐餐有蔬菜，保证每天摄入300～500 g蔬菜，深色蔬菜应占1/2。

（3）天天吃水果，保证每天摄入200～350 g新鲜水果，果汁不能代替鲜果。

（4）鱼、禽、蛋和瘦肉摄入要适量。每周吃鱼280～525 g，畜禽肉280～

525 g，蛋类 280～350 g，平均每天摄入总量 120～200 g。优先选择鱼和禽。吃鸡蛋不弃蛋黄。少吃肥肉、烟熏和腌制肉制品。

（5）吃各种各样的奶制品，相当于每天摄入液态奶 300 g。

（6）经常吃豆制品，适量吃坚果。

（7）培养清淡饮食习惯，少吃高盐和油炸食品。成人每天食盐摄入量不超过 6 g，每天摄入烹调油 25～30 g。

（8）控制添加糖的摄入量，每天摄入不超过 50 g，最好控制在 25 g 以下。

（9）足量饮水，成年人每天 7～8 杯（1500～1700 ml），提倡饮用白开水和茶水，不喝或少喝含糖饮料。

4. 食欲管理

减慢进餐速度，可采用增加咀嚼次数、餐间停顿、减小每一口食物的体积等方法；餐前吃少量坚果；合理进餐顺序；增加富含膳食纤维的食物摄入。

第七节　药物治疗

大多数肥胖患者在认识到肥胖对健康的危害后，通过改变生活方式，在专业人员的指导下，采用饮食控制与适当运动的方式，可以使体重得到有效控制，但有些患者通过上述方式仍不能达到预期减重目标，则需要减重药物的辅助治疗。

一、药物减重治疗的适应证

减重药物的使用应在临床医生对肥胖患者进行临床评估的基础上进行，评估内容包括肥胖的严重程度及相关并发症。国外指南认为，当 BMI≥27 kg/m^2 且有并发症或 BMI≥30 kg/m^2，建议在生活方式干预的同时进行药物治疗；而对于 BMI≥25 kg/m^2 有并发症的患者，在生活方式干预失败后可考虑使用药物治疗（作为行为干预治疗的辅助疗法）。药物可以增强患者对行为改变的依赖，使那些最开始不运动的患者愿意运动，从而改善他们的生理功能。中国人群的肥胖程度较国外低，因此国内学者建议有以下情况可以采取药物治疗：食欲旺盛，餐前饥饿难忍，每餐进食量较多；合并糖尿病、高血压、血脂异常和脂肪肝；合并负重关节疼痛；肥胖引起呼吸困难或有阻塞性呼吸睡眠暂停综合征；BMI≥24 kg/m^2 且有上述并发症；或 BMI≥28 kg/m^2，不论有无并发症，经过 3～6 个月的单纯饮食控制和增加运动量治疗，仍不能减重 5%，甚至体重有上升趋势者，可以考虑药物辅助治疗。综上所述，药物治疗的适宜人群为有减重及维持体重不成功病史的患者和满足适应证的所有肥胖患者。

二、减重药物[45-46]

目前获得美国 FDA 批准的减重药物共有 5 种，包括奥利司他（Orlistat）、氯卡色林（Lorcaserin）、芬特明/托吡酯复方制剂（Phentermine/Topiramate ER）、纳曲酮/丁胺苯丙酮复方制剂（Naltrexone ER/Bupropion ER）、利拉鲁肽 3 mg（Liraglutide 3 mg）。此外，二甲双胍被建议用于肥胖或超重的糖尿病及多囊卵巢综合征（polycystic ovary syndrome，PCOS）患者。主要减重药物的比较见表 5-2。

表 5-2　主要减重药物的比较

药品名称	作用机制	用法用量	不良反应	注意事项
奥利司他	肠道胰脂肪酶抑制药	120 mg tid 用餐时服用	带便性胃肠排气、大便紧急感、脂性便、油性斑点和大便次数增多	服用奥利司他超过 3～6 个月时，适当补充复合维生素
氯卡色林	亲阿片黑色素皮质神经元 5-羟基色胺 2C 受体激动药	10 mg bid	头晕、嗜睡、头痛、恶心、口干和便秘	暂无
芬特明/托吡酯复方制剂	拟交感神经药/氨丁酸受体激动药	7.5 mg/46 mg qd	血压升高、心悸、心动过速、心肌缺血等；头痛、失眠、焦虑、多动、眩晕、欣快、精神异常等；口干、味觉异常、腹泻、便秘等	逐渐减量 3～5 天后停药，避免因突然停药引起癫痫的发生；监测血压
纳曲酮/安非他酮复方制剂	阿片拮抗药/多巴胺再摄取抑制药	8 mg/90 mg 2 片 bid	恶心、便秘、头痛、呕吐、眩晕	监测血压
利拉鲁肽	人胰高血糖素样肽-1（GLP-1）类似物	3 mg qd 皮下注射	恶心、呕吐、胰腺炎	髓样甲状腺癌病史和 2 型多发内分泌腺瘤患者禁用
二甲双胍	抑制食欲，减少热量摄入；改善高胰岛素血症，降低基础胰岛素和负荷后胰岛素水平；增加瘦素敏感性	2000 mg/天，分次	腹泻、恶心、呕吐、胃胀、乏力、消化不良、腹部不适及头痛	长期服用二甲双胍可引起维生素 B_{12} 水平的下降

注：tid：3 次/日；bid：2 次/日；qd：1 次/日

（一）奥利司他

奥利司他于1999年正式上市，是第一个被美国FDA批准的减重药物，并被允许长期使用；在2007年，60 mg剂型又被批准为减重非处方药（over the count，OTC）。2001年，经过国家市场监督管理局（原中国食品药品监督管理局）批准奥利司他在中国上市。奥利司他是一种胃肠道胰脂酶抑制药，可以特异地与胃肠道胰脂酶三酰甘油（triglyceride，TG）结合位点发生不可逆的结合，使饮食中大约30%的TG不被分解和吸收，随粪便排出体外；同时，TG的分解产物甘油、游离脂肪酸及甘油单脂的产生也相应减少；由于甘油、脂肪酸的存在对胆固醇的吸收有促进作用，故胆固醇在小肠的吸收亦相应减少，促进了能量负平衡从而达到减重效果。奥利司他推荐使用剂量为120 mg tid，用餐时服用。可以从60 mg tid起始，最大量不要超过120 mg。奥利司他可以用于治疗青少年肥胖。由于服用奥利司他后吸收入血液的药物不到1%，其余均在肠道发挥作用并从粪便中排出体外，因此药物几乎无全身性毒副作用，肝肾功能轻度异常的患者也可以使用。奥利司他的主要不良反应以胃肠道症状为主，包括带便性胃肠排气、大便紧急感、脂性便、油性斑点和大便次数增多。因此不推荐有胃肠道慢性吸收不良、胆汁淤积症或进行过胃肠道手术的患者服用奥利司他。由于奥利司他在肠道抑制脂肪的吸收，因此对脂溶性维生素A、D、E、K的吸收有所影响，但不影响钙、磷代谢。服用奥利司他超过3～6个月时，建议患者可以适当补充复合维生素（在服用奥利司他后至少2小时）。奥利司他的减重作用在用药第1年最为显著。

（二）氯卡色林

2012年6月27日，美国FDA批准由瑞士Arena制药公司开发的氯卡色林（Lorcaserin）上市。氯卡色林选择性激活位于下视丘上食欲亲阿片黑色素皮质神经元5-羟基色胺2C受体（5HT2C），减低食量和增强饱腹感，对于控制食欲有很强的作用，而对于5HT2A或5HT2B受体则没有作用（这两个受体分别与心血管疾病和引起幻觉相关）。氯卡色林的推荐治疗量是10 mg bid，在临床试验中10 mg bid与10 mg qd的效果相当。氯卡色林最常见的不良反应为头晕、嗜睡、头痛、恶心、口干和便秘，无其他重大不良反应发生。

（三）芬特明/托吡酯复方制剂

盐酸芬特明/托吡酯是美国Vivus制药公司开发的复方减肥药产品，2012年7月17日获得FDA批准上市，商品名为Qsymia，目前是美国减重药物处方量第一位的药物，但尚未获得批准进入中国。其为芬特明和托吡酯的固定组合物，芬特明有抑制食欲，引起下丘脑中去甲肾上腺素释放的作用，托吡酯为氨丁酸受体激动药，可以增加饱腹感，这些化合物在单独治疗肥胖症时疗效有限，但一起使用时会产生协同作用。推荐剂量为芬特明/托吡酯 7.5 mg/46 mg qd；对于芬特明/托吡酯控释片，可分别从 3.75 mg/23 mg qd 起始，维持 2 周，如果患者可以耐受，逐渐增加至 7.5 mg/46 mg qd。对于 12 周后体重未减轻 3%的患者可以增加剂量至 11.25 mg/ 69 mg，甚至达到 15 mg/92 mg。主要不良反应包括心血管系统症状，如血压升高、心悸、心动过速、心肌缺血等；中枢神经系统症状，如头痛、失眠、焦虑、多动、眩晕、欣快、精神异常等；消化道症状，如口干、味觉异常、腹泻、便秘等。不宜用于焦虑症、心脏病、未控制的高血压、甲状腺功能亢进、青光眼等患者及妊娠和哺乳期女性。应用托吡酯应注意逐渐减量 3～5 天后停药，避免突然停药引起癫痫的发生。

（四）纳曲酮/安非他酮复方制剂

纳曲酮/安非他酮缓释片（Mysimba）由 Orexigen 公司研发，于 2014 年 9 月在美国获得批准，商品名为 Contrave，2015 年在欧盟上市。纳曲酮是阿片类拮抗药，用于治疗乙醇和阿片成瘾，而安非他酮是多巴胺再摄取抑制药，用于治疗抑郁症，两者均有减轻体重作用。纳曲酮/安非他酮复方制剂的推荐剂量为：纳曲酮/安非他酮 8 mg/90 mg 2 片 bid。第 1 周早晨 1 片，晚餐前 1 片。如果患者能耐受，在第 3 周时增加至早晨 2 片，第 4 周时增加至最大剂量晚餐前 2 片，每天 2 次。如果在增加剂量的过程中患者出现恶心等不适，不能再增加剂量，直至患者能耐受。如果经过 12 周治疗后，患者体重未减轻 5%，暂时停药。主要不良反应为恶心、便秘、头痛、呕吐、眩晕。未控制的高血压、厌食症或食欲亢进、药物或乙醇戒断治疗中及使用单胺氧酶抑制药者禁用。可能提高自杀及其他精神疾病的风险。

（五）利拉鲁肽

利拉鲁肽是一种人胰高血糖素样肽-1（glucagon like peptide-1，GLP-1）类似物，主要用于治疗糖尿病，2009 年 7 月在欧盟首先上市，2011 年在中国上市。利拉鲁肽有中枢性抑制食欲作用，并可以减缓胃排空时间，有助于减轻体重。利拉鲁肽推荐剂量为：利拉鲁肽 3.0 mg 皮下注射 qd。起始剂量为 0.6 mg 皮下注射 qd，可以每周增加 0.6 mg 直至最大剂量 3.0 mg。如果在增加剂量的过程中患者出现恶心等不适，不能再增加剂量，直至患者能耐受。主要不良反应为恶心、呕吐、胰腺炎。髓样甲状腺癌病史和 2 型多发内分泌腺瘤患者禁用。

（六）二甲双胍

二甲双胍[47]应用于临床已有 50 多年的历史，是目前全球应用最广泛的口服降糖药之一。1995 年，美国 FDA 正式批准二甲双胍用于治疗 2 型糖尿病。2004 年，欧盟正式批准二甲双胍用于治疗 10 岁及以上 2 型糖尿病患儿。二甲双胍降低血糖的主要机制包括：

1. 作用于肝，抑制糖异生，减少肝糖输出。

2. 作用于外周组织（肌肉、脂肪），改善肌肉糖原合成，降低游离脂肪酸，提高胰岛素的敏感性，增加对葡萄糖的摄取和利用。

3. 作用于肠道，抑制肠壁细胞摄取葡萄糖，提高 GLP-1 水平。

在降血糖的同时，二甲双胍具有减轻体重的作用，是可使体重降幅最大的口服降糖药，其减轻体重的机制可能包括抑制食欲，减少能量摄入；改善高胰岛素血症，降低基础胰岛素和负荷后胰岛素水平；增加瘦素敏感性。美国内分泌学会同时推荐二甲双胍可作为 PCOS 合并 2 型糖尿病或糖耐量异常（impaired glucose tolerance，IGT）患者、生活方式干预（一线治疗）失败或月经不规则且无法应用避孕药（二线治疗）的情况下的一种治疗药物。在 500～2000 mg/d 的剂量范围内，二甲双胍的降糖效果与剂量呈正相关，而胃肠道反应的差异无统计学意义，因此，二甲双胍起效的最小推荐剂量为 500 mg/d，成人可用的最大剂量为 2550 mg/d，最佳有效剂量为 2000 mg/d。二甲双胍的常见不良反应是胃肠道反应，包括腹泻、恶心、呕吐、胃胀、乏力、消化不良、腹部不适及头痛。这些不良反应常发生于治疗的早期，大多数患者可耐受，随着治疗时间的延长，上述不良反应可基本消失。另外，长期服用二甲双胍可引起维生素 B_{12} 水平的下降。二甲双胍的禁忌证包括：

1. 中度（2b 级）和严重肾衰竭或肾功能不全［Cr＜45 ml/min 或 eGFR＜45 ml/(min · 1.73 m^2)］。

2. 可造成组织缺氧的疾病（尤其是急性疾病或慢性疾病的恶化），如失代偿性心力衰竭、呼吸衰竭、近期发作的心肌梗死、休克。

3. 严重感染和外伤、外科大手术、低血压等。

4. 已知对二甲双胍过敏者。

5. 急性或慢性代谢性酸中毒，包括有或无昏迷的糖尿病酮症酸中毒（diabetic ketoacidosis，DKA）患者。

6. 酗酒者。

7. 接受血管内注射碘化造影剂者，可以暂时停用本品。

8. 维生素 B_{12}、叶酸缺乏未纠正者。

三、特殊人群减重药物的选择[45,48]

（一）合并 2 型糖尿病

2 型糖尿病（T2DM）患者常合并肥胖，在选择降糖药物时，应优先考虑有利于减轻体重或对体重影响中性的药物，必须应用胰岛素治疗的 T2DM 合并肥胖患者，建议联合使用至少一种其他降糖药物，如二甲双胍、GLP-1 受体激动药、α糖苷酶抑制药、二肽基肽酶4（dipeptidyl peptidase 4，DPP-4）抑制药、葡萄糖协同转运蛋白-2抑制药（sodium-glucose linked transporter-2，SGLT-2）、普兰林肽等，从而减轻由于胰岛素剂量过大引起的体重增加；且由于基础胰岛素增重效应小于预混胰岛素，建议优先使用。如果体重控制仍不理想者，可短期或长期联合使用目前已被批准用于减重治疗的上述5种减重药物。

（二）合并高血压

血管紧张素转化酶抑制药（angiotensin converting enzyme inhibitors，ACEI）和血管紧张素Ⅱ受体阻滞药（Angiotensin Ⅱ receptor blocker，ARB）不仅能拮抗肾、血管、脂肪、心脏等脏器和组织的肾素血管紧张素系统（renin-angiotensin-system，RAS）的激活和降低血压，还可以改善胰岛素抵抗，推荐作为肥胖相关性高血压或肥胖合并难治性高血压的一线用药。由于β-肾上腺素受体阻滞药具有增重风险，以及对血糖、血脂代谢的影响，因此不作为首选。病情需要加用β-肾上腺素受体阻滞药时，可选择非选择性β-受体阻断药卡维地洛和奈必洛尔。对于生活方式干预无效的肥胖相关性高血压患者，可考虑使用减肥药物，首选非拟交感神经药物，如氯卡色林或奥利司他。其他药物使用期间均需密切监测血压。

（三）合并心血管疾病

合并心血管疾病希望通过药物治疗减轻体重的患者，同样建议首选非拟交感药物如氯卡色林或奥利司他等。这些药物相对于芬特明及托吡酯在升高血压及加快心率方面的风险较低。氯卡色林还有一定的减缓心率及降低血压的作用，对于心律失常患者需要监测心率及心律。

（四）合并慢性肾病

由于大多数减重药物本身或代谢物需要经过肾代谢，因此，当肌酐清除率（creatinine clearance，Ccr）＜30 ml/min时，仅有奥利司他和利拉鲁肽可以选用，选用奥利司他需要监测草酸盐肾病；Ccr在30～49 ml/min时，芬特明/托吡酯复方制剂和纳曲酮/安非他酮复方制剂需要减量使用，芬特明/托吡酯复方制剂每天不超过7.5 mg/46 mg，纳曲酮/安非他酮复方制剂不超过8 mg/90 mg bid。

（五）合并抑郁症、精神病和癫痫

选择相应的抗抑郁、抗精神病和抗癫痫药物治疗时，应首选对体重影响中性的药物，尽量避免选择具有增重效应的药物。

推荐建议：

1. 肥胖的药物治疗是饮食、运动及行为干预治疗的辅助治疗。为达到最大效能，药物治疗必须在生活方式干预治疗的基础上进行，否则药物的减重作用有限。

2. 建议使用已被认可的减重药物来改善并发症和增强患者对行为改变的依赖。非专科医生不要选择非适应证用药。

3. 需要定期评估减重药物的安全性及有效性。在最初的3个月内至少每个月1次，以后至少每3个月1次。如果减重药物有效（3个月内体重减轻＞5％）且安全，建议继续使用。如果无效（3个月内体重减轻＜5％）或者任何时候有安全性及耐受性的问题时，立即停药、换药或选择其他治疗方法。

第八节　手术治疗

虽然生活方式干预联合药物治疗可以在一定程度上达到降低体重的目的，但是对于部分肥胖患者，仍无法逆转肥胖及相关并发症，往往需采取更为积极有效的手段控制肥胖。减重手术是严重肥胖患者唯一长期有效的治疗方法，其疗效优于内科治疗。

减重手术始于20世纪60年代的小肠短路手术，但因手术创伤大、风险高，未得到广泛推广。自1990年以来腹腔镜技术的应用，减重手术的接受程度也大幅提高。美国接受减重手术的肥胖症患者由每年3万～4万例剧增5倍，至20万例左右。全世界每年施行手术的肥胖症患者也达到了30万～40万例[49]。亚洲地区的减重手术于1980年由中国台湾引进，2000年后开始快速发展。减重手术最初用于治疗严重肥胖的患者，后来发现患者术后出现血糖和血压下降、血脂改善、心血管疾病风险降低等有益改变，故更名为“代谢手术”。有一项涉及136项研究、22 094例肥胖患者的Meta分析显示：手术治疗具有显著的减重作用，平均体重减轻指数（excess weight loss，EWL）为61.23％，同时肥胖相关并发症如糖尿病、高血压、高血脂和睡眠呼吸暂停综合征等也得到显著改善[50]。

一、手术术式

目前被普遍接受的减重手术术式有4种：腹腔镜Roux-en-Y胃旁路术（laparoscopic Rouxen-Y gastric bypass，LRYGB）、腹腔镜胃袖状切除术（laparoscopic sleeve gastrectomy，LSG）、腹腔镜可调节胃束带术（laparoscopic adjustable gastric banding，LAGB）、胆胰分流并十二指肠转位术（biliopancreatic diversion with duodenal switch，BPD-DS）。由于LAGB的远期减重效果欠佳，目前已不被指南推荐。其他改进或新术式仍缺乏长期证据支持。4种减重术式的比较见表5-3。

表 5-3 4 种减重术式的比较

减重术式	手术要点	优点	注意事项
胃旁路手术（LRYGB）	完全和胃底分离的贲门下小胃囊，从屈氏韧带测量胆胰支的长度，离断空肠，根据患者 BMI 决定食物支长度。食物支近端与小胃囊进行吻合，胆胰支和食物支的远侧进行端侧吻合	减重效果好，降糖效果优，适合肥胖合并糖尿病的患者	手术相对复杂，改变胃肠道吸收功能，术后应注意补充维生素、矿物质和微量元素
胃袖状切除术（LSG）	完整游离大弯侧胃网膜，充分游离胃底，距幽门 2～6 cm 开始切割，在胃内使用直径 28～46 Fr 的胃管作为支撑，保留胃小弯侧管型胃，容积 100～200 ml，完全切除胃底，移去切除的大弯侧胃囊	手术的安全性及有效性良好，目前已被认可作为初次减重手术术式，且是目前选择最多的术式	术后应补充营养元素，其并发症的发生率相对低于胃旁路手术和胆胰分流并十二指肠转位术
可调节胃束带术（LAGB）	在贲门后方形成隧道，把可调节束带牵引绕过贲门，可调节束带有单一方向锁扣，内侧有水囊通过管道连接单向阀埋于腹部皮下，可注水从而收紧束带，在贲门部形成小胃囊，使患者进食减少	操作简单，不切割组织，对胃肠功能影响小	术后减重效果难持久，术后糖尿病缓解率低，术后随访时应注意胃束带相关的并发症
胆胰分流并十二指肠转位术（BPD-DS）	保留近端胃囊约 100 ml，旷置大多数的小肠，仅保留末端回肠 50～100 cm 的消化液和食物共同通道，十二指肠转位是在袖状胃切除的基础上十二指肠近端与远端回肠吻合，其共同通道也是 50～100 cm	是减重及降糖效果最好的术式	手术复杂，操作时间长，手术营养相关并发症最多，术后常出现营养不良

1. LRYGB 是目前最常用、有效的代谢手术术式，除减重效果显著外，对糖代谢及其他代谢指标改善程度也较大，可作为减重代谢外科首选术式。LRYGB 术可引起 GLP-1 水平的升高，以及其他多种与食欲和糖代谢相关的肠道激素的改变，对 2 型糖尿病（T2DM）患者的糖代谢及其他代谢指标改善程度较大。

2. LSG 是以限制胃容积为主的手术类型，保持原胃肠道解剖关系，可改变部分胃肠激素水平，目前已被广泛认可为初次减重手术术式。

3. LAGB 为单纯限制胃容积、减少摄食量而达到减重目的的手术方式，缺少中长期疗效数据，不推荐应用于以治疗 T2DM 为目的的患者。

4. BPD-DS 是以减少营养物质在肠道吸收为主的术式，在减重和代谢指标控制方面均优于其他 3 种术式，可以纠正胰岛素抵抗，但操作难度较大。由于肠道长度缩短，营养缺乏风险相应增加，术后营养相关并发症的发病率及病死率均高于其他术式，建议谨慎采用。

2015 年，国际糖尿病联盟（International Diabetes Federation，IDF）统计了进行减重手术的患者术式比例，结果显示，LRYGB 约占 42%，LSG 约占

48%，LAGB约占8%，BPD-DS约占2%。一项对2007—2012年法国的133 000名肥胖患者的研究报道，减重手术的早期死亡率很低，且逐年下降[51]。一项对美国242名严重肥胖的青少年行减重手术后3年，体重和身体健康状况的研究显示，体重下降率维持在25%～30%，且T2DM、糖尿病前期、血脂异常、血压、肾功能异常等明显改善。在为患者选择术式时，应综合考虑患者的年龄、病程、肥胖程度及相关并发症的情况、心肺功能、术后随访的依从性、经济能力，以及当地医院的技术设备和医生的技术经验等[52]。

二、术前评估

所有患者均须接受肥胖病因及相关合并症的术前评估，应特别注意影响减重手术的因素。术前评估应由多学科团队（multidisciplinary teamwork，MDT）进行，MDT一般应以减重外科医师、内分泌科医师、精神心理科医师和营养师为核心成员，同时根据患者具体情况邀请麻醉科、呼吸内科、心内科等专科医师联合会诊，目的在于明确是否符合手术指征、有无手术禁忌证、手术风险评估以及如何降低手术风险。术前评估必须包括全面病史、精神病史、体格检查、实验室检查等。有下肢深静脉血栓、心血管事件及呼吸睡眠暂停综合征风险的患者，应与专科医师沟通，采取措施积极处理，减少手术风险（见表5-4）。如患者的肝体积增大或有脂肪肝，应鼓励这类患者进行术前减肥，降低肝体积。术前减肥亦可改善患者的肥胖相关并发症如血压、血糖、血脂等代谢指标。如果是育龄期妇女，应告知避免术前怀孕。此外，应告知患者在术前戒烟，因吸烟妨碍伤口愈合，可造成吻合口溃疡并影响全身健康状况。手术前应与患者进行彻底讨论，充分告知手术的风险及获益、术式选择、长期随访的必要性、维生素补充等。

表5-4 减重手术前的评估项目

全面病史及体格检查
术前常规实验室检查
营养状况检查
心肺功能评估和睡眠呼吸暂停筛查
胃肠道评估
内分泌评估血糖及排除继发性肥胖
营养师进行营养评估
心理状况评估
手术知情同意
术前继续减重
优化血糖控制
妊娠相关问题的咨询
戒烟咨询
术前癌症筛查

三、术后可能的风险

（一）常见消化道并发症

包括出血、胃食管反流、溃疡等，可按常规处理。若患者出现新发的持续性脉率>120次/分（超过4小时）、呼吸急促、缺氧或发热，则应警惕吻合口瘘。吻合口瘘的临床情况稳定时，应对疑似患者进行X线钡餐或CT检查以明确判断。

（二）肺栓塞

肺栓塞是肥胖患者术后急性并发症之一，卧床将增加其发生率。如术后撤除呼吸机时出现呼吸困难甚至衰竭，需警惕肺栓塞。肺栓塞的治疗以预防为主，建议术后早期下床活动，高危患者在围术期可适当给予抗凝药物。

（三）深静脉血栓（deep venous thrombosis，DVT）形成

所有患者均应预防DVT形成。术后预防性措施包括序贯加压装置，术后24小时内皮下注射普通肝素或低分子肝素。对于高危患者，如有DVT病史者，在出院后仍需给予药物预防DVT发生。同时应鼓励患者早期下床活动。

（四）内疝

建议术中关闭系膜裂孔，防止术后内疝发生。

（五）胆囊炎和胆石形成

术后如体重下降过快，可考虑给予熊去氧胆酸，以预防胆囊炎和胆石形成。

（六）心肌梗死

围术期心肌梗死风险高的患者应在术后24小时内给予心电监护。

四、围术期血糖管理

合并糖尿病的患者，应在术前控制血糖，术前血糖控制的合理目标包括HbAlC 6.5%～7.0%或更低，空腹血糖≤110 mg/dl（或6.1 mmol/L），餐后2小时血糖≤140 mg/dl（或7.8 mmol/L）；对于合并多种疾病或强化治疗下常规控制目标难以达到的长病程糖尿病患者，可采取较为宽松的术前控制目标，如HbAlC 7%～8%。糖尿病患者术后应监测血糖，鼓励患者在家检测餐前、餐后2小时和睡前血糖（指血血糖）。发生低血糖时应立刻检测指血血糖。由于患者术

后摄入能量减少，体重减轻，患者易出现低血糖，不建议术后使用促胰岛素分泌的药物如磺脲类和格列奈类，二甲双胍可继续使用。使用胰岛素的患者，需及时调整胰岛素的使用剂量，推荐使用胰岛素类似物，减少低血糖风险。如血糖控制欠佳，也可使用胰岛素增敏剂和肠促胰岛素类似物。

五、术后营养支持

营养问题是患者术后面临的首要问题。营养不良的常见原因如下：

1. 饮食结构的改变和摄入减少，部分患者有偏食习惯，并且由于肉类食物不易消化，所以减少肉类的摄取；还有部分患者为了控制体重而刻意节食。

2. 减重手术不仅使胃容积明显减小，还改变了胃肠道结构，影响了营养物质的消化与吸收。

3. 术后可能出现胃肠道穿孔、出血、吻合口漏、吻合口梗阻、吻合口瘘等并发症，均可能引起营养不良。

减重手术后患者进食需循序渐进，注意进食速度。一顿饭用 20～30 分钟，但不超过 1 小时。同时，患者应遵循健康饮食的原则，包括每日至少 5 份的水果和蔬菜摄入。2013 年，《美国肠内肠外营养学会（ASPEN）临床指南》认为，给予肥胖患者的总热量为 11～14 kcal/kg×实际体重或 22～25 kcal/kg×理想体重（BMI>30 kg/m^2）。蛋白质摄入应个体化，并由营养师根据性别、年龄、体重和手术方式进行评估和指导。胃转流术后的患者建议至少 60 g/d，BPD-DS 的患者 80～120 g/d，如果出现恶病质，除补充蛋白质外，还需要解除潜在的解剖学异常（狭窄、梗阻、绑带脱垂、侵蚀），必要时给予心理干预。很严重的病例，可能还需要行二次手术。建议每天至少饮用 6～8 杯（1500～2000 ml）水，以预防脱水及便秘。手术后应避免高油食物，可预防呕吐及体重增加。进食时，避免喝水及喝汤，可在两餐间或餐后 30～45 分钟再摄取水分。术后 3 个月内不宜摄取冰水、咖啡、茶类、含乙醇类等刺激物。早期发现减重术的胃肠道并发症并及时干预，对预防术后营养不良非常重要。减重术后常见的胃肠道症状和并发症包括恶心、呕吐、食物反流、便秘、食欲减退、倾倒综合征和腹泻。建议加强对手术患者的营养教育及术后的营养随访，给予饮食指导，补充适量的营养素，及时发现并处理术后胃肠道并发症，避免营养不良。

六、术后随访

所有减重手术术后均应进行常规的代谢和营养学监测。术后的随访和合理的营养支持对患者的术后恢复、减少并发症的发生，及维持手术疗效非常重要。

随访的频率取决于手术术式和并发症，首次术后随访为术后 1 个月，之后间隔可延长至3个月、6个月、12个月。术后随访项目包括体重的变化情况、有无手术并发症、伴随疾病的指标变化及用药情况、患者的营养状况、维生素及微量元素水平、骨密度等（见表5-5）。如果监测的指标有任何异常，均应根据患者的个体情况予以纠正。对于重度肥胖患者，监测血清肌酸激酶（CK）水平和尿量，以排除横纹肌溶解。对于2型糖尿病患者、血脂异常或高血压患者，减重手术后均应进行常规的代谢和营养学监测，及时调整治疗药物。

表5-5　术后常规随访项目

监测体重变化
监测有无术后并发症
调整术后用药
避免使用非甾体类药物
评估对运动和饮食建议的依从性
对特定患者预防痛风和胆结石
监测血压、血糖，6～12个月监测一次血脂
营养状况检查如血红蛋白、维生素 B_{12} 等，RYGB、BPD-DS需监测叶酸、铁、25-维生素D、PTH
6个月及此后每年查一次24小时尿钙
2年时查骨密度

如患者术后出现显著的体重回升或减重失败，应立即评估以下项目：

1. 患者生活方式的依从性是否降低。

2. 检查有无与体重增加有关的药物。

3. 有无导致消化不良的行为习惯。

4. 精神心理因素。

5. 进行放射性检查或内镜检查，评估RYGB患者术后有无胃扩张、吻合口扩张、胃内瘘管，或LAGB患者术后有无束带限制不足。

对于此类患者，应采取多学科的干预措施，如饮食改变、运动、改善生活方式并频繁随访；对于有适应证的患者可进行药物治疗或修正手术。此外，育龄女性术后1年至1年半内应避免妊娠。术后无论何时妊娠，均须严密监测母体维生素和微量元素水平，包括血清铁、叶酸、维生素 B_{12}、维生素 K_1、血清钙、脂溶性维生素等，以保证胎儿健康。

推荐建议：

1. 减重手术适应证

BMI≥40 kg/m^2，无伴发疾病的患者或无严重的相关风险的患者可进行减肥手术（A类）；BMI≥35 kg/m^2 的患者，或存在1个或以上严重肥胖相关伴发疾病，可给予减肥手术治疗（B类）；BMI在30～34.9 kg/m^2，合并糖尿病或代谢综合征的患者亦可接受减肥手术，但目前证据尚不充足（D类）。

2. 术前随访及术式的选择

所有患者均应在术前仔细询问病史，完善相关的体格检查、实验室化验及并发症的检查，评估手术风险（A类）；多学科会诊，并与患者充分讨论手术的术式选择、手术风险及获益等，制订个体化的减重手术方案（D类）。

3. 术后随访

术后应严密监测患者的生命体征和代谢指标，减少术后并发症风险，及时调整治疗药物（A类）；由专业营养师给予患者合理的饮食指导，建议患者长期随访，以早期发现并发症，并获得更好的减重效果（B类）。

结语：未来研究方向建议

肥胖作为未来最为严重的公共健康问题之一，其有效的治疗是减轻患者及社会医疗经济负担、改善患者生活质量的重要手段。因此，建议在政策的导向下，将序贯管理流程标准化，同时，将以生活方式管理为主的行为方式修正纳入国家医疗保险中，推动疾病预防的有效实施。针对处于病理状态的肥胖个体，提倡开展药物和手术治疗的规范化临床试验，为肥胖管理提供更多可参考的依据。

（孙明晓　蒋蕾　于冬妮　何清华　张献博　王丽娟　程亚芬　李兆萍）

参考文献

[1] Garvey WT, Garber AJ, Mechanick JI, et al. American association of clinical endocrinologists and American college of endocrinology position statement on the 2014 advanced framework for a new diagnosis of obesity as a chronic disease. Endocr Pract, 2014, 20 (9): 977-989.

[2] Garvey WT, Mechanick JI, Brett EM, et al. American Association of Clinical Endocrinologists and American College of Endocrinology comprehensive clinical practice guidelines for medical care of patients with obesity executive summary. Endocr Pract, 2016, 22 (7): 842-884

[3] 中华人民共和国卫生行业标准. 学龄儿童青少年超重与肥胖筛查. WS/T 586-2018.

[4] 中国超重/肥胖医学营养治疗专家共识编写委员会. 中国超重/肥胖医学营养治疗专家共识（2016年版）. 中华糖尿病杂志，2016，8（9）：525-540.

[5] Wong AT, Chan DC, Barrett PH, et al. Supplementation with n3 fatty acid ethyl esters increases large and small artery elasticity in obese adults on a weight loss diet. J Nutr, 2013, 143 (4): 437-441.

[6] Dutheil F, Lac G, Courteix D, et al. Treatment of metabolic syndrome by combination of physical activity and diet needs an optimal protein intake: a randomized controlled trial. Nutr J, 2012, 17 (11): 72.

[7] Sukumar D，Ambia-Sobhan H，Zurfluh R，et al. Areal and volumetric bone mineral density and geometry at two levels of protein intake during caloric restriction：a randomized，controlled trial. Journal of Bone and Mineral Research：the Official Journal of the American Society for Bone and Mineral Research，2011，26（6）：1339-1348.

[8] Pereira-Santos M，Costa PR，Assis AM，et al. Obesity and vitamin D deficiency：a systematic review and meta-analysis. Obesity Reviews：an Official Journal of the International Association for the Study of Obesity，2015，16（4）：341-349.

[9] Layman DK，Evans EM，Erickson D，et al. A moderate-protein diet produces sustained weight loss and long-term changes in body composition and blood lipids in obese adults. J Nutr，2009，139（3）：514-521.

[10] Gannon MC，Nuttall FQ. Effect of a high-protein，low-carbohydrate diet on blood glucose control in people with type 2 diabetes. Diabetes，2004，53（9）：2375-2382.

[11] Xu DF，Sun JQ，Chen M，et al. Effects of lifestyle intervention and meal replacement on glycaemic and body-weight control in Chinese subjects with impaired glucose regulation：a 1-year randomised controlled trial. Brit J Nutr，2013，109（3）：487-492.

[12] Ames GE，Patel RH，McMullen JS，et al. Improving maintenance of lost weight following a commercial liquid meal replacement program：a preliminary study. Eating Behav，2014，15（1）：95-98.

[13] Ho M，Garnett SP，Baur LA，et al. Impact of dietary and exercise interventions on weight change and metabolic outcomes in obese children and adolescents：a systematic review and meta-analysis of randomized trials. JAMA Pediatrics，2013，167（8）：759-768.

[14] Mendelson M，Michallet AS，Monneret D，et al. Impact of exercise training without caloric restriction on inflammation，insulin resistance and visceral fat mass in obese adolescents. Pediatric Obes，2015，10（4）：311-319.

[15] van der Baan-Slootweg O，Benninga MA，Beelen A，et al. Inpatient treatment of children and adolescents with severe obesity in the Netherlands：a randomized clinical trial. JAMA Pediatrics，2014，168（9）：807-814.

[16] Sigal RJ，Alberga AS，Goldfield GS，et al. Effects of aerobic training，resistance training，or both on percentage body fat and cardiometabolic risk markers in obese adolescents：the healthy eating aerobic and resistance training in youth randomized clinical trial. JAMA Pediatrics，2014，168（11）：1006-1014.

[17] Damaso AR，da Silveira Campos RM，Caranti DA，et al. Aerobic plus resistance training was more effective in improving the visceral adiposity，metabolic profile and inflammatory markers than aerobic training in obese adolescents. J Sports Sci，2014，32（15）：1435-1445.

[18] de Piano A，de Mello MT，Sanches Pde L，et al. Long-term effects of aerobic plus resistance training on the adipokines and neuropeptides in nonalcoholic fatty liver disease obese adolescents. European J Gastroenterology Hepatol，2012，24（11）：1313-1324.

[19] Garcia-Hermoso A，Sanchez-Lopez M，Martinez-Vizcaino V. Effects of aerobic plus resistance exercise on body composition related variables in pediatric obesity：A systematic

review and meta-analysis of randomized controlled trials. Pediatr Exerc Sci, 2015, 27 (4): 431-440.

[20] Yumuk V, Tsigos C, Fried M, et al. European Guidelines for Obesity Management in Adults. Obes facts, 2015, 8 (6): 402-424.

[21] Donnelly JE, Blair SN, Jakicic JM, et al. American College of Sports Medicine Position Stand. Appropriate physical activity intervention strategies for weight loss and prevention of weight regain for adults. Med Sci Sport Exer, 2009, 41 (2): 459-471.

[22] Ismail I, Keating SE, Baker MK, et al. A systematic review and meta-analysis of the effect of aerobic vs. resistance exercise training on visceral fat. Obesity reviews: an official journal of the International Association for the Study of Obesity, 2012, 13 (1): 68-91.

[23] Ho SS, Dhaliwal SS, Hills AP, et al. The effect of 12 weeks of aerobic, resistance or combination exercise training on cardiovascular risk factors in the overweight and obese in a randomized trial. BMC public health, 2012, 28 (12): 704.

[24] Fisher G, Brown AW, Bohan Brown MM, et al. High Intensity Interval-vs Moderate Intensity-Training for Improving Cardiometabolic Health in Overweight or Obese Males: A Randomized Controlled Trial. PloS One, 2015, 10 (10): e0138853.

[25] Macfarlane DJ, Taylor LH, Cuddihy TF. Very short intermittent vs continuous bouts of activity in sedentary adults. Prev Med, 2006, 43 (4): 332-336.

[26] Poggiogalle E, Migliaccio S, Lenzi A, et al. Treatment of body composition changes in obese and overweight older adults: insight into the phenotype of sarcopenic obesity. Endocrine, 2014, 47 (3): 699-716.

[27] Villareal DT, Smith GI, Sinacore DR, et al. Regular multicomponent exercise increases physical fitness and muscle protein anabolism in frail, obese, older adults. Obesity, 2011, 19 (2): 312-318.

[28] Bisson M, Alméras N, Dufresne SS, et al. A 12-week exercise program for pregnant women with obesity to improve physical activity levels: An open randomised preliminary study. PloS One, 2015, 10 (9): e0137742.

[29] Garnaes KK, Morkved S, Salvesen O, et al. Exercise training and weight gain in obese pregnant women: A randomized controlled trial (ETIP Trial). PLoS Medicine, 2016, 13 (7): e1002079.

[30] Elliott-Sale KJ, Barnett CT, Sale C. Exercise interventions for weight management during pregnancy and up to 1 year postpartum among normal weight, overweight and obese women: a systematic review and meta-analysis. Brit J Sport Med, 2015, 49 (20): 1336-1342.

[31] Choi J, Fukuoka Y, Lee JH. The effects of physical activity and physical activity plus diet interventions on body weight in overweight or obese women who are pregnant or in postpartum: a systematic review and meta-analysis of randomized controlled trials. Prev Med, 2013, 56 (6): 351-364.

[32] Choo J, Lee J, Cho JH, et al. Effects of weight management by exercise modes on markers of subclinical atherosclerosis and cardiometabolic profile among women with abdominal obesity: a

randomized controlled trial. BMC Cardiovascular Disorders，2014，10（14）：82.

[33] van Dijk JW，Tummers K，Stehouwer CD，et al. Exercise therapy in type 2 diabetes：is daily exercise required to optimize glycemic control? Diabetes Care，2012，35：948-954.

[34] Cuthbertson DJ，Shojaee-Moradie F，Sprung VS，et al. Dissociation between exercise-induced reduction in liver fat and changes in hepatic and peripheral glucose homoeostasis in obese patients with non-alcoholic fatty liver disease. Clin Sci，2016，130（2）：93-104.

[35] Bae JC，Suh S，Park SE，et al. Regular exercise is associated with a reduction in the risk of NAFLD and decreased liver enzymes in individuals with NAFLD independent of obesity in Korean adults. PloS One，2012，7（10）：e46819.

[36] Golabi P，Locklear CT，Austin P，et al. Effectiveness of exercise in hepatic fat mobilization in non alcoholic fatty liver disease：Systematic review. World J Gastroentero，2016，22（27）：6318-6327.

[37] Oh S，Shida T，Yamagishi K，et al. Moderate to vigorous physical activity volume is an important factor for managing nonalcoholic fatty liver disease：a retrospective study. Hepatology，2015，61（4）：1205-1215.

[38] Jensen MD，Ryan DH，Apovian CM，et al. 2013 AHA/ACC/TOS guideline for the management of overweight and obesity in adults：a report of the American College of Cardiology/American Heart Association Task Force on Practice Guidelines and The Obesity Society. Circulation，2014，129（25 Suppl 2）：S102-S138.

[39] O'Brien KM，Hutchesson MJ，Jensen M，et al. Participants in an online weight loss program can improve diet quality during weight loss：a randomized controlled trial. Nutr J，2014，9（13）：82.

[40] Dietary guidelines 2015—2020，https：//health. gov/dietaryguidelines/2015/guidelines/.

[41] Tanihara S，Imatoh T，Miyazaki M，et al. Retrospective longitudinal study on the relationship between 8-year weight change and current eating speed. Appetite，2011，57（1）：179-183.

[42] Li J，Zhang N，Hu L，et al. Improvement in chewing activity reduces energy intake in one meal and modulates plasma gut hormone concentrations in obese and lean young Chinese men. Am J Clin Nutr，2011，94（3）：709-716.

[43] Zhu Y，Hollis JH. Increasing the number of chews before swallowing reduces meal size in normal-weight，overweight，and obese adults. J Acad Nutr Diet，2014，114（6）：926-931.

[44] Halton TL，Hu FB. The effects of high protein diets on thermogenesis，satiety and weight loss：a critical review. J Am Coll Nutr，2004，23（5）：373-385.

[45] Apovian CM，Aronne LJ，Bessesen DH，et al. Pharmacological management of obesity：an endocrine Society clinical practice guideline. J Clin Endocr Metab，2015，100（2）：342-362.

[46] 中华医学会内分泌学分会肥胖学组. 中国成人肥胖症防治专家共识. 中华内分泌代谢杂志，2011，27（9）：711-717.

[47] 母义明，纪立农，宁光，等. 二甲双胍临床应用专家共识（2016 年版）. 中国糖尿病杂

志，2016，24（10）：871-884.

[48] Garvey WT，Mechanick JI，Brett EM，et al. American Association of Clinical Endocrinologists and American College of Endocrinology Comprehensive Clinical Practice Guidelines for Medical Care of Patients with Obesity. Endocrine practice：Official Journal of the American College of Endocrinology and the American Association of Clinical Endocrinologists，2016，22（Suppl 3）：1-203.

[49] Buchwald H，Oien DM. Metabolic/bariatric surgery Worldwide 2008. Obes surg，2009，19（12）：1605-1611.

[50] Buchwald H，Avidor Y，Braunwald E，et al. Bariatric surgery：a systematic review and meta-analysis. JAMA，2004，292（14）：1724-1737.

[51] Lazzati A，Audureau E，Hemery F，et al. Reduction in early mortality outcomes after bariatric surgery in France between 2007 and 2012：A nationwide study of 133，000 obese patients. Surgery，2016，159（2）：467-474.

[52] Inge TH，Courcoulas AP，Jenkins TM，et al. Weight Loss and Health Status 3 Years after Bariatric Surgery in Adolescents. N Engl J Med，2016，374（2）：113-123.

第六章　肥胖干预项目的实施、督导和评价

章节综述

本章目的是促进中国未来的肥胖预防控制工作以及相关研究，为实现《“健康中国2030”规划纲要》中提出的预防慢性病和促进公众健康的迫切需要提供帮助。

本章概述了国内外肥胖干预项目研究、应用的现状和存在的问题，阐述了肥胖干预项目的概念内涵，介绍了肥胖干预项目的设计、实施、督导和评价的全过程。介绍了多个行为与健康促进的理论模型和成功实践的范例，以及近年来，由世界卫生组织（WHO）推荐，经众多发达国家努力推动的肥胖干预项目的主要模式和重点方向，包括多层次综合干预模式、多成分综合干预模式、政策和法律强制干预模式。为基于中国社会、文化、经济和人文传统环境的未来肥胖干预项目的设计与执行提供指导，为决策者制订肥胖预防和治疗相关政策提供可行、有效、经济和科学的建议。

我国的肥胖控制工作已经取得了一定的成果，尤其是我国一直坚持“预防为主”的卫生与健康工作方针，特别是当前大力推动的“健康中国”建设，这些都为肥胖的预防控制提供了良好的支持。同时，另一个重要现状是我国在预防和控制肥胖方面尚有很多科研和实际工作迫切需要进一步推进。

第一节　概述

一、前言

肥胖本身是一种慢性病，同时也是其他慢性非传染性疾病的重要危险因素之一。在过去的10～20年中，中国肥胖的发病率和患病率都呈快速增长趋势，全

国数据显示，中国人口中约42%的成年人和约15%的儿童超重和肥胖，中国已成为全世界超重和肥胖人数最多的国家[1-2]。肥胖，在中国已形成沉重的社会负担，对社会发展和健康中国的建设都产生了负面影响。

面对肥胖带来的挑战，我国政府采取了积极的应对策略措施。尤其是2015年10月党的十八届五中全会将“健康中国”上升为国家战略；2016年8月在全国卫生与健康大会上，习近平总书记再次强调，没有全民健康，就没有全面小康；2016年10月中共中央、国务院印发了《“健康中国2030”规划纲要》，要求将“共建共享、全民健康”作为建设健康中国的战略主题，坚持正确的卫生与健康工作方针，针对生活行为方式、生产生活环境以及医疗卫生服务等健康影响因素，落实预防为主，推行健康生活方式，实现全民健康的措施[3]。预防和控制肥胖是贯彻实施健康中国战略的重要内容。

世界卫生组织（WHO）下属的国际癌症研究机构（the International Agency for Research on Cancer，IARC）于2015年12月组成了一个国际专家组，致力于研究能量平衡与肥胖的关系。该专家组于2017年3月发表的最新研究成果表明，全球的肥胖问题与饮食、身体活动紧密相关[4]。该研究对于发达国家和发展中国家的肥胖预防控制有着重要的指导作用。

本章的目的是促进中国未来的肥胖预防和控制工作以及相关研究，尤其是一些与政策相关的实践工作与理论研究。这将有助于实现《“健康中国2030”规划纲要》中提出的预防慢性病和促进公众健康的迫切愿景。本章概述了国内外肥胖干预项目的主要模式、现状和存在的问题，阐述了肥胖干预项目的概念，并介绍了肥胖干预项目的设计、实施、指导和评价的全过程，既有理论的模型也有成功的实践案例，为基于中国社会、文化、经济和环境的未来肥胖干预项目提供指导，为决策者在制订肥胖预防和控制政策时提供可行、有效、经济和科学的建议。需要指出的是，儿童和成人的肥胖预防控制策略是有所不同的。

二、国内外肥胖干预项目的主要模式

近年来，在世界卫生组织建议下，众多发达国家都在努力推动肥胖干预项目，主要模式和重点方向包括多层次综合干预模式、多成分综合干预模式、政策和法律强制干预模式。

（一）多层次综合干预模式（multi-level intervention model）

多层次综合干预模式区别于既往单一层次的干预策略，以系统科学为理论基础，从政策、社会、经济、环境和个人水平多层次开展肥胖干预。

（二）多成分综合干预模式（multi-component intervention model）

多成分综合干预与多层次综合干预概念相关，多成分干预既可以在一个层次实施，也可以在多个层次实施。多成分干预与多层次干预策略的整合是肥胖预防与控制的新模式，已成为当前的一种新趋势。该模式同时在不同层次、不同方面进行肥胖干预，包括个人、学校、社区、家庭和工作场所，以及农业、食品服务、教育、交通和城市规划等层面。

（三）政策和法律强制干预模式

政府和立法机构在肥胖预防和控制中发挥的作用越来越突出，通过制定政策或立法的方式确保人们采取健康的生活行为方式，预防控制肥胖会更可行和具有长效性。许多发达国家和一些发展中国家都有一些成功的案例，例如，在学校限制垃圾食品、实行菜品标签和对含糖饮料征税等。这些类型的措施实实在在地带来了肥胖预防控制的良好效果，也表明了政府预防肥胖的决心和努力，使政府在肥胖预防控制中能够发挥应有的主导作用。

三、中国肥胖干预项目的现状、问题及挑战

中国的肥胖干预项目总体上采用多层次、多成分或交互整合的干预策略，也有少量的国家级或地方层面的肥胖预防控制的政策措施。但与发达国家相比，中国目前的肥胖干预项目存在数量有限、规模较小、政策支持欠充分等问题。现有的小型或地方性的干预项目，受制于地理、文化和环境的特异性而无法得到大范围的推广。

效果评价对于干预成功至关重要，甚至能够决定其整体影响。有效、可持续的效果评价是肥胖干预项目推广的关键所在。国内外的一些干预项目只关注干预期间的效果，很少考虑长期计划和长期干预效果。传播和研究成果转化是扩大研究效果的关键步骤，但只以论文的方式（一些干预项目甚至没有论文发表）进行传播，对于政策的影响微乎其微。

在中国，肥胖干预项目效果评价尤其需要得到重视。决策者和公共卫生从业者因缺乏良好的培训和知识，难以将研究成果转化为实际政策和常态化的干预项目，这是肥胖干预项目存在的关键问题和挑战，但这些挑战也为研究和公共卫生实践提供了难得的机会。中国急需以系统理论为指导，将政策与干预相结合，并针对各类人群和利益相关者综合实施肥胖的多层次、多成分和政策的干预。

第二节 肥胖干预项目的设计、实施、指导和评价

一、肥胖干预项目的概念

完整的肥胖干预项目包括：项目设计、项目实施、项目督导和项目评价。

1. 项目设计

收集科学证据，明确目标人群、背景、风险因素，制订干预目标，并确定相关理论或指导模型的过程。

2. 项目实施

干预项目能否成功的关键之一，应制订详尽的现场实施方案，确保干预项目理论科学、受众接受和操作可行。

3. 项目督导

用于整个干预过程的质量控制，在实施过程中比对现场操作与干预方案，确保干预项目按既定设计方案有计划、有条理地执行，应在项目实施的全程进行质量控制。

4. 项目评价

是干预项目不可或缺的部分，包括过程评价和结果评价。干预前、干预中和干预后都应该进行评价。高质量的数据收集、恰当的评价手段和科学的分析方法是项目评价的关键。评价结果应切实用于指导和改进项目干预。

二、国内外肥胖干预项目现状

（一）我国肥胖干预项目现状

我国在约 25 年前就开始关注和积极应对成人和儿童肥胖问题，并已在国家和地区层面实施了一些针对肥胖预防和控制的公共卫生项目。例如，（原）卫生部疾病控制司和疾病预防控制中心先后颁布了《中国成人超重和肥胖症预防控制指南（试行）》（2003）和针对儿童的《中国学龄儿童少年超重和肥胖预防与控制指南（试用）》[5-6]。这些指南为定义相关人群的超重、肥胖和向心性肥胖提供了专业指导，从而促进了中国肥胖的监测和预防控制工作。

影响较大的国家级项目还包括：2007 年，为了促进健康膳食和身体活动，由（原）卫生部发起的“121 健康行动”，即“每天一万步、吃动两平衡、健康一辈子”；2010 年，为了促进营养改善工作，提高居民营养质量与健康水平，（原）卫生部印发了《营养改善工作管理办法》[7]；2012 年“全民健康生活方式行动”中，一个具体目标是到 2015 年，将成人肥胖率控制在 12%以下，儿童肥胖率控制在 8%以下。

我国有关部门在全国范围，以及特定区域特别是城市，都开展了众多肥胖干预项目，尤其是儿童肥胖的预防和控制项目。例如：

1. 以学校为基础开展的“全国亿万学生阳光体育运动”是全国性的干预项目。2006 年 12 月，教育部、国家体育总局和共青团中央发文，要求自 2007 年开始，在全国各级各类学校中广泛、深入地开展全国亿万学生阳光体育运动（简称阳光体育运动），即每一位学生每天体育锻炼的时间至少 1 小时。

2. 地区性的干预政策，如北京实施的“健康动动动，快乐十分钟”项目，2010 年推广到了其他城市的 50 多所学校。该项目通过从周一到周五实施教师组织下每天10分钟的体育活动来促进学生的体育锻炼。

3. 地区性政策与研究相结合的干预项目，如2013—2014年，在南京中小学生人群中实施的第二届世界夏季青年奥运会南京健康遗产项目，是一个基于当地学校政策的、以肥胖预防为目的的多成分生活方式干预项目，在当地48所中小学约1万名学生中实施。在该项目的实施过程中，在现有条件下进行了支持性环境建设。该项目在增加学生体育活动、预防肥胖方面取得了令人满意的效果[8]。

这些政策和干预项目的一个主要缺陷是缺少对环境改变和支持性环境建设的重视，而这两点对推动和促进行为的长期改变十分重要。此外，现有的干预项目主要集中于某些特定的方面，未能在整体框架指导下产生有效和可持续的结果。如前所述，预防肥胖政策的制定应该基于全面的、综合的和系统性的模式，以解决肥胖流行的多方面复杂问题。中国现有干预项目的另一个主要缺陷是缺乏对其有效性的有力检验。此外，干预效果和从干预中获得的经验还较难以被有效地推广和扩展到更大数量的人群中。

总的来看，和发达国家相比，中国的肥胖干预研究通常是短期的，并缺乏系统理论指导，大规模、长期、有良好设计和执行的干预项目还十分有限。

（二）国外肥胖干预项目现状

世界卫生组织对肥胖干预项目有效性的评价结果表明，现有干预项目主要来自于高收入国家，中低收入国家的干预项目数量仍然有限。大多数肥胖预防计划和相关研究都集中于儿童，且儿童肥胖预防项目的系统性评价也常常集中在高收入国家。

根据不同的分类标准，干预项目可分成不同的类别：

1. 根据目标人群，可分为儿童肥胖干预项目和成人肥胖干预项目。

2. 根据干预策略，可分为个体行为干预项目和健康支持环境干预项目，前者包括改善饮食及增加体力活动，后者包括改善食物环境、建筑环境、社会环境以及信息环境等。

3. 根据干预范围，可分为国家、省（区、市）、社区、学校及家庭不同层次的干预项目。

现有研究已经揭示，肥胖的发生机制是多因素且非常复杂的，包括社会经济地位、环境因素、遗传因素、个体行为和饮食习惯，以及全球贸易的影响等（图6-1）。干预应该针对这些方面，并处理好其复杂的内在联系以达到系统性改变，从而实现干预效果的最大化。2005年，美国医学研究所（Institute of Medicine，IOM）报告及其后续报告《儿童肥胖预防进展：我们如何达到目标?》，采用了生态学方法来确定促进能量平衡有效干预措施的杠杆点，并具体阐述了限制或强化有规律的体育锻炼和健康膳食这两项公认策略的个人因素、行为模式、社会部门、社会规范及价值[9]。

生态学模型可以用来确定行为环境、促进体育锻炼，以及健康饮食环境改变所产生的影响。生态学模型采取多层级及相关联的行动策略，包括政策和法律措

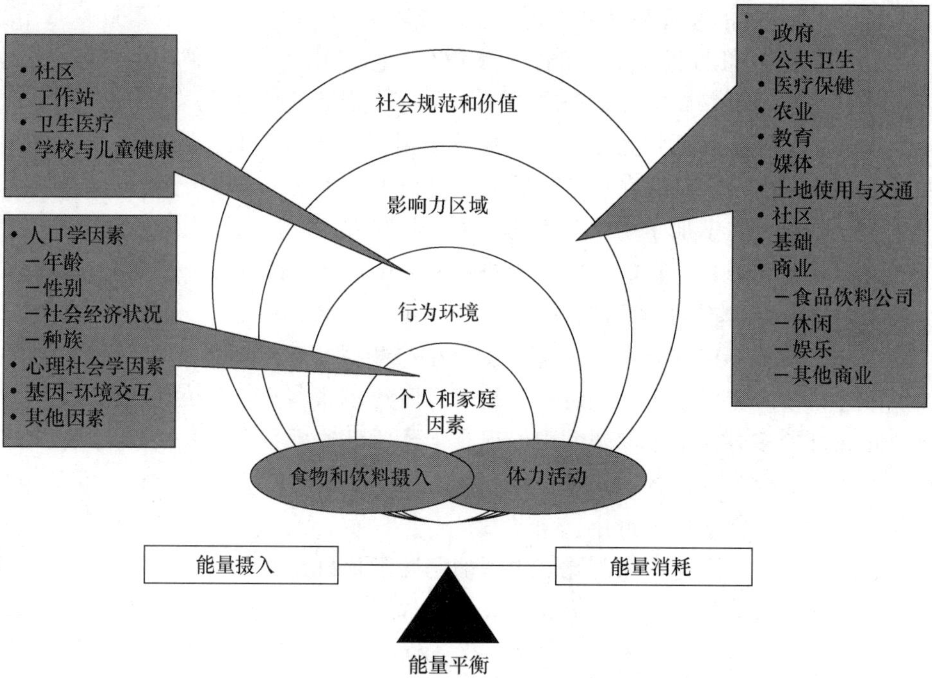

图 6-1　人群中肥胖的不同层级及影响因素

来源：Institute of Medicine（IOM）. Progress in preventing childhood obesity：how do we measure up? Washington，DC：National Academies Press，2007.

施，能够改变组织政策、行为、社区和邻里环境的方法，健康传播和社会营销的方法，以及干预卫生保健环境的措施[9]。

全球肥胖预防控制研究领域已经认识到单因素干预项目的局限性。例如，许多干预项目仅针对个别危险因素，如长时间看电视、体育锻炼不足、父母不运动，以及膳食中脂肪、碳水化合物和含糖饮料摄入过多等。这些研究很难说是成功的，尤其是从长远角度看。用成熟的理论、模型和框架将多方面的肥胖影响因素有机地结合起来，设计和实施干预以实现既定的干预目标十分重要。

近年来，多层次干预已经成为主流，并在学术界得到强有力的支持。国际肥胖干预项目特别是发达国家的经验越来越清晰地向研究人员、公共卫生从业者和政策制定者表明：肥胖干预需要整合全部利益相关者的共同努力，来促进并维持全生命周期中多方面的健康生活方式的改善。

（三）现有国内外肥胖干预项目经验

基于当前的证据，我们可以从国内外肥胖干预研究和实践中得到如下经验和教训。

1. 多成分干预策略

精心选择和设计干预成分、方式和内容是多成分干预项目成功的关键。Lobstein 等（2015）综述了多个国家不同的干预项目，以探明成功或不成功的儿童肥胖干预项目所针对的成分[10]。该研究发现，肥胖预防中最可持续和有益的策略是包括了膳食、课堂活动、运动和游戏活动的多样化策略。多成分干预的效率通常比单成分效率更高。

研究还发现，同时针对膳食摄入和体育活动的生活方式干预比只针对其中某类因素的干预对预防肥胖和降低肥胖患者体重更有效。近年的一项关于美国、欧洲肥胖和超重人群减肥干预的系统性综述和荟萃分析研究显示，无论短期还是长期效果，仅基于体育锻炼的干预项目比综合干预措施都要差得多。

2. 多层次干预策略

针对不同目标人群采取多层次干预措施，干预层次包括个体、家庭、机构、社区和政策。个体干预措施可能侧重于儿童照料的经验、母亲吸烟、儿童的体育活动和膳食。家庭层次的影响因素为社会经济地位、父母就业状况和家庭成员之间的关系。机构层次的因素包括学校的餐饮服务、运动场馆的可及性和食物种类的选择等。社区层次干预主要关注社区的人居环境、诊所的可及性和食品店的分布。政策层面的干预项目则定位于校园午餐计划、工作环境、食品的包装和标签，以及食品监管、体育锻炼课程的设置等。

3. 干预场所的选择

干预项目实施场所至关重要，王友发等（2015）分析了 139 个儿童肥胖干预项目，探究了可能有效的干预项目，并报告了干预有效的证据强度[11]。研究表明，以学校为基础的干预项目证据强度至少处于中等水平，其中约 50% 的学校干预项目对肥胖预防控制的有效性具有统计学意义。在这 139 个项目中，包含了家庭干预的学校干预项目占了结果良好项目的最高比例。因此，作为多层次干预策略的组分之一，家庭干预应该被纳入中国的基于学校的儿童肥胖干预项目中。美国疾病控制与预防中心也推荐基于社区层面的干预策略，以增加社区居民对健康食物和饮料、体育活动场地和设施的消费和使用，并创造支持性环境来促进相应行为的改变。

4. 新型智能干预措施

在肥胖干预项目中，利用智能手机或移动健康设备实施干预措施是肥胖干预的新途径。近年的研究发现，利用移动健康设备对特定人群进行肥胖的预防和治疗，如增加体育锻炼、改善膳食摄入、坚持治疗，以及自我监测，都具有一定的效果。

三、肥胖干预项目的设计

本章所提供的肥胖干预项目的设计方案，可以为公共卫生专业人员和政策制定者提供工作指南，以便在不同的文化、社会和经济环境中设计有效的干预方案、细化具体的干预措施。干预项目设计所包含的关键步骤见框 6-1。

框 6-1 肥胖干预项目设计阶段的关键步骤

①通过接洽全部利益相关者以明确目标人群所处环境和面临的问题。
②确定目标人群超重和肥胖的主要危险因素。
③确定研究对象和参与者。
④制订清晰和可测量的目标。
⑤确定所需的理论，并制订一个理论框架来帮助设计干预项目。
⑥设计具体的干预活动、措施和相应的配套材料。
⑦准备干预，例如获得资源、组织工作小组、准备材料和动员相关各方。
⑧实施现场干预并监测干预进展。
⑨评价干预的有效性。

逻辑模型是帮助设计干预项目的有力工具。逻辑模型（框 6-2）有助于在逻辑流程中组织关键步骤和因素，并突出特定项目所包含的重要细节框架[12]。

框 6-2 典型的逻辑模型组成

①项目的目的或宗旨。
②项目实施的环境或条件。
③投入，或资源、基础设施。投入也包括制度和资源上的限制。
④干预，即项目将要做什么。干预设计将会在接下来的部分中讨论。
⑤产出，由活动或干预按计划执行所产生的证据或指标。
⑥影响，或结果、后果、产出。

建议在项目准备、设计阶段形成逻辑模型，并将该逻辑模型应用于项目的全部干预和评估过程（图 6-2）。

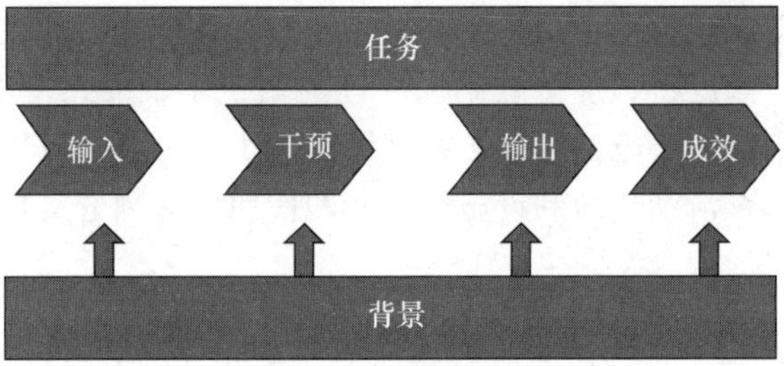

图 6-2 逻辑模型框架

（一）明确目标人群、干预场所和影响因素

为了提高干预项目的成功率，确定特定环境下的肥胖相关问题十分关键。框 6-3 显示了在这一阶段需要考虑的因素。

设定主要干预目标。肥胖预防的总目标是通过有组织的社会人文环境改变、政策与人居环境的支持和个人行为协同作用，以实现和维持个体与群体的健康体重。设定恰当的目标十分重要，并且会影响特定干预项目的设计。推荐采用基于全生命周期的目标设定策略。人群水平的整体目标为：预防超重和肥胖的新发病例，降低当前超重和肥胖的流行率，改善全人群的整体健康水平（表 6-1）。

框 6-3　确定干预场所中肥胖相关问题的清单

①与其他场所相比，拟干预的场所有什么相同和不同之处？
②该场所存在哪些与干预有关的特点？
③该场所中存在哪些促进和阻碍干预的因素？
④可用的资源有哪些？
⑤可能参与的主要利益相关者是谁？
⑥接近和吸引利益相关者的最佳策略是什么？小组会议、个人访谈、结构式访谈或是其他方法？
⑦哪些是与食品环境、建筑环境和社会环境有关的、并可能导致目标问题的关键因素？
⑧真正的问题是什么？哪些是通过干预能解决的？

表 6-1　肥胖预防项目的相关目标

项目	成人	儿童及青少年	全人群
目标	①保持健康的体重和身体成分；②孕期的合理体重、增重，以及产后的合理减重	①健康的性别-年龄别体重；②健康的性别-年龄别发育预期；③达到生长发育要求与目标	①健康的身体形象；②健康的饮食习惯；③合理的运动量及运动方式
人群水平总体目标	预防超重与肥胖新发病例的产生，降低现有流行率，提高全人群的总体健康水平		

（二）应用行为学理论指导项目设计

干预项目所采用的理论依据很大程度上决定了干预项目能否成功，以下是几种重要的健康行为学理论模型：

1. 针对个体的行为阶段改变模型（stages of change theory）

该模型描述了行为改变的发生会经历多个阶段：

（1）意向前期：这一阶段由于信息有限，人们不打算改变也不愿改变行为。

（2）意向期：这一阶段人们开始意识到行为改变的利弊，并打算在不久的将来改变。

（3）准备阶段：在这一阶段，人们计划在近期改变。

（4）行动阶段：人们在这一阶段采取改变的具体行动。

（5）维持阶段：人们努力防止复发和倒退。

（6）终极阶段：这一阶段，没有任何诱惑能使人回到原来的行为状态，改善后的行为得以维持。诱惑代表了人们为进入特定阶段而采取行动的强度，通常是一个高健康风险的习惯（见图 6-3）。

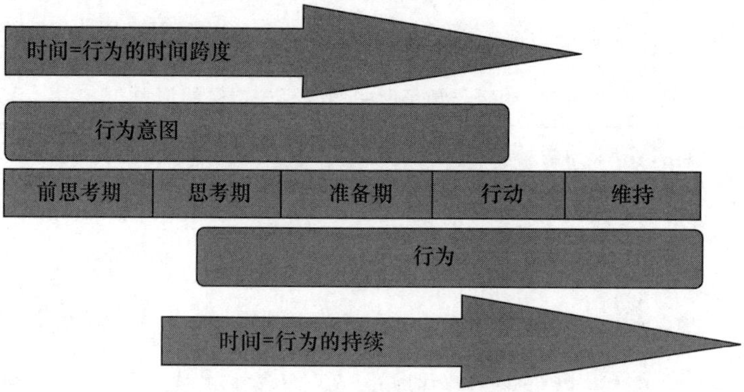

图 6-3　行为阶段改变模型

来源：见参考文献［13］

这些架构是行为阶段改变模型的基本构成，研究者应该全面考虑这些因素。图 6-3 展示了行为改变的几个重要阶段。

2. 针对人际关系的社会认知理论（social cognitive theory）

社会认知理论是用于帮助理解健康行为，以交互决定论为核心处理个体和环境因素，并在当前被广泛使用的行为学理论。根据社会认知理论，行为是环境和个人相互作用的产物，是动态的。表 6-2 描述了社会认知理论的主要构成[14]。

表 6-2　社会认知理论的主要构成

概念	含义	干预中的应用
环境	个人外在的物理性因素	提供机遇与社会支持
情势	对环境的感知	纠正误解并推广有益健康的规范
行为能力	执行行为的知识与能力	技能训练
结局期望	行为的预期产出	建立行为的正面结果
自律/目标	规律化个人达成目标的行为	自我检查、目标设定、问题解决与自我奖励
观察学习	通过观察他人的行为与结果，以习得行为	提供优秀的行为角色榜样
强化	获得行为所带来的回应	获得回馈与激励
自我效能	个人对能够完成特定行为的自信心	达成行为改变的小步骤
互惠决定论	个人、行为与环境的动态互动	以多重手段改变行为

3. 来自经济学的行为理论

助推理论（nudge theory）是根植于行为经济学的对健康干预项目有特殊影响的经济学方面的最新发展。助推理论较好地解释了人群中不一致的偏好（如非理性选择）在人们做出决策和行为时所起的作用。该理论自从 1998 年被美国经济学家理查德·泰勒（Richard Thaler）和卡斯·桑斯坦（Cas Sunstein）在《助推：如何做出有关健康、财富与幸福的最佳决策》（2017年诺贝尔经济学奖获奖作品）（中信出版社，2015）中介绍后，在以改变行为为主旨的干预项目中受到越来越多的重视[15]。助推的核心是通过行为经济学的视角来设计能推动更好的主动行为改变的选择（图6-4）。Thaler和Sunstein在书中指出，助推正如我们所用的术语，是在可预期中改变人们的行为又不至于禁止其他选择或明显改变其经济激励的选择框架的各个方面。该解释揭示了助推的基础和核心是一个强调选择性的设计，以保证行为改变朝向积极结果的选择结构。英国行为观察小组，又称为助推小组，于2010年由时任英国首相卡梅伦建立，是政府采用助推理论的基本工具引起大规模人群行为变化的典型案例。

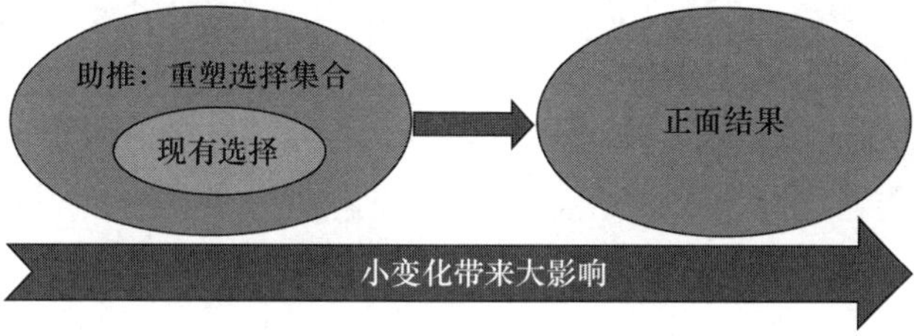

图6-4 助推工作原理

（三）建立概念结构模型

采用一个良好的概念结构模型对于设计和实施肥胖干预项目十分重要。概念结构模型可形象化干预项目的路径，并促进杠杆点和关键机制的有效确定，以提高成功干预的可能性。在社会认知理论基础上，已经发展了若干概念结构模型，用以帮助理解不同水平的多因素在个体食物和体育锻炼选择上的影响，从而影响肥胖。

这些模型包含了国际肥胖工作组（International Obesity Task Force，IOTF）的因果网络模型（Kumanyika等，2002）[16]、ANGELO模型（肥胖相关环境分析框架）（Swinburn等，1999）[17]、EnRG模型（预防体重增加的环境研究框架）[18]、美国疾病控制与预防中心的学校-社区-儿童一体化模型[19]等。其中一些模型提供了广泛的框架，一些则提出了需要在肥胖干预项目中考虑并包含的具体部分。以下介绍的模型都可用于设计中国未来的肥胖干预项目。

1. EnRG模型（预防体重增加的环境研究框架）

EnRG模型（图6-5）提出了个人与环境决定因素对健康行为和结果（包括肥胖）的双重影响。它假定人们会投入时间和精力来系统性地构建信念和决定，以指导自己的行为选择，同时这些行为也是对环境直接自动反应的结果。该模型帮助理解健康行为是一种自觉的行为，或者是在环境诱发下的自动行为。这一模式可为肥胖干预提供指导。

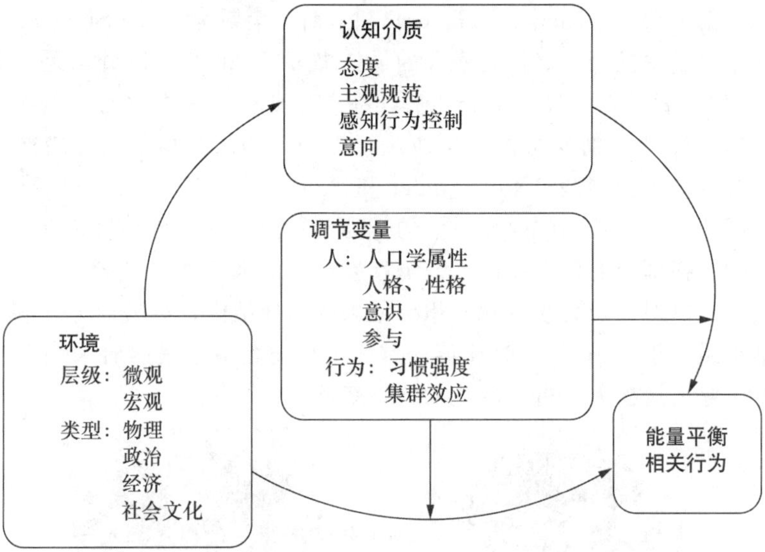

图 6-5 环境研究框架在预防增重框架中的应用

来源：见参考文献［18］

2. ANGELO 模型（肥胖相关环境分析框架）

ANGELO 模型将环境分解为 2×4 的网格（图 6-6），称其为环境大小（宏观和微观）和环境类型的乘法，其中环境类型包括：物理环境（可以利用的环境）、经济环境（成本）、政治环境（规则）和社会文化环境（决定态度和信念）[17]。需要考虑不同类型的环境，并将其纳入干预项目中。

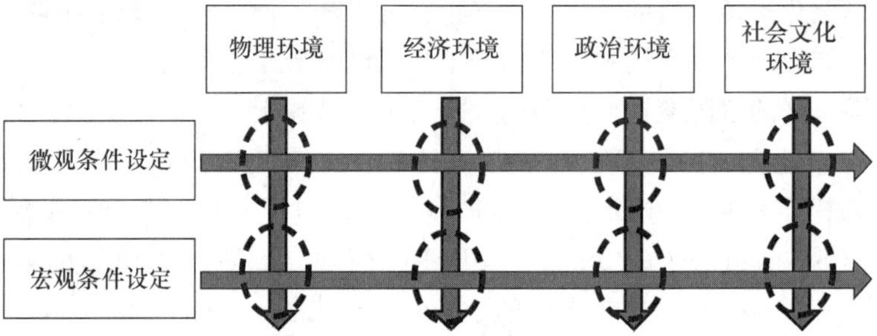

图 6-6 肥胖相关因素分析网络结构框架：2×4 网络

3. 肥胖因果网络模型（obesity causal web）

国际肥胖工作组（IOTF）的肥胖因果网络模型（图 6-7）列出了影响肥胖的国际、国家和家庭层面的各种因素（Kumanyika 等，2002）[16]。该模型也突显了国际合作在对抗全球肥胖流行中的重要性。

4. WSCC 模型（学校-社区-儿童一体化模型）

WSCC 模型（图 6-8）是美国 CDC 学校协调健康模型（SCH）的新扩展，

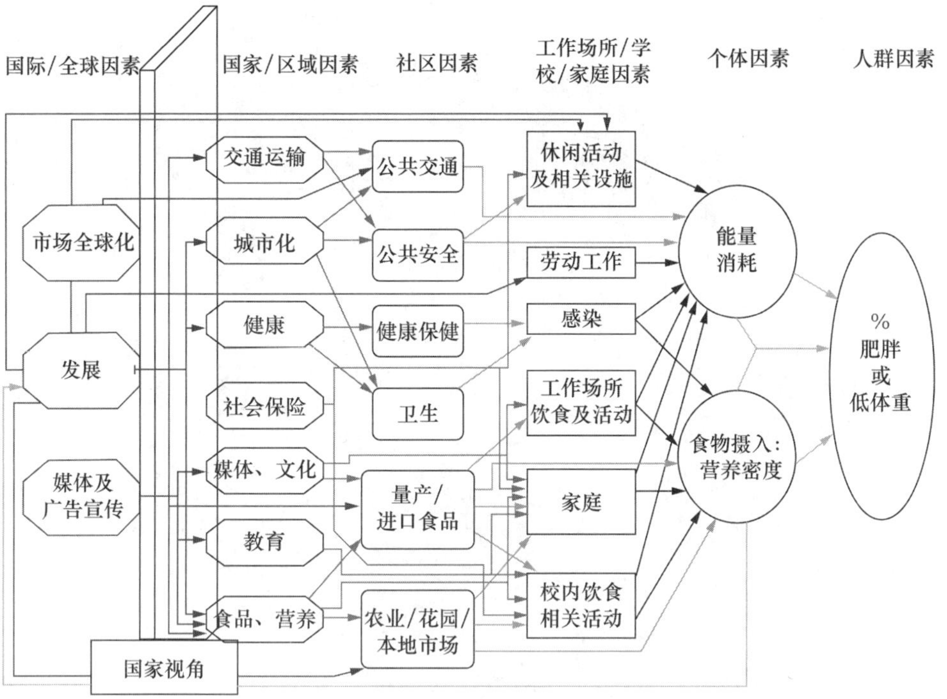

图 6-7 肥胖的因果结构网络

来源：见参考文献［16］

SCH 模型自 1987 年以来一直被用于指导美国校园健康促进项目。WSCC 模型提供全面的基础设施，其核心部分是跨社区、跨学校和跨部门共同努力，通过校园项目促进儿童健康。正如图 6-8 所示，最外层和次外层的圆圈代表需要在学校健康项目中合作的关键部门。模型的核心是学生的健康、安全、参与、挑战和支持。WSCC 模型的重点是针对整个学校的生态学方法，学校从整个社区获得资源并影响整个社区，以满足全体儿童的需求。学生是这个模型的中心，通过社区、学校和其他部门的协作努力，学生能在一个安全的、被支持的和愉快的学习环境中成长。该模型强调了学校范围内所有的教育和健康手段，而不仅是一种特定的方法。社区与学校合作，并为其提供支持、资源，同时学校也反映和满足社区的需求。

（四）应用系统科学方法指导干预项目的设计、实施和评价

在复杂的肥胖因果网络中，确定个体因素、行为环境、社会规范和其他社会、经济、环境因素的杠杆点对于制订有效干预的策略和方法是至关重要的。英国的前瞻性项目“解决肥胖：未来的选择”在多学科系统综述之后构建了一个全面的肥胖概念结构模型。该模型在一个包含多层结构的因果环中解释了肥胖相关因素。

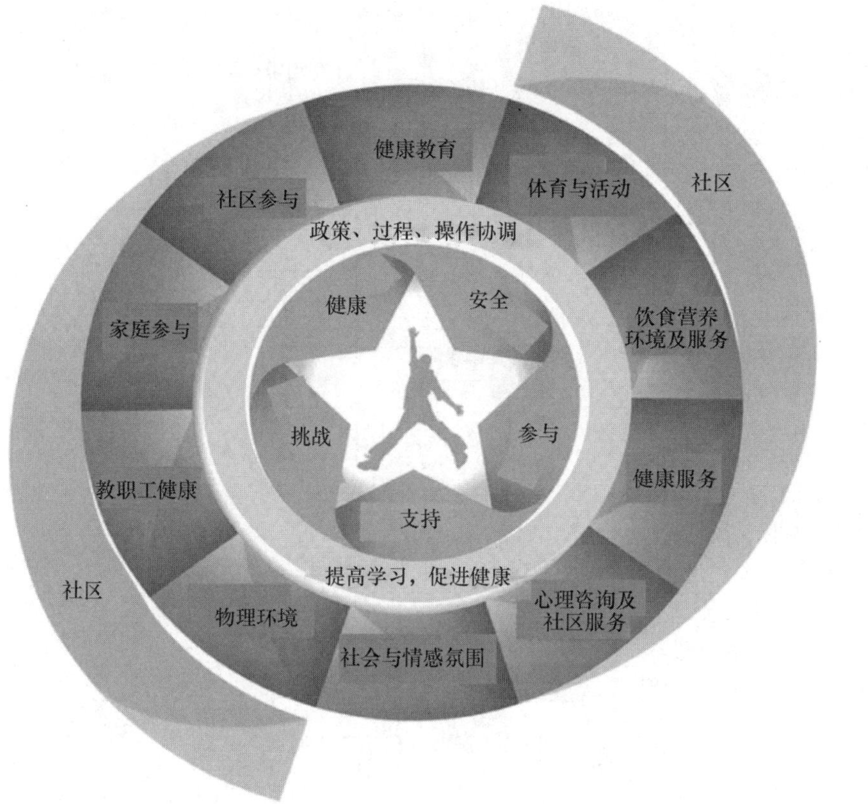

图 6-8 学校-社区-儿童一体化模型

来源：见参考文献［19］

这些因素可分为 8 个部分：核心部分为能量平衡、生理因素、个体食物摄取、食物生产环境、个体体育活动、体育活动环境、个体心理和社会心理。模型中的因果环说明了各因素之间的关系方向，以及模型中所构建的因素之间的回馈关系。如果不考虑这些复杂因素及其关系，政策和干预项目将事倍功半。此外，政策和项目会面临以下的风险，即系统中一个部分好的效应会同系统中其他部分的反应相抵消，例如政策矛盾或违反直觉常规的系统行为。系统方法提供了一个有益的概念模型，有助于考虑和研究包括多因素动态和相互作用在内的复杂问题。

系统科学分析模型可用于研究肥胖的原因并模拟肥胖干预效果。基于系统方法，可以建立一个综合模型来探究决定肥胖风险和相关差异的多级因素之间的复杂关系，以指导干预设计。系统方法近 20 年来在国际肥胖预防控制问题上得到了公共卫生领域的大力支持。

（五）全方位多层次干预

个体的健康行为受到很多因素的影响，人们面临的许多约束也导致行为很难改变。然而，为了促进通过健康饮食和体育活动减少肥胖，所有的复杂因素都需要解决。肥胖干预，包括预防和治疗干预，需要社会多部门的参与，并针对可能影响人们选择的各种因素，同时赋予人们能做出理想选择的能力。

正如上述模型所示，干预可以在不同层次上进行：

1. 国际、国家和地方层面，通常推动制定政策和立法，引起宏观水平的变化，如医疗保健系统等。

2. 在组织层面实施干预措施，以改变组织内的政策和环境，如工作场所和学校的干预措施。

3. 家庭和个体层面上的干预，这样的干预往往可以改变微观环境和行为，如饮食和体育活动行为。

在开展干预项目，尤其准备使用传统方法时，考虑所有层次因素及其之间的相互影响和相互关系是十分具有挑战性的，因此需要科学系统的方法指导[20]。

四、肥胖干预项目的实施

项目设计是至关重要的第一步，而有效的实施是确保干预成功的关键。在实施阶段，所有的干预活动都应按照项目设计实施和执行。

近几年，实践科学越来越受重视，其中包括得到美国国立卫生研究院（NIH）研究基金的支持。根据 NIH 的定义，实践科学是促进研究结果和证据与卫生保健政策和实践相融合的方法的研究。它力图了解卫生专业工作者和其他利益相关者的行为，因为这是以证据为基础的干预可持续发展、改进和实施的关键变量。这是一个新兴领域，它的定义以及所包含的研究类型会随着环境和资助方的改变而改变。不过，其目的是为了发现和解决阻碍项目有效实施的主要瓶颈（如社会、行为、经济和管理），检验改善健康项目的新方法，以及确定干预措施及其影响之间的因果关系。

（一）干预项目的有效实施

干预成功的关键在于制订和执行设计良好的方案，以及按阶段、按步骤实施干预。

1. 实施方案的制订

在真正开始实施干预前，制订方案需要遵循以下的步骤：

（1）确定所提供干预的环境和性质。

（2）明确可能的困难。这些困难可能是内部的，也可能是外部的。例如，部分现场工作团队、参与者对其组织工作缺乏热情，缺乏社会/组织支持，研究团队和研究对象之间存在利益冲突等。

（3）确定干预被严格执行和监督的关键特征和步骤。一些项目执行人员没有完全执行全面的干预，或一些参与者没有完成全部干预内容。

（4）确定潜在问题的解决方法及所需资源。

（5）利用书面手册，说明可能出现的问题、解决方法和详细的分步实施指南。

（6）训练干预执行者，为研究人员提供书面训练手册，讨论干预背后的理论，并对训练课程和过程提供详细具体的描述。

2. 方案的阶段性实施

根据制订的方案，干预项目应该分阶段实施（图 6-9）。实施团队先整合各组分以及基础设施来探究小规模干预的实施；根据结果，再改进内容、过程和方案等，并进行更大规模的初期实践；根据结果对干预进行改进，为全面实施做准备。

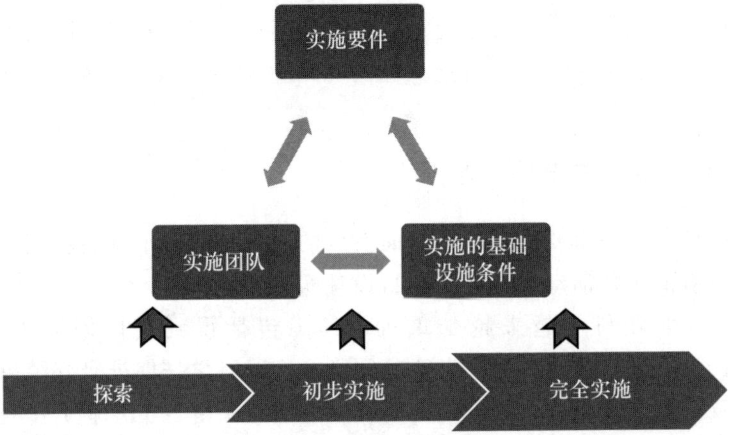

图 6-9 分阶段实施流程

（二）干预项目实施过程的督导

督导是项目质量控制的重要手段之一，应该贯穿干预项目的全过程。这包括了干预的监督依从性和干预的实施能力。督导应该记录干预的内容是否完全按计划实施。由实施者和参与者完成检查表是目前普遍和方便的督导方法。督导还可包括质控人员在干预过程中的直接观察。这个方法需要督导人员高度参与，故在执行督导的过程中忽视错误的可能性也会比较高。

录音或录像也是一种选择。但是，获得许可、设定适宜的环境，以及检查音频、视频等需要更多的资源。更重要的是，对于很多大规模的长期干预项目来说，录像是不可行的。选择何种方法取决于干预项目和环境的设计，此外还受资源的限制。

（三）干预项目实施过程中容易遇到的问题与挑战

即使有一个设计良好的方案和实施计划，实施过程也可能出现问题。常见问题如下：

1. 精心准备和设计的方案也会出现错误

现实世界总是复杂和难以预料的，方案不能按照设计进行的情况时有发生。在这种情况下，需要利益相关者的投入与支持，根据实际状况对设计的方案加以改进。

2. 得不到利益相关者的支持

例如，地方政府和学校领导在实施阶段缺乏应有的兴趣和投入，尽管他们在起始阶段表达了兴趣和支持。因此，在计划和实施阶段，理解当地文化并把握其他利益相关者的目标和需要也是十分重要的。

3. 依从性问题

干预实施者和干预对象（目标人群）都应遵守干预方案的规定。对干预团队应该提供系统的专业专题训练。对一些要求执行质量高的项目，实施者在开始现场工作前需要获得训练证书。对于目标人群来说，奖励（来自干预团队或是自己）、教育以及潜在益处都有助于维持其依从性。

4. 目标人群的参与（例如招募和保持）

目标人群可能对加入项目不感兴趣，或加入项目后离开。提高参与者的认识和责任感很重要。考虑到中国的劳动和社会结构，通过机构（例如学校、大公司/工厂，以及政府机构）来招募人员是一个有效的途径。

5. 评价

有效测量干预项目预期目标实现的程度是十分具有挑战性的。资源和人力的缺乏、测量误差，以及在数据收集、输入和分析阶段可能出现的其他问题都会影响评价结果。在方案制订和实施阶段，这些问题就应该被考虑，并制订好处理的措施。

总而言之，即便是设计良好的干预项目，也会出现问题。能否成功解决这些问题取决于实施者的理论知识、实践经验和对项目的预期。尽管如此，制订良好的实施方案和计划仍是关键，其中还包括对其他参与方定期而及时的评估与反馈。

五、肥胖干预项目的评估

评估是一个干预计划不可或缺的部分。它确保干预能按照计划实施以实现既定目标。评估同样有助于未来干预项目的改善和项目的推广应用。评估计划是必不可少的，及时收集良好的数据对评估至关重要。美国 CDC 推荐的公共卫生项目评估框架见图 6-10。

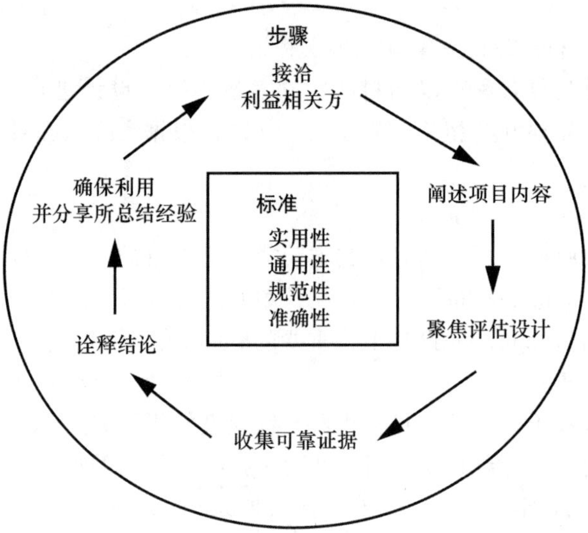

图 6-10 美国疾病控制与预防中心项目评估工作框架

来源：见参考文献［21］

（一）如何制订评估计划

评估计划需要明确评价的重点方向，这个方向是建立在完成评价所需的重点资源、时间和技术上的。它可以协调有限的资源与时间的利用。若评价计划作为干预过程整体的一部分，它还能推动实施者遵守干预方案。评价计划应包括以下关键内容：

1. 评估的问题

问题应该在项目论证和形成阶段就开始考虑。评价的问题应该涵盖从计划到实施到结果的整个干预过程。

2. 项目描述

对项目评估内容和实施等进行详细的描述，列出评价的路线图。

3. 评估重点

鉴于时间和资源的有限性，一个评价计划不能停留于评价干预项目各方面的细节。相反，需要根据以往的经验、专家或咨询委员会意见，并结合对实际工作的观察等来明确和突出重点。一份检查清单应包括由于人为失误、干预活动的困难性/复杂性、偶然因素在内而导致的干预项目容易出现偏差的地方。主要和次要效果的指标测量应该在项目的不同阶段进行。例如，利益相关者的参与程度、研究对象的招募、研究人员和研究对象对干预的依从性，反映干预前后效果的人体测量、知识、行为评价都应该在项目的不同阶段进行。

4. 评估方法

如何评价和获得所需的可靠信息是评价计划的核心。观察、访谈、初步分析收集所得的数据，以及检查现场工作日志等都是常用方法。基本原则是：客观、成本效益高、节省时间，提高可信度。

5. 使用、推广和分享计划

应有效地利用评估结果来改善干预。出于伦理和实际的考虑，评价计划中应明确推广和结果使用的范围。

（二）实施干预项目评估

评估应该在干预前、干预期间和干预后进行，包括以下内容：

1. 诊断性评价

干预实施前的评价称为诊断性评价。诊断性评价用于在实施前确定和完善干预内容。诊断性评价的示例和方法包括：

（1）和利益相关者及其代表进行专题组讨论，讨论干预实施环境、干预材料和协议的检查，以及需要改进的内容。

（2）对干预材料进行预实验，获得有关干预内容的反馈和工作小组的绩效，以进一步完善。

2. 过程评价/形成性评价

过程评价用于在干预实施过程中收集信息，衡量按计划实施干预的水平，以及研究对象如何接受干预。该评价包括干预的范围，即多少人、谁处于干预的范围之中。干预现场工作日志用于记录干预活动细节、实施过程中发现的问题、采取的纠正措施，以及参与者的反馈（作为干预的一部分，或是可选择的部分）。过程评价有助于调整/完善干预计划，并为未来的干预提供借鉴。

3. 结果/影响评价

结果评价可以在干预期间和结束时进行，以确定短期和中期效果。结果评价包括重点人群知识、态度或信念、行为结果（如饮食与体育锻炼行为的改善）和其他健康结果（如肥胖率和肥胖患者体重下降）变化的测量。

4. 推广评价

对项目的利益相关方、实施方、接受方的代表进行访谈，收集项目实施过程中对各方的影响、项目结束后各方对项目的再认识以及项目改进建议。

第三节　对未来我国肥胖干预研究工作的建议

我们建议今后我国迫切需要开展与以下方向相关的研究，尤其是开展跨学科合作研究，以及新干预措施、长期干预项目和政策效果方面的研究。

一、肥胖预防研究

（一）研究政府相关政策、项目和日常工作在未来的肥胖预防中的作用

尽管未来的干预研究应针对众多领域，然而优先考虑的重点仍然是各级政府在帮助改善环境、促进健康行为、分配足够的资源、将有效研究转化为实践，以及在干预项目实施中发挥领导作用。与欧美发达国家相比，我国这方面的研究非常缺乏。

（二）强调基于科学证据的创新

在《“健康中国 2030”规划纲要》中，中国未来的肥胖预防研究强调基于科学证据的创新，并确保公平、公正。

（三）支持开展大规模、长期、多层次、多成分干预项目的研究

开展基于政策支持的、多层次、多成分的肥胖干预项目，针对弱势人群，包括儿童、孕妇和更多接触致肥胖环境人群的肥胖预防控制研究。

（四）促进健康饮食的政策和项目的研究

鉴于中国独特的饮食文化和快速的经济发展，以及已经改变的民众生活方式，究竟在什么样的环境下预防肥胖更有效？这还是一个尚未解决的问题。需要食品供给系统、医疗保健系统、医疗保险系统、交通系统、城市规划和其他相关方面的研究和改革来探究如何将肥胖干预措施有意义且有效地纳入国家政策制定中。政府需要支持这些研究工作。

（五）研究如何有效开展、扩大和保持基于学校的有效干预项目

发达国家的研究显示，基于学校的干预对儿童肥胖最为有效。然而发达国家的经验是否适用于中国还有待验证。应该进行更多的此类研究来探究针对不同人群最有效的干预环境。南京青年奥运会健康遗产项目是目前国内针对在校学生开展的多层次、多成分生活方式干预的成功案例，对于体重正常者或已经肥胖者干预都有效果，说明在政策支持下，在学校开展肥胖干预既可行又有效，值得推广。

（六）探索关于肥胖干预项目中新的干预方法和新的研究方法

例如，支持系统学方法、社会网络方法、新信息技术在干预中的应用，支持参与性方法以及财政工具的研究。

（七）加大人居环境对健康的影响，包括对肥胖风险影响的研究

有益健康的人居环境对居民的体力活动水平的提高、肥胖等慢性病的预防都具有积极的意义。考虑到中国的快速城市化进程，在城市规划和建设过程中，应充分营造有益健康的人居环境，以环境的刚性约束来帮助人们行为的改变和维持。

（八）加强对干预项目的效果和影响评价的研究

前面的章节中已经充分强调了干预评价的重要性。要采用先进的科研方法，开展多学科、跨学科合作研究。

二、肥胖治疗与管理研究

1. 如何有效合理地开展和保障对肥胖治疗的健康/医疗保险服务，帮助患者获得适当的治疗服务，帮助他们支付费用，同时合理有效地控制医疗费用上涨。

2. 如何适当及时地在医学生教育中开展帮助患者建立良好的健康生活习惯和肥胖防治的培训。

3. 医院科室与人员的配置怎样适应疾病谱的变化，满足患者的需要，包括建立开设肥胖诊疗门诊。

4. 制定相应政策与指南，规范肥胖的治疗方案与质量监管；明确此类政策与指南和相关日常工作的影响因素。

（王友发　杨晓光　薛宏　赵莉　徐斐　何玫子　杨月欣）

参考文献

[1] Wang Y, Wang L, Qu W. New national data show alarming increase in obesity and non-communicable chronic diseases in China. Eur J Clin Nutr, 2017, 71 (1): 149.

[2] Zhou Y, Zhang Q, Wang T, et al. Prevalence of overweight and obesity in Chinese children and adolescents from 2015. Ann Hum Biol, 2017, 44 (7): 642-643.

[3] 中共中央国务院. "健康中国 2030" 规划纲要. 2016.

[4] International Agency for Research on Cancer (IARC). Comprehensive analysis of factors driving obesity. 2017.

[5] 中华人民共和国卫生部疾病控制司. 中国成人超重和肥胖症预防控制指南（试行）. 2003.

[6] 中华人民共和国卫生部疾病预防控制局. 中国学龄儿童少年超重和肥胖预防与控制指南. 北京：人民卫生出版社，2008

[7] 中华人民共和国卫生部. 营养改善工作管理办法. 2010. http://www.moh.gov.cn
[8] Wang Z, Xu F, Ye Q, et al. Childhood obesity prevention through a community-based cluster randomized controlled physical activity intervention among schools in china: the health legacy project of the 2nd world summer youth olympic Games (YOG-Obesity study). International Journal of Obesity, advance online publication, 2018.
[9] Institute of Medicine (IOM). Progress in preventing childhood obesity: how do we measure up? Washington, DC: National Academies Press, 2007.
[10] Lobstein T, Jackson-Leach R, Moodie ML, et al. Child and adolescent obesity: part of a bigger picture. The Lancet, 2015, 385 (9986): 2510-2520.
[11] Wang Y, Cai L, Wu Y, et al. What childhood obesity prevention programmes work? A systematic review and meta-analysis. Obesity reviews: an official journal of the International Association for the Study of Obesity, 2015, 16 (7): 547-565.
[12] McLaughlin, JA, Jordan GB. Logic models: a tool for telling your programs performance story. Evaluation and program planning, 1999, 22 (1): 65-72.
[13] Prochaska JO. Transtheoretical model of behavior change Encyclopedia of behavioral medicine. Springer, 2013: 1997-2000.
[14] Bandura A. Social cognitive theory: An agentic perspective. Annu Rev Psychol, 2001, 52 (1): 1-26.
[15] Thaler RH, Sunstein CR. Nudge: Improving Decisions About Health, Wealth and Happiness. Yale University Press, 2008.
[16] Kumanyika S, Jeffery R, Morabia A, et al. Public Health Approaches to the Prevention of Obesity (PHAPO) Working Group of the International Obesity Task Force (IOTF). Int J Obes, 2002, 26: 425-436.
[17] Swinburn B, Egger G, Raza F. Dissecting obesogenic environments: the development and application of a framework for identifying and prioritizing environmental interventions for obesity. Prev Med, 1999, 29 (6): 563-570.
[18] Singh AS, Chin A Paw, Kremers MJ, et al. Design of the Dutch Obesity Intervention in Teenagers (NRG-DOiT): systematic development, implementation and evaluation of a school-based intervention aimed at the prevention of excessive weight gain in adolescents. BMC Public Health, 2006, 6 (1): 304.
[19] The Centers for Disease Control and Prevention. Whole School, Whole Community, WholeChild (WSCC). 2015. https://www.cdc.gov/healthyschools/wscc/index.htm.
[20] Wang Y, Xue H, Liu S. Applications of systems science in biomedical research regarding obesity and non-communicable chronic diseases-opportunities, promise and challenges. Adv Nutr, 2015, 6 (1): 88-95. PMCID: PMC4288284.
[21] CDC Program Performance and Evaluation Office (PPEO). Framework for program evaluation in public health. MMWR, 1999, 48.

第七章　中国肥胖预防控制与治疗政策

章节综述

本章目的是提高我国人民对肥胖预防控制领域相关政策的了解和对制定与执行相关政策重要性的认识，帮助各级政府制定和实施有益人群健康的政策和法规，从政策层面推动肥胖的预防和控制工作，这也将有利于其他生活方式相关的慢性非传染性疾病的防控工作。本章概述了国际组织倡导的肥胖干预领域的政策建议。同时，也列举了有代表性的国家政府在肥胖干预方面针对不同人群、不同场所的政策实例，归纳性地提出了中国肥胖干预的方向性政策建议。《"健康中国2030"规划纲要》提出的主要目标之一是到 2030 年中国人均期望寿命提高至 79 岁，并将符合国家体能健康标准的居民比例提高到 92.2%。因此，控制作为主要死因的慢性非传染性疾病就成为首要核心任务。肥胖本身是一种疾病，同时又是多方面影响健康及多种慢性非传染性疾病的共同危险因素，其有效预防对实现《"健康中国 2030"规划纲要》的目标至关重要。

肥胖已成为全球性流行病。数据显示，全球超过 40%的成年人超重或肥胖，其中肥胖超过 13%；10%的学龄儿童青少年（5～17 岁）超重或肥胖。在中国，超重和肥胖率在成人和儿童中均快速增长。目前中国已经成为世界上超重和肥胖人数最多的国家，42%的成年人和 16%的儿童青少年超重或肥胖。超重和肥胖的预防工作刻不容缓。

肥胖人群罹患多种严重疾病的风险显著增加，包括高血压、2 型糖尿病、冠心病、脑卒中、睡眠呼吸暂停、某些癌症（包括子宫内膜癌、乳腺癌、结肠癌、肾癌、胆囊癌和肝癌）和精神疾病（如抑郁症、焦虑症和其他精神障碍）等。肥胖还导致巨大的经济损失，我国每年因超重和肥胖导致的经济损失约为 243.3 亿元，占全国医疗卫生支出约 2.5%。此外，肥胖流行也会对国家安全构成负面影响。例如由于超重、肥胖及其相关慢性非传染性疾病引起中国青少年人群健康状况下滑，征兵时身体检查标准已被迫进行了调整。肥胖已经对中国人口和社会的许多方面产生了不良影响，如果没有有效的干预措施来扭转肥胖的流行趋势，情况将进一步恶化。

在肥胖干预策略当中，政策干预是针对人群最有效的干预措施，可以产生可持续的效果。世界卫生组织等国际组织近年的推荐和一些国家的先进经验、政策对中国防控肥胖流行以及促进健康具有积极的借鉴意义，包括完善已有的政策和制定新政策，强化政策执行力度以促进健康生活方式，为全民提供更好的卫生保健服务。

第一节　国际肥胖干预相关政策

一、国际组织的肥胖干预相关政策

包括世界卫生组织（World Health Organization，WHO）在内的相关国际组织自1990年以来发布了多个与肥胖防控相关的政策建议和宣言（见表7-1）。世界卫生组织号召各国政府在促进居民健康工作中发挥关键作用，并为促进公众健康制订长期计划和配置所需的相关资源（见表7-2）。此外，中国经济和城镇化的快速发展，对中国居民健康的影响越来越大。2016年，世界卫生组织在第九届全球健康促进大会发表的《2030可持续发展中的健康促进上海宣言》指出[1]：公共卫生的未来在城市。鉴于中国快速城镇化和生活方式的急剧改变，预防肥胖和相关慢性非传染性疾病（noncommunicable chronic diseases，NCDs）具有特别重大的意义。

表7-1　国际组织肥胖防控相关政策一览表

国际组织名称	年代	政策及倡议文件题目	主要内容	链接
WHO/FAO	1990，2003	膳食、营养和慢性疾病预防[2]	总体目标旨在更加有效和可持续地实施各项政策及战略，以便应对公共健康所面临的有关膳食和健康的各种挑战，将营养及慢性非传染性疾病的重要风险因素，作为公众健康政策和计划的核心	http://www.who.int/nutrition/publications/obesity/WHO_TRS_797/zh/
WHO	2000	全球肥胖流行的预防和控制[3]	就超重和肥胖目前的流行现状、相关危险因素及后果进行磋商，并得出结论：由于社会城市化的加剧、传统生活方式的消失、久坐不动的生活方式和高脂肪、高能量密度的饮食导致了肥胖流行。并描述了治疗肥胖症的方法	http://www.who.int/nutrition/publications/overweight/en/

续表

国际组织名称	年代	政策及倡议文件题目	主要内容	链接
WHO	2004	饮食、身体活动与健康全球战略[4]	该战略总的目的是通过指导发展个人、社区、国家和全球各级可持续行动的实施环境，促进和保护健康，减少由不健康饮食和缺乏身体活动造成的慢性非传染性疾病危险因素、加强预防性干预措施	http://www.who.int/dietphysicalactivity/strategy/eb11344/zh/
WHO	2011	联合国大会关于预防和控制非传染性疾病问题高级别会议的政治宣言[5]	急需重视不健康饮食和缺乏身体活动问题。包括为此而酌情采取旨在面向整个人群促进健康饮食和增加身体活动的政策和行动	http://www.who.int/nmh/events/un_ncd_summit2011/zh/
WHO	2013	2013—2020年预防和控制非传染性疾病全球行动计划[6]	围绕在2025年前实现的9项全球非传染性疾病目标取得进展，包括遏制全球肥胖率的上升，使其维持在2010年的水平	http://apps.who.int/gb/ebwha/pdf_files/WHA66/A66_R10-ch.pdf?ua=1
WHO/FAO	2014	第二届国际营养大会"营养问题罗马宣言"[7]	重新定义了营养不良，不仅包括通常认为的饥饿、营养不足、儿童发育矮小、消瘦、体重不足，微量营养素缺乏症，还将超重和肥胖纳入营养不良的范畴	http://www.fao.org/about/meetings/icn2/documents/zh/
WHO	2015	可持续发展目标（SDGs）[8]	总目标为"确保到2030年消除饥饿，使所有人能够获得安全、营养和充足的食物"，应该消除一切形式的营养不良和肥胖，并实现微量元素的均衡	http://www.who.int/sdg/en/
WHO/UNICEF/WFP	2016	联合国营养问题行动十年（2016—2025年）[9]	将"消除一切形式的营养不良"纳入可持续发展目标，努力争取到2025年为全人类消除一切形式的营养不良。其中包括5岁以下超重儿童的数量保持零增长，阻止成人超重、成人肥胖及成人2型糖尿病患病率的增长	http://www.who.int/nutrition/decade-of-action/en/

表 7-2 世界卫生组织关于促进健康饮食和体育锻炼的肥胖预防建议

环境	年龄组	关于合理营养的建议[10]	关于体育锻炼的建议[11]
家庭	婴幼儿	• 出生后 6 个月内纯母乳喂养。 • 坚持哺乳至 2 岁及以上，并补充多种适量、安全和高营养的辅食。 • 喂婴儿食品时避免添加额外的糖和淀粉。 • 承认儿童控制能量摄入的能力，而不是一直喂食到空盘。 • 保证适宜的微量营养元素摄入，以形成理想的生长发育曲线。 • 避免使用糖果来奖励孩子进食。	• 应每日给 6 个月以下的婴儿揉肚子。 • 成人与婴儿应每日在地面上进行互动。 • 在成人监督下进行自由探索。 • 父母加入孩子的体育活动。 • 避免因身体活动上活跃而惩罚孩子，并禁止把体育活动作为惩罚。
	儿童及青少年	• 上学前提供健康的早餐。 • 为儿童提供健康的课间零食（全谷物、蔬菜和水果）。 • 促进水果和蔬菜的摄入。 • 限制高能量、低微量营养素的食物摄入。 • 限制含糖营养的摄入。 • 保证家庭进餐的机会。 • 限制促销策略的影响。 • 教导孩子抵制诱惑和促销策略。 • 提供做出健康饮食选择的信息和技能。	• 减少静坐时间（如看电视、玩电脑）。 • 上学和其他社会活动中，鼓励步行/骑行方式的安全出行。 • 把体育锻炼纳入家庭的日常活动，如指定一起散步或玩游戏的家庭时间。 • 确保年龄适宜的活动，并提供保护设备如头盔、护腕和护膝。
幼托机构/学校	婴幼儿	• 提供学校食谱计划，增加学校健康食品的供应。 • 保证学校提供的食物符合必需营养标准。 • 促进家长参与。	• 只能使用婴儿床、汽车座椅和高脚椅。 • 限制设备的使用（婴儿推车、秋千和婴儿椅）。 • 给幼儿和学龄前儿童安排活动，使其静坐或站立持续时间不超过 30 分钟。
	儿童青少年	• 提供健康教育，帮助学生获得相应决策所需的知识、态度、信仰和技能，培养健康行为，创造有利于健康的条件。 • 提供学校食谱计划，增加学校健康食品的供应。 • 自动售货机只允许出售健康食品，如水、牛奶、不加糖的果汁、水果和蔬菜、三明治和低脂零食。 • 保证学校提供的食物符合必需的营养标准。 • 为学生和学校职工提供校园卫生服务，以促进健康，并预防、减少、监测和处置重要的健康问题或相关状况。 • 利用学校植物园作为培养食物来源意识的工具。 • 促进家长参与。	• 在日常体育课上提供多样的体育活动，最大化满足学生的需要、兴趣，激发能力。 • 提供课外活动。 • 上学和其他社会活动中鼓励安全、非机动的出行方式。 • 为学生和社区提供充分的体育设施。 • 鼓励学生、教师、家长和社区居民积极进行体育锻炼。

续表

环境	年龄组	关于合理营养的建议	关于体育锻炼的建议
医疗保健机构	全人群	• 监测儿童的生长［将体重增加率、体重指数（BMI）和父母体重情况作为未来肥胖的风险因素来考虑］。 • 无论肥胖患者体重情况，每年至少为其解决一次体重控制和生活方式的问题。 • 建议如下：（1）限制含糖饮料的摄入；（2）鼓励膳食中摄入推荐量的蔬菜和水果；（3）每天吃早餐；（4）限制餐厅就餐次数，尤其是快餐店；（5）鼓励家长和孩子一起进行家庭聚餐；（6）限制每份食物的分量。 • 家长和儿童看护人的建议如下：（1）在儿童的卧室和其他睡觉区域不安装电视、电脑和其他数字媒体设备；（2）摄入富含钙的膳食；（3）摄入高纤维膳食；（4）摄入能量营养素平衡的膳食；（5）开始并坚持母乳喂养；（6）为了儿童的健康体重，每天进行 60 分钟的中等或重体力活动；（7）限制高能量食品的消费。	
政策条例	全人群	• 制订并实施援助计划，以促进低收入和弱势群体的膳食健康和体育锻炼。 • 建立统一自愿的儿童食品和饮料制品的国家营养和销售标准，并监督其实施。 • 建立稳定的经济发展计划和城市规划，营造有益健康的环境，促进健康饮食和体育锻炼。	

[a] 部分建议基于专家意见．来源于参考文献［11-12］

肥胖预防项目和干预策略的核心是改变生活中的致肥胖环境，提高公众在促进健康饮食习惯和身体活动方面的能力。世界卫生组织和联合国粮农组织（FAO）分别于 1992 年和 2003 年出版了《膳食、营养和慢性疾病预防》技术报告丛书，说明了近年膳食模式与健康模式方面的转变情况，确定了典型的伴随经济发展而出现的“富裕型”膳食与随之出现的慢性非传染性疾病之间的关系，阐述了为预防或减轻发展中国家和发达国家耗资巨大的卫生问题而拟订国家食物与营养政策的必要性。世界卫生组织于 2000 年召开了一次关于肥胖问题的磋商会议，在出版的《全球肥胖流行的预防和控制》技术报告丛书中就超重和肥胖目前的流行现状、相关危险因素及后果进行了讨论，指出由于社会城市化的加剧、传统生活方式的消失、久坐不动的生活方式和高脂肪、高能量密度的饮食导致了肥胖流行。

2002 年，世界卫生组织举办了第二届关于饮食、身体活动及慢性非传染性疾病的讨论会。会议既强调了健康饮食，尤其是儿童健康饮食，以及促进以蔬果类的摄入代替高能量的食物，同时也强调了身体活动的重要性。

2004 年，世界卫生大会通过的“世界卫生组织关于饮食、身体活动与健康全球战略”（简称“战略”）中阐述了支持健康饮食和定期身体活动所需采取的行动。“战略”呼吁所有利益相关方在全球、地区和当地分别采取针对性的行动，改善人群的饮食和身体活动模式，从而减少由不健康饮食和缺乏身体活动造成的慢性非传染性疾病危险因素，加强预防性干预措施。

2011 年 9 月，联合国大会“关于预防和控制非传染性疾病问题高级别会议的政治宣言”（简称“政治宣言”）强调了减少不健康饮食和身体活动不足在慢性非传染性疾病防控方面的重要性。“政治宣言”承诺促进实施“世界卫生组织关于饮食、身体活动与健康全球战略”，包括酌情通过采取旨在促进健康饮食和增加所有人群身体活动的政策和行动。

2013 年，第 66 届世界卫生大会核准世界卫生组织“2013—2020 年预防和控制非传染性疾病全球行动计划”，通过在国家、区域和全球层面开展多部门协作与合作，降低非传染性疾病导致的可预防和可避免的发病率、死亡率和残疾负担，此外还特别强调了身体活动不足流行率要相对减少 10%，遏制糖尿病和肥胖的上升趋势。

2014 年，第二届国际营养大会发布《营养问题罗马宣言》，就营养不良进行了重新定义：营养不良不仅包括通常认为的营养不足（儿童发育矮小、消瘦、体重不足）以及微量营养素缺乏症，还将超重和肥胖纳入营养不良的范畴。同年，世界卫生组织总干事领导成立了终止儿童肥胖委员会，负责审阅、评估各国现行的儿童青少年肥胖防控要求和策略之间的差距，并提出进一步的具体建议。在咨询了 100 多个世界卫生组织成员国和审阅了近 180 条在线建议后，该委员会为世界上不同情况下成功解决儿童和青少年肥胖问题提出了一系列建议，包括促进儿童早期的饮食和身体活动，学龄儿童的健康、营养和身体活动，体重管理等，并于 2016 年出版《终止儿童肥胖委员会的报告》。

2015 年，联合国提出了 17 项可持续发展目标，提出“确保到 2030 年消除饥饿，使所有人能够获得安全、营养和充足的食物”的总目标，并应消除一切形式的营养不良和肥胖，实现微量元素的均衡。

2016 年，联合国大会认识到营养在可持续发展目标中的重要角色，宣布“联合国营养问题行动十年（2016—2025 年）”，将“消除一切形式的营养不良”纳入可持续发展目标，努力争取到 2025 年为全人类消除一切形式的营养不良，以及在所有年龄组扭转超重和肥胖的上升趋势，减轻与饮食相关的非传染性疾病负担；并呼吁世界卫生组织和联合国粮农组织领导世界粮食计划署（World Food Progsam，WFP）、联合国儿童基金会（United Nations Children's Fund，UNICEF）等多方利益相关平台一起参与。

此外，世界卫生组织还制订了“2013—2020 年预防和控制非传染性疾病全球行动计划”（简称“全球行动计划”），其目的是实现 2011 年 9 月经国家元首和政府首脑批准的“联合国非传染性疾病政治宣言”[12]的承诺。“全球行动计划”将有助于在 2025 年实现九个全球非传染性疾病防控目标方面取得进展，其中包括到 2025 年，非传染性疾病的过早死亡率相对减少 25%，控制全球肥胖率不再上升，并保持在 2010 年的水平。该行动计划呼吁成员国制定政策，通过发展和强化国家食品营养政策和国家健康体育活动指南，促进各年龄段居民的健康饮食和体育活动。行动计划强调各部门、全体利益相关方参与的重要性，例如政府、非政府组织、食品生产商和加工商、其他相关商业经营商以及消费者。

二、国际倡议和行动

（一）全社会与政府各部门参与，跨部门协作的政策倡导

1997 年，世界卫生组织召开第一届肥胖专家会议，会议提出在不同卫生体系中预防和治疗肥胖的策略，力促各国政府承担控制肥胖的责任。预防肥胖需要考虑众多的影响因素，责任需要多部门承担，预防和控制肥胖人人有责，包括父母（监护人）、各级政府、学校、卫生保健专业人员、社区、研究机构、非政府组织和私人企业，尤其是政府、消费者、商家及媒体，从而影响包括食物定价、食物的可及性、工作和生活环境在内的多种因素。

2005 年，在日本神户召开了主题为“关注儿童期肥胖”的会议，提出抗击肥胖的综合干预需要从地方到国际各个层面的多方关注。

联合国“2030 年可持续发展议程”（简称“发展议程”）是全球宏伟和普遍适用的“为人类、地球与繁荣制订的行动计划”。该“发展议程”提供了使众多利益相关方参与的新机会，以便确保所有人都能发挥自己的潜力——健康、有尊严和平等地生活。该“发展议程”的范围和宏伟计划要求各个国家创建跨部门的协同合作。政府全面参与制订应对策略的主动性，可更大程度地确保相关政策的协调和一致性。健康取决于卫生部门能够直接控制之外的众多因素，例如教育、收入以及个人的生活条件，而且其他部门做出的决定可以影响个人的健康，并改变疾病分布和死亡率。要取得健康收益以及实现作为基本人权的健康和健康公平，其他部门的决策就需要作为常规将部门决策对健康结果的影响纳入考虑，包括效益、危害以及卫生相关费用。

2016 年 11 月，在上海举办的“第九届全球健康促进大会”将主题定为“可持续发展目标中的健康促进”，就是要确保政策的连贯性和行动议程的一致性。大会的口号“人人享有健康，一切为了健康”体现了惠及所有人，并使每一个人参与全球新伙伴关系，以实现这一目标。

“促进健康需要跨部门的卫生行动”是将健康融入所有政策的《赫尔辛基宣言》（2013 年）提出的有力结论，其基础是通过国际初级卫生保健大会发表的《阿拉木图宣言》（1978 年）、《渥太华健康促进宪章》（1986 年）、《健康问题社会决定因素里约政治宣言》（2011 年），以及众多其他高级别政治决议和论坛而逐步奠定的。

（二）卫生相关的国家经济与税收政策的倡导

近年来，利用国家和地方财政政策等经济措施来促进健康膳食已成为常见的政策措施，对含糖饮料征税就是其中一个例子。2016 年 10 月，世界卫生组织公

布了一份主张使用财政工具的会议技术报告，如对含糖饮料征税以促进健康食品摄入。报告指出，越来越多的客观证据表明，对含糖饮料合理征税会引起消费量比例的下降。然而，对不健康食品征税的可行性和有效性需要更多的证据，尤其是来自低收入人群和中低收入国家的长期证据。

（三）以儿童作为重点人群，开展肥胖防控的策略与行动

1. 儿童肥胖防控策略

儿童应成为抗击肥胖流行的主要关注点。世界卫生组织和包括美国、欧洲一些国家在内的许多国家都已经强调以儿童为肥胖预防控制的焦点（表 7-3）。这是儿童的特殊性决定的，因为相对于其他年龄的人群，儿童大多数聚集在学校，更容易干预；儿童更容易养成有益健康的习惯，从而对一生的健康产生影响；儿童还可以影响其家庭成员建立有益于健康的良好生活行为。

表 7-3 世界卫生组织关于儿童肥胖防控相关政策的建议

年代	政策及倡议文件题目	主要内容	网页链接
2010	关于向儿童推销食品和非酒精饮料的一系列建议[13]	呼吁采取全球行动，减轻推销富含饱和脂肪、反式脂肪酸、添加糖或盐的食品对儿童的影响	http://apps. who. int/iris/bitstream/10665/44416/3/9789245500216_chi. pdf
2012	以人群为基础的方法预防儿童肥胖[14]	概述以人群为基础的儿童肥胖预防干预措施，描述了基于人群的肥胖预防的方法，分为三个组成部分，分别是政府支持、全民参与和以社区为基础的干预措施	http://apps. who. int/iris/bitstream/10665/80149/1/9789241504782_eng. pdf
2014	孕产妇和婴幼儿营养全面实施计划[15]	阐明了会员国和国际伙伴应共同实施的一系列重点行动，以及到 2025 年实现的 6 项全球营养目标，如全球发育迟缓的 5 岁以下儿童数量减少 40%、儿童期超重流行率不增加等	http://apps. who. int/iris/bitstream/10665/113048/5/WHO_NMH_NHD_14. 1_chi. pdf? ua=1&ua=1
2016	终止儿童肥胖委员会的报告[16]	为解决致胖环境和应对儿童肥胖的生命关键时期问题而提出的 6 项建议：促进健康食物的摄入；促进身体活动；孕前期和孕期护理；儿童早期的饮食和身体活动；学龄儿童的健康、营养和身体活动；体重管理	http://www. who. int/end-childhood-obesity/publications/echo-report/en/
2016	对饮食实行财税政策和预防非传染性疾病[17]	提倡实施财政政策作为综合战略的一部分，以预防慢性非传染性疾病。例如，越来越多的证据表明，适当设计含糖饮料税会降低消费比例	http://www. who. int/diet-physicalactivity/publications/fiscal-policies-diet-prevention/en/

任何单一的干预措施都无法终止不断增长的肥胖流行趋势。2010 年，第 63 届世界卫生大会“关于向儿童推销食品和非酒精饮料的一系列建议”中呼吁采取全球行动，减轻推销富含饱和脂肪、反式脂肪酸、添加糖或盐的食品对儿童的影响。

2012 年，世界卫生组织“以人群为基础的方法预防儿童肥胖”的报告为成员国提供了在国家、地区水平上开展儿童肥胖预防的干预类型。报告既概述了基于人群的儿童肥胖干预策略制订的指导性原则，也阐述了可运用的预防手段，主要包括促进儿童肥胖预防的政策和干预的政府框架、全人群政策和行动、基于社区的干预。

2014 年，世界卫生组织“孕产妇和婴幼儿营养全面实施计划”中阐明了会员国和国际伙伴应共同实施的一系列重点行动，以及到 2025 年实现的六项全球营养目标：全球 5 岁以下儿童发育迟缓的数量减少 40%；育龄妇女贫血率降低 50%；儿童期超重流行率不增加；生命最初 6 个月的纯母乳喂养率提高到至少 50%；儿童期消瘦比率减少并维持在 5%以下。

2016 年 1 月，世界卫生组织终止儿童肥胖委员会提出了预防儿童肥胖的建议报告，该报告建议从 6 个方面来预防儿童肥胖，包括促进健康食品的摄入，身体活动，孕前和孕期保健，儿童早期饮食和身体活动，学龄期儿童的健康、营养和身体活动，以及体重管理。同年，对饮食实行财税政策和预防非传染性疾病”中提到实施财政政策作为综合战略的一部分，以预防非传染性疾病，例如，通过征收糖税、脂肪税等减少不健康食品的消费。

2. 减少商业广告对儿童青少年食物选择影响的政策倡导

近年来，越来越多的国家和地方政府对食品和饮料行业实施了更为严格的市场营销限制。例如，英国法律禁止在儿童电视节目中播放高脂肪、高糖和高盐食品的电视广告。在新的“欧洲食品和营养行动（2015—2020 年）”中，成员国将与世界卫生组织合作，推出使用评价食品营养价值的营养素度量模型，为销售限制提供科学依据；目标是在整个区域建立一个通用的标准，并进一步限制潜在有害食物和饮料市场对儿童的影响[18]。

世界卫生组织强调解决电视广告和其他商业营销形式对儿童食物的影响需要各国政府的政策支持，建议各国政府在降低儿童整体的食品营销暴露水平中发挥主导作用，并对公司使用的诱导性营销手段加以限制，其目的是为了保护儿童免受营销的不良影响。这是世界卫生大会在 2013 年 5 月批准的“世界卫生组织 2013—2020 年非传染性疾病预防和控制全球行动计划”中的一项关键政策倡导行动。同时，2010 年第 63 届世界卫生大会也提出了关于面向儿童的食品和非酒精饮品营销的一系列建议[19]。

3. 世界卫生组织预防儿童肥胖的政策倡导

2011 年，第 66 届联合国大会通过的“关于预防和控制非传染性疾病问题高级别会议的政治宣言”和2014年世界卫生组织通过的“饮食、身体活动与健康全球战略”都认为，基于人群的预防对于解决不断增加的非传染性疾病问题十分关键，尤其强调儿童肥胖的预防。报告为成员国提供了在国家、地区和本地水平上开展儿童肥胖预防的干预类型。报告既概述了基于人群的儿童肥胖干预策略制订的指导性原则，也阐述了可运用的预防手段，包含以下三个主要方面（见框7-1）[20]。

框7-1 世界卫生组织推荐的儿童肥胖预防干预手段

①促进儿童肥胖预防的政策和干预的政府框架。这些框架包括：领导力，“人人健康”政策，健康促进专项资金，非传染性疾病监测系统，劳动力水平，需要建立的支持和加强更有效的、直接的政策行动和社区干预的网络和伙伴关系。
②全人群政策和行动。直接的政策行动有助于创造促进健康饮食和身体活动的环境。法律、法规、税收和补贴，以及影响全人群（或广大人群）的社会营销活动通常作为儿童肥胖预防全面策略的政策工具。
③基于社区的干预。多成分干预项目通常在多个环境实施，并根据当地的环境加以调整和实施。实践证明，基于社区的干预在多个环境中（包括早期儿童保育环境、学校和其他社区环境）的实施是成功的。

第二节 其他国家的经验

无论是西方发达国家，或东亚的发达国家日本，包括有些发展中国家都十分重视本国人群肥胖的预防控制。各国家结合各自的实际情况、区分不同人群制定了针对性的干预策略和具体的干预项目。

一、美国的经验

肥胖一直是美国最为常见的健康问题之一，致死率高，并产生沉重的医疗负担。1999—2014年，成人的肥胖率由30.5%增长到37.7%[21]，儿童的肥胖率由13.9%增长到17.2%[22]。2016年，美国疾病控制预防中心的国家健康和营养调查研究表明，超过1/3的成年人和1/6的儿童青少年（2～19岁）为肥胖人群，其中1/11的2～5岁儿童肥胖，相比较于20世纪80年代，成人的肥胖率增长了2倍，儿童肥胖率增长超过3倍。每年因肥胖造成的经济负担为1500亿美元。美国联邦政府一直关注肥胖的预防，尤其是儿童肥胖的预防。美国将肥胖列为社会经济、国家安全、儿童生长和智力发育问题，并将其作为首要卫生问题，近73%的民众支持增加投入，以解决肥胖危机和相关的健康问题。美国疾病控制预防中心、国立卫生研究院、农业部、教育部、食品药品监督管理局等机构在建立和支持肥胖预防控制政策上发挥了重要作用。美国在政策层面持续推动肥胖的预防和控制工作，包括立法机构的卫生立法、专业机构的业务指南，以及领导人的倡导示范等（见框 7-2）。

框 7-2 美国的行动与立法

①"一起动起来"行动[23]：该行动是由时任美国第一夫人米歇尔·奥巴马于 2010 年发起的致力于解决新一代人的肥胖问题的一个全面行动。它的目标是让当代美国儿童更健康地成长，追求自己的梦想。它是一个让孩子从童年步入健康之道的综合策略；为家长提供有益的信息和支持健康选择的养育环境；为孩子在学校提供更健康的食物；保证每个家庭对健康和负担得起食物的可及性；并帮助孩子更多地参与体育活动。

在该行动启动时，奥巴马总统签署了一项总统备忘录，创建了首个儿童肥胖问题特别工作组，对每个有关儿童营养和体育活动的项目和政策进行评审，并制订了一项国家行动计划，为实现第一夫人提出的国家目标尽可能地提供联邦资源和设置具体的标准。工作组建议的该行动的五大支柱性重点是：一、为孩子创造一个有益于健康的人生起点；二、提升家长和监护人能力；三、在学校提供健康的食物；四、提高健康和负担得起食物的可及性；五、增加体育活动。

②营养立法：美国是最早设立营养法的国家之一，也是世界上营养法规最健全的国家之一，早在 1946 年已颁布《学校午餐法》，为在校学生提供营养均衡、低价或免费午餐。1966 年设立《儿童营养法》，由联邦政府援助为学生提供免费或低价的饮用奶。1990 年，美国国会通过并颁布《营养标识和教育法》，规定几乎所有食品必须使用营养标签，并要求标识营养素成分声明和健康声明，大多数食品标签实现了全国统一。为了更好地反映关于健康饮食的最新科学知识，2016 年，美国食品药品监督管理局对食品包装营养标签的要求进一步提升，营养标签中将能量计算和食用分量识别更加简易化，要求列出是否"添加糖"，完善必需营养素的列明并更新食用分量的要求，这是 20 年来美国食品营养标签进行的首次大幅修改，也希望营养标签改革方案能降低美国的肥胖率[24]。

二、英国的经验

英国民众的肥胖率从 1993 年的 15%增长到 2014 年的 26%，预计到 2050 年，60%的男性和 50%的女性将发展为肥胖[25]。英国除了中央政府之外，地方政府也从立法和政策的角度出发，积极开展肥胖的预防控制工作（见框 7-3）。

框 7-3 英国地方政府的肥胖干预相关政策

①限制快餐自动售卖机：核发许可证时规定所售食品须有健康食品类别选项；限制需要设立快餐食品自动售卖机的街道，限制街道不健康食品售卖机的放置地点和售卖时间。

②身体活动促进：限制学校周边停车场以鼓励学生尽可能步行；撤销既往的自行车等场地的限制规定，鼓励使用自行车。

③改善食品和饮品标签：创建一致的标签体系，以帮助公民更好地做出健康决策。

④鼓励高速公路上的餐馆在菜单中添加能量信息。

⑤地方议会将接收公共卫生专款，用于满足当地社区健康需求提供服务，其中包含帮助本地的超重或肥胖人群制订个人减肥计划。

⑥引入收费计划阻止汽车在城市内部使用。

⑦对于购买上班使用的自行车提供税收优惠，建立专用自行车道。

三、日本的经验

日本拥有世界上最长的人均期望寿命，日本社会对健康生活环境的维护及对疾病的防控堪称为全球典范。日本的肥胖及其相关非传染性疾病的流行率都处在较低的水平，数据显示，日本居民肥胖率为3.7%，其中男性和女性分别为3.8%和3.4%[26]。但日本仍积极行动，根据社会的实际情况，始终把饮食营养作为提高国民体质健康水平的物质基础和重要环节之一，有计划、有步骤地把"饮食教育"作为一项重要的国民运动。在控制成人和儿童超重和肥胖方面出台系列的政策和社会规范，主要包括以下内容（见框7-4）。

框7-4 日本肥胖预防控制的相关政策及社会规范

①健全的营养法规：在世界范围内，日本的营养立法当属第一。其营养相关法律最多、最早、最完善，以1952年的《营养改善法》和2003年的《健康增进法》为基本法[27]。1978年第一次制订国民健康对策，涉及营养师的资格制度和教育的法律就有《营养师法》《营养师实施规则》和《营养师法实施令》。《营养师法》于1947年首次颁布，并不断修正，目前使用的版本修订于2007年。1996年开始实施营养标签标准，强制性要求标识包括能量、蛋白质、脂肪、碳水化合物、无机盐、维生素以及其含量的营养标签。《食育法》于2005年实施，体育智育才育即为食育，以全民参与、儿童为主、政府引导、法律保障为特点，并以家庭、学校、保有所、地域等为单位，将食育作为一项国民运动在日本普及推广[28]。

②专项健康检查和特别公共卫生指导标准：这一标准也被称为《代谢法》，于2008年通过，旨在遏制代谢综合征和肥胖在日本的流行。《代谢法》要求每年对40岁到74岁之间的所有公民进行强制性检查。腰围超过政府标准［男性：35.4英寸（89.9 cm），女性：33.5英寸（85.1 cm）］的公民会获得膳食和生活方式的咨询与支持，以帮助减肥。

③学校午餐计划：日本学校午餐由营养学家设计，主要包括本地的新鲜食材。费用由政府和家长共同分担。市政府支付劳动力费用，家长则为食材买单，贫困家庭可以支付较少的费用甚至免费。学校午餐计划也是儿童健康饮食教育的渠道之一。

④步行上学活动：在日本，每个市镇的教育委员会决定公立学校儿童上学和放学的方式。大量学校位于市区，在学生居住地的步行范围内，因此步行是最常见的方式。

⑤社会期望值和规范：在日本，超重或肥胖是社会所不欢迎的。政策、法律和工作场所文化、社会运动，以及流行文化一直在塑造和强化一种抑制日本肥胖流行的社会规范。然而，这种社会规范在另一方面也带来了不良反应，如对超重和肥胖群体的社会歧视，尤其是在女性中引起进食障碍问题。

⑥提高学生体质和运动能力：日本为提高学生体质提出四项综合对策：开展全国性的提高体质的宣传活动；培养和激发学生参加身体活动的动机；为学生在社区参加体育活动创造环境；学校积极与社会和家庭相互协作。

⑦基于社区的综合医疗服务系统：建立健康保健、可持续医疗服务、长期疾病预防、家庭和邻里支持的全面社区服务，提升家庭健康服务，普及家庭医生，促进医院诊疗向家庭诊疗的转移，加强远程医疗服务的运用。多部门合作在建立家庭医疗和长期卫生服务中起到关键作用，医院、卫生服务支持诊所、长期卫生服务提供者、家庭探视医护服务提供者、药店的协同合作支持综合社区医疗服务的建立。

续框

⑧健全的营养师培养和管理机制：在日本，营养师队伍由营养师和管理营养师组成，营养师的首要任务是营养指导。营养师的培养年限为2～4年，毕业后即可申请营养师执照，但需要有一定的工作年限才能参加管理营养师国家考试。2015年，日本全国共有161个培养营养师的机构，138个培养管理营养师的机构，每年均有2万多人次加入营养师队伍。这些营养师在肥胖的预防与治疗工作中发挥了重要作用。

四、澳大利亚的经验

澳大利亚人超重和肥胖率位居世界前列，超过63%的成年人和25%的儿童超重或肥胖[29]。澳大利亚大部分国家政策旨在减少儿童不健康食品市场供应、包装正面标签、制定国家或州立健康食品服务政策（见框7-5）。

框7-5 澳大利亚肥胖干预的相关政策与项目

①澳大利亚于2009年出台儿童电视节目标准，特别指出在食品广告中禁止包含任何错误诱导或者不正确的关于食品或饮料营养价值的信息。
②2010年，澳大利亚政府宣布一项最新学校餐厅健康饮食计划，以降低儿童的肥胖率。在新计划中，学校食堂所供健康食品的比例不能低于75%，健康食品包括水果、蔬菜、三明治、意大利面和炒菜等，而馅饼、热狗和比萨之类的非健康食品不得超过25%，所供应的食品在联邦政府营养评级系统中的评级不能低于3.5颗星，并且所有餐厅需在三年内符合要求[30]。
③澳大利亚专业肥胖协会（The Professional Obesity Association）和医疗协会发起强大的早期宣传工作，建立并运营每年一度的“沙发土豆”奖，将澳大利亚各州及其领土按照肥胖预防控制进展排名予以奖励，并将结果反馈至部长和总理。

五、其他国家的经验

墨西哥、丹麦、智利、韩国、加拿大等国家的相关经验也可供学习和借鉴（见框7-6）。

框7-6 其他国家肥胖干预相关的经验与做法

①墨西哥对含糖饮料和高能量低营养产品征收专项税，并要求含糖饮料不得进入学校销售，同时要求修改营养标签，令其中的糖分变得更加醒目。南非也对含糖饮料额外征税，而且英国也正在效仿这种做法推动糖税的征收，并鼓励饮料生产商更改配方，减少饮料含糖量。
②丹麦为说服市民健康饮食在油脂食品上强制收取脂肪税，税率与产品中脂肪含量相吻合，大约是每2.2磅（1 kg）饱和脂肪酸征收3美元税。
③智利政府对不健康食品的营销手段、包装等都进行严格管控，其食品包装上都印有夸张的警告，以警示消费者潜在的肥胖危险。
④韩国对不健康食品有着强大的规划分区政策，禁止在学校周边200米内出售垃圾食品。
⑤加拿大魁北克省禁止以任何媒介对儿童宣传不健康食品。

第三节 中国肥胖防控策略回顾

近年来，我国学术机构和政府部门已经认识到肥胖的危害，发布了一系列直接与肥胖防控有关的政策和技术文件，并开展了多项针对不同人群的肥胖防控、膳食营养和身体活动促进行动。

一、群体预防策略与行动

（一）群体肥胖防控策略回顾

在2000年前后，我国学者对肥胖防控的重要性达成一定共识，来自营养学、流行病学、运动学、内分泌及心血管病、临床、卫生管理等方面的专家，围绕中国成人体重指数（BMI）、腰围与慢性非传染性疾病关系、超重和肥胖及中心性肥胖适宜临界点，肥胖经济负担、防治指南，以肥胖控制为核心的高血压、糖尿病等重点慢性非传染性疾病防治关键技术等进行研究、试点应用，为我国人群肥胖防控提供了重要技术依据，并编制了《中国成人超重和肥胖症预防控制指南（试行）》（2003年），由（原）卫生部疾病控制司颁布[31-32]。之后，进一步针对儿童青少年编制了《中国学龄儿童少年超重和肥胖预防与控制指南（试用）》（2007年）[33]。这些指南为定义相关人群的超重、肥胖和中心性肥胖提供了专业指导，从而促进了中国肥胖的监测和预防控制工作。

在慢性非传染性疾病预防控制工作中，肥胖作为重要的危险因素被关注。《中国癌症预防与控制规划纲要（2004—2010）》中，明确提出了营养干预，指出“超重和肥胖与乳腺癌、结直肠癌等疾病的发生有关，蔬菜和水果摄入不足与结直肠癌、胃癌、乳腺癌及食管癌等有关[34]。近20年来，随着经济发展和人民生活的改善，居民的膳食结构及生活方式发生了明显的‘西方化’趋势，城市和富裕农村中超重和肥胖已成为重要的公共卫生问题，同时也是结直肠癌及乳腺癌发病率上升的重要原因。”

（原）卫计委等15部委在2012年印发了我国第一个慢性非传染性疾病防治规划《中国慢性病防治工作规划（2012—2015年）》，在目标中提出“到2015年，成人肥胖率控制在12%以内，儿童青少年不超过8%。”[35]在策略与措施中提出“扩大基本公共卫生服务项目内容和覆盖人群，加强慢性病高风险人群的（血压、血糖、血脂偏高和吸烟、酗酒、肥胖、超重等）检出和管理。”

2016年10月，中共中央国务院印发《“健康中国2030”规划纲要》，提出“到2030年，居民营养知识素养明显提高，营养缺乏疾病发生率显著下降，全国人均每日食盐摄入量降低20%，超重、肥胖人口增长速度明显放缓”以及“加强学生近视、肥胖等常见病防治”[36]。

2017年2月，国务院办公厅印发的《中国防治慢性病中长期规划（2017—2025年）》中提出“社区卫生服务中心和乡镇卫生院逐步开展超重肥胖、血压血糖升高、血脂异常等慢性病高危人群的患病风险评估和干预指导，提供平衡膳食、身体活动、养生保健、体质辨识等咨询服务。”

2017年6月，国务院办公厅印发《国民营养计划（2017—2030年）》，目标中提出，到2020年，进一步缩小城乡学生身高差别；学生肥胖率上升趋势得到有效控制[37]。全国人均每日食盐摄入量降低20%，居民超重、肥胖的增长速度明显放缓。在重大行动中提出，加强对学生超重、肥胖情况的监测与评价，分析家庭、学校和社会等影响因素，提出有针对性的综合干预措施。宣传科学运动理念，培养运动健身习惯，加强个人体重管理，对成人超重、肥胖者进行饮食和运动干预。调查糖尿病、肥胖、骨骼疾病等营养相关慢性病人群的营养状况和运动行为，构建以预防为主、防治结合的营养运动健康管理模式。

2009年，国务院总理温家宝签署第560号国务院令，颁布《全民健身条例》[38]。提出“国家机关、企业事业单位和其他组织应当组织本单位人员开展工间（前）操和业余健身活动；有条件的，可以举办运动会，开展体育锻炼测验、体质测定等活动”；“学校应当保证学生在校期间每天参加1小时的体育活动。”

（二）全民行动

2007年，为了促进健康膳食和身体活动，由（原）卫生部发起了全民健康生活方式行动，第一阶段（2007—2015年）主题为“健康一二一”，即日行一万步、吃动两平衡、健康一辈子。2016年，全民健康生活方式行动进入第二阶段。《中国防治慢性病中长期规划（2017—2025年）》提出，推进全民健康生活方式行动，开展“三减三健”（减盐、减油、减糖、健康口腔、健康体重、健康骨骼）等专项行动，开发推广健康适宜技术和支持工具，增强群众维护和促进自身健康的能力。《“健康中国2030”规划纲要》也提出，推进全民健康生活方式行动，强化家庭和高危个体健康生活方式指导及干预，开展健康体重、健康口腔、健康骨骼等专项行动，到2030年基本实现以县（市、区）为单位全覆盖。

2011年，国务院发布的《全民健身计划（2011—2015年）》中明确提出，到2015年，每周参加体育锻炼活动不少于3次、每次不少于30分钟、锻炼强度中等以上的人数比例达到32%[39]。

2016年，国务院印发的《全民健身计划（2016—2020年）》中明确提出，到2020年，每周参加1次及以上体育锻炼的人数达到7亿人，经常参加体育锻炼的人数达到4.35亿人，群众身体素质稳步增强[40]。

2015年，中国营养学会创建了“全民营养周”，旨在宣传平衡膳食、合理运动，2017年列入国务院《国民营养计划（2017—2030年）》；2018年“吃动平衡、健康体重”宣传活动遍及全国，覆盖 5.7 亿人。

二、全民预防策略与促进

全球范围内，身体活动不足成为导致死亡的第四独立因素。进入 21 世纪以来，随着我国经济社会的快速发展，人们的工作和生活方式发生改变，居民身体活动量明显减少。身体活动成为增强国民体质、提高健康水平最积极、最有效、最经济、最必要的生活方式。我国高度重视体育活动在增强体质、提高健康水平中的重要作用，近年来相继颁布了一系列体育健身发展规划。

1995 年，国务院首次颁布实施《全民健身计划纲要》，提出了全民健身促健康策略[41]。针对历次国民体质监测发现的青少年健康问题，中共中央、国务院于 2007 年发布了《关于加强青少年体育增强青少年体质的意见》，提出广泛开展“全国亿万学生阳光体育运动”[42]，核心是“确保学生每天锻炼一小时”，目的是“使我国青少年普遍达到国家体质健康的基本要求，体能素质明显提高，营养不良、肥胖和近视的发生率明显下降。”2009 年，《全民健身条例》正式颁布，国务院将每年的 8 月 8 日定为“全民健身日”，从行政法规的层级推动健身与健康事业发展。2011 年，国务院印发《全民健身计划（2011—2015 年）》，至 2014 年国务院出台《关于加快发展体育产业促进体育消费的若干意见》[43]，将全民健身上升为国家战略，全民健身在国家各项事业发展中的位置不断提升，全民健身运动不断向纵深发展。

2016 年，随着中共中央、国务院《“健康中国 2030”规划纲要》的颁布，（原）国家卫计委发布、中国营养学会编著的《中国居民膳食指南（2016）》（北京：人民卫生出版社，2016）提出 6 条核心推荐，包括食物多样、吃动平衡、保持健康体重等，并在每年的“全民营养周”中大力推广。

2017 年，国家体育总局发布了《全民健身指南》，该指南面向中国居民参加体育健身活动的实际状况，系统归纳、集成国家“十五”“十一五”“十二五”相关研究成果，基于中国居民运动健身的实测数据，编制了包括体育健身活动效果、运动能力测试与评价、体育健身活动原则、体育健身活动指导方案等内容，旨在进一步加强指导群众体育运动、促进健康、降低肥胖等慢性非传染性疾病发病率的执行力度和实际效果[44]。

三、重点人群预防策略

儿童时期是人生发展的关键时期，也是肥胖预防的关键期。为儿童提供必要的生存、发展、受保护和参与的机会和条件，最大限度地满足儿童的发展需要，发挥儿童潜能，将为儿童一生的发展奠定重要基础。儿童是人类的未来，是社会可持续发展的重要资源。儿童发展是国家经济社会发展与文明进步的重要组成部分，促进儿童发展，对于全面提高中华民族素质，建设人力资源强国具有重要战略意义。

2011 年，国务院颁布了《中国儿童发展纲要（2011—2020 年)》，其中明确提出“0～6 个月婴儿纯母乳喂养率达到 50%以上。”[45] “提高中小学生《国家学生体质健康标准》达标率[46]。控制中小学生视力不良、龋齿、超重/肥胖、营养不良发生率。”的目标。并提出要改善儿童营养状况。加强爱婴医院建设管理，完善和落实支持母乳喂养的相关政策，积极推行母乳喂养；开展科学喂养、合理膳食与营养素补充指导，提高婴幼儿家长科学喂养知识水平；加强卫生人员技能培训，预防和治疗营养不良、贫血、肥胖等儿童营养性疾病；实施贫困地区学龄前儿童营养与健康干预项目，继续推行中小学生营养改善计划等。

2016 年，国家体育总局印发的《青少年体育“十三五”规划》中提出，青少年体育素养普遍提高，参加体育活动意识普遍增强，普遍学会一项以上终身受益的体育锻炼项目，普遍养成良好体育锻炼习惯和健康生活方式。

2017 年《国民营养计划 2017—2030 年》提出了“全民营养周”：“学生营养日”等专项宣传活动，把“吃动平衡、健康体重”作为六大任务之一。

第四节　未来中国肥胖防控策略建议

当前我国肥胖防控工作任务非常艰巨，过去 20 多年来超重和肥胖患病率的上升速度非常快。与一些发达国家相比，我国肥胖预防控制相关的政策、法规很有限，已经有的相关政策、法规的执行力度也有待提高。《“健康中国 2030”规划纲要》提出的一个主要目标是到 2030 年中国人均期望寿命提高至 79 岁，并将符合国家体能健康标准的居民比例提高到 92.2%。因此，控制作为主要死因的非传染性疾病就成为首要核心任务。肥胖本身作为一种疾病，同时又作为多方面影响健康的多种非传染性疾病的共同危险因素，其有效预防对实现“健康中国 2030”的目标至关重要。

2016 年 11 月，世界卫生组织发布的《2030 可持续发展中的健康促进上海宣言》中指出，良好的治理是健康的关键。政府部门有责任做好顶层的政策设计，通过法律、法规、政策、指南、资金和行政支持，将肥胖干预的策略融入到各级政府和各部门的政策当中，努力创造健康的环境，提高居民健康素养，促进居民养成健康生活行为方式。

一、强化政府责任，加强跨部门合作

（一）将肥胖防控融入多部门政策和日常工作中

政府主导，各部门合作，共同促进肥胖防控工作的开展（见框 7-7）。社会改

革发展规划部门要将肥胖防控列入经济社会发展规划，加强慢性非传染性疾病防治能力建设。财政部门要按照政府卫生投入政策要求落实相关经费；人力资源社会保障部门和卫生部门要进一步完善肥胖相关保障政策。教育部门要做好在校学生的肥胖预防控制工作，将肥胖防控知识纳入健康教育课程，保证学校不向学生售卖不健康的饮食，如含糖饮料、高油高盐高糖零食等。制订相关法律、法规以改善食品环境，规范和促进健康食品的供给和消费。推动城乡卫生工作，优化人居环境，加强文化、科教、休闲、健身等公共服务设施建设。建设健康食堂、健康团餐、健康步道、健康主题公园等示范活动，提高各类公共体育设施开放程度和利用率，推动有条件的学校体育场馆设施在课后和节假日对本校师生和公众有序开放，形成覆盖城乡、比较健全的全民健身和平衡膳食服务体系，推动全民健身和合理膳食深度融合。宣传部门广泛宣传合理膳食、适量运动、戒烟限酒、心理平衡等健康科普知识，规范健康科普管理工作。充分利用学术团体和主流媒体开展形式多样的肥胖防治宣传教育，根据不同人群的特点开展有针对性的健康宣传教育。

框 7-7 多层面、多因素肥胖防控政策建议具体构架

1. 国家、省、市、县级政府层面的政策
   ①为发展体育活动和营养项目提供充分可持续的资金和政策支持。
   ②整合政府机构的工作，并成立专家委员会，根据全球最新证据和研究发现为公众制订营养和运动标准和指南，并每5年更新一次。
   ③加强对快餐行业开设新店的指导，并对现有餐厅加强营养规范；强制实行营养标签，并限制其对儿童和青少年的市场营销。
   ④通过财政措施限制并减少含糖饮料的摄入，促进水果和蔬菜的消费。
   ⑤防止精加工谷物和碳水化合物以及其他不健康食品的过度消费。
   ⑥促进贫困家庭的食品保障。
   ⑦为卫生专业人员提供肥胖评价和管理的新型教育，设立营养师、膳食管理等职业岗位。
2. 社区和街道层面的政策
   ①在当地落实上级政府政策，包括指导和监督营养管理相关政策。
   ②在社区中营造促进步行、骑行和体育器材使用的安全环境。
   ③帮助规范学校附近的食品环境，减少儿童获得不健康食物的机会，促进母乳喂养。
3. 学校层面的政策
   ①对学校膳食和校内食品店实施营养标准。
   ②提供营养教育，并将其纳入常规课程。
   ③确保提供达到国际和国家建议标准的适宜的体育教育和安全的体育活动时间。
4. 社会环境的改变
   ①通过社区、学校和工作场所的公共行动和教育项目，如“全民营养周”、健康生活方式活动等，提高公众对肥胖流行及其结局的认识。
   ②通过政府资助项目的服务和努力，改善与健康膳食、体育活动和健康体重相关的社会规范。
   ③利用新型社交媒体和社会营销手段，结合相关的策略和方法，提高中国人的健康素养。

卫生行政部门应根据中国肥胖的流行趋势、工作现状和成效，统筹、指导和推进各部门、各级的抗击肥胖工作。适时发布肥胖防控相关的工作规范、业务指南，并支持立法机构制订肥胖防控相关的法律、法规。强化专业机构的人员和能力建设。系统加强肥胖防治科学研究，推进相关科研项目。组织编制肥胖防治指南，并及时向社会发布，同时，积极统筹协调防控肥胖各方面、各层级的现有资源，并以系统和可持续的方式推进。

（二）完善营养政策体系

1. 推动营养立法和政策研究

开展营养相关立法的研究工作，进一步健全营养法规体系。制定完善的营养健康相关政策。研究建立各级营养健康指导委员会，加强营养健康法规、政策、标准等的技术咨询和指导。

2. 完善标准体系

加强标准制订的基础研究和措施保障，提高标准制订、修订能力。科学、及时制订以促进健康为基础的营养标准。制订、修订中国居民膳食营养素参考摄入量、膳食调查方法、人群营养不良风险筛查、糖尿病患者膳食指导、人群营养调查工作规范等行业标准。研究制订老年人群营养食品通则、餐饮食品营养标识等标准，加快修订预包装食品营养标签通则、食品营养强化剂使用标准、婴儿配方食品等重要国家标准。

（三）加强营养人才培养

强化营养人才的专业教育和高层次人才培养，推进对医院、妇幼保健机构、基层医疗卫生机构的临床医生、集中供餐单位配餐人员等的营养培训工作。开展营养师、营养配餐员等人才培养工作，推动有条件的学校、幼儿园、养老机构和团餐等场所配备或聘请营养师。充分利用社会资源，开展营养教育培训。

二、发挥专业机构优势

（一）大力开展全人群层面的肥胖相关健康教育与促进活动

1. 推动营养健康科普宣教活动常态化

以全民营养周、全国食品安全宣传周、“5・20”全国学生营养日等为契机，大力开展科普宣教活动，带动宣教活动常态化。推动将国民营养、食品安全知识知晓率纳入健康城市和健康村镇考核指标。建立营养、食品安全科普示范工作场所，如营养、食品安全科普小屋等。定期开展科普宣传的效果评价，及时指导调整宣传内容和方式，增强宣传工作的针对性和有效性。开展舆情监测，回应社会关注，合理引导舆论，为公众解疑释惑。开展学生营养健康教育。推动中小学加强营养健康教育。结合不同年龄段学生的特点，开展形式多样的课内外营养健康教育活动。

2. 推广健康生活方式

积极推进全民健康生活方式行动，广泛开展以“三减三健”（减盐、减油、减糖，健康口腔、健康体重、健康骨骼）为重点的专项行动。推广应用《中国居民膳食指南》指导日常饮食，控制食盐摄入量，逐步量化用盐用油，同时减少隐性盐摄入。倡导平衡膳食的基本原则，坚持食物多样、谷类为主的膳食模式，推动国民健康饮食习惯的形成和巩固。宣传科学运动理念，培养运动健身习惯，加强个人体重管理，对成人超重、肥胖者进行饮食和运动干预。定期修订和发布居民膳食指南、成年人身体活动指南等。

（二）积极开展针对个体肥胖防控的技术指导

根据我国不同地区饮食特点的食养习惯，结合食养与现代营养学、体育健身的有效融合，开展针对老年人、儿童、孕产妇及慢性非传染性疾病人群的个体食养指导，提升居民食养素养。开展孕前和孕产期营养评价与膳食指导，开展孕产妇的营养筛查和干预，降低低出生体重儿和巨大儿出生率。建立生命早期1000天营养咨询平台。指导学生营养就餐，鼓励地方因地制宜制订满足不同年龄段在校学生营养需求的食谱指南，引导学生科学营养就餐。制订并实施集体供餐单位营养操作规范。开展针对学生的“运动＋营养”的体重管理和干预策略，对学生开展均衡膳食和营养宣教，增强学生体育锻炼。加强对校园及周边食物售卖的管理。加强对学生超重、肥胖情况的监测与评价，分析家庭、学校和社会等影响因素，提出有针对性的综合干预措施。建立满足不同老年人群需求的营养改善措施，促进“健康老龄化”，保持正常体重。依托基层医疗卫生机构，为居家养老人群提供膳食指导和咨询。制订与完善高血压、糖尿病、脑卒中及癌症等慢性非传染性疾病的临床营养干预指南，提出适宜可行的肥胖防控技术手段。

（三）开展全方位、多层次、多方面的肥胖防控和干预技术研究

研究完善食物、人群营养监测与评估的技术与方法。研究制订肥胖的防控技术及策略。开展营养与肥胖、肥胖与社会发展的经济学研究。建立相关研究队列。加强与国际组织和相关国家营养专业机构的交流，通过项目合作、教育培训、学术研讨等方式，提升我国在营养健康领域的国际影响力。

（四）完善国家和地方的监测系统

国家监测系统对肥胖及其影响因素的长期流行趋势的监测至关重要，既是评价疾病负担所必需，更是在人群层面上适时进行必要的政策改变和调整所必需。一个科学、完善的监测系统应包含不同的组成部分，并针对不同的人群（如儿

童、成人、老年人、育龄妇女和孕妇）。该系统可以以现有的国家和省级的定期调查（如慢性非传染性疾病及其危险因素监测）、居民电子健康档案、慢性非传染性疾病患者管理信息系统、妇幼信息监测网、居民病伤死亡信息监测系统、新的健康相关研究和项目为基础来建立。中国疾病预防控制中心已经建立了全国范围的居民生活行为影响因素、肥胖等慢性非传染性疾病的监测体系。需要根据形势、任务、环境、技术的变化，不断修正完善该监测体系。

整合和完善相关信息的兼容、共享。各级专业机构应建立本级监测信息的兼容和共享平台。统一信息监测标准、方法和内容，并授权使用各级专业相关信息，既可有效收集有代表性的数据，更可以充分分析和利用监测指导工作和政策。定期有效利用监测信息。各专业机构应在本级层面定期对监测数据进行统合分析，出具和发布专业技术报告。

大力开展信息惠民服务。发展汇聚营养、运动和健康信息的可穿戴设备、移动终端（APP），推动“互联网＋”、大数据前沿技术与营养健康融合发展，开发个性化、差异化的营养健康电子化产品，如营养计算器，膳食营养、运动健康指导移动应用等，提供方便可及的健康信息技术产品和服务。

三、调动家庭和个人参与肥胖防治

倡导“每个人是自己健康第一责任人”的理念，促进群众形成健康的行为和生活方式。个体应通过自主自律的健康行为，主动接受健康教育、积极实施好的饮食行为，做好体重管理，主动获取知识，遵照膳食指南；参与肥胖筛查、干预、治疗等活动，与生态环境和谐共生等，在慢性非传染性疾病防治中承担起社会健康良性运转所需的基本义务和社会责任。

四、营造有利于肥胖防治的社会环境

（一）改善餐饮业环境

1. 完善快餐食品管理政策

经济快速发展已经极大地改变了中国近几十年来食品行业的形势，在有限的监管下，食品行业发展过快，尤其是从营养的角度来看，快餐食品的监管急需得到强化。快餐行业提供高能量、低营养价值的食物对中国儿童和青少年的影响尤为严重。快餐业在中国，尤其是农村地区，仍存在很大的发展态势。建议政府及时采取行动来加强对快餐行业的管理，包括限制其快速扩张和经营，监管其对儿童的市场营销，强制实施食品标签，以及加强对民众不健康饮食风险和良好营养的教育。

2. 建立完善食品店、餐厅和食品批发店管理政策

促进健康食物的获取十分重要，例如，通过价格监管、税收政策等影响超市、连锁便利店和餐厅这些食品通向消费者的最终渠道，可以改善食品店的致肥胖环境。

3. 鼓励工作场所健康食品供应，推动单位健康食堂建设

组织机构的政策和规范在促进健康饮食方面起着重要作用。规范营养专业人才岗位设置，促进单位餐厅提供健康的食物和饮料选择，并限制不健康食物的提供比例。

4. 改善学校食物环境

学校食堂和零食店，以及学校附近的餐厅和食品摊位是儿童肥胖预防干预最重要的场所，特别是对寄宿制学校的学生和大学生而言更是如此。规范学校食堂营养专业人才岗位设置，对食堂负责人和厨师进行有关健康膳食的培训，强化健康膳食的知识教育和意识。这些场所食物供应的相关政策和规范将会对中国青年人的膳食质量及肥胖防控产生直接影响。

（二）促进改善身体活动环境

1. 合理布局土地使用政策

通过土地使用政策和土地规划将支持和发展社区体育活动纳入地方市政发展规划，从有益健康生活方式的角度出发，科学布局居民社区的土地使用，如住宅用地、商业用地、娱乐用地、健身锻炼用地等。

2. 提高公共交通的可及性及便利性

鼓励发展公共交通，是促进体力活动的有效方法，同时还会减少中国的交通拥堵和空气污染。提高公共交通的可及性及便利性应作为城市规划和建设的重要环节。

3. 促进健康社区环境建设

在社区层面，有必要通过更高级别的政策来促进出台刺激基础设施使用的政策。这些政策包括：加强社区安全，增加公园、健身场馆和运动场所等的便利性和可及性，以及适宜步行和骑自行车的社区设计。适宜步行和自行车骑行的社区设计能有效增加居民日常生活的体育活动。鼓励步行和自行车骑行的道路设计和政策对重塑中国选择走路或骑自行车而不是乘坐汽车上下班的趋势至关重要。

4. 完善和保障学校体育活动

建立和实施行之有效的政策以确保儿童在学校的体育活动时间，以及使用体育设施和器材的可及性和安全性。这些政策应将学生的课程设置、课外活动和学术活动加以综合考虑，以确保有质量的体育活动时间。

五、肥胖的治疗政策建议

在着眼于肥胖预防的同时，也需要关注肥胖的治疗。通过落实有效的预防措施来降低肥胖的发生率，减少肥胖患者的增量；倡导实施科学的治疗方法来治愈肥胖患者，减少肥胖患者的存量。与肥胖的预防策略一样，针对肥胖患者的治疗，也需要多方面、多层次不同措施的有效落实，产生协同效应，更需要基于政府的系列政策的支持和引导。因此，建议在政府政策的导向下，将肥胖作为一种疾病的治疗、管理措施政策化、标准化。既需要对肥胖的诊治临床标准化，也需要将肥胖患者的生活方式管理与肥胖的药物和手术治疗一起纳入肥胖临床治疗范畴。

（一）规范开展医疗机构肥胖诊疗服务

为适应当前疾病谱的变化，卫生行政部门可在有条件的二级及以上医疗机构设置肥胖门诊，开通向社会公布的肥胖诊疗热线。结合《“健康中国2030”规划纲要》的实施，力促临床医疗机构在临床疾病诊疗活动当中更多地开展有针对性的健康饮食和运动教育，把肥胖的预防和治疗有机地统一起来。

（二）强化医务人员肥胖防治知识和技能的培训

做好肥胖预防和治疗相关教育的顶层设计，将肥胖作为一种临床疾病纳入医学生教育课程当中，开设肥胖预防和治疗的课程内容，强调肥胖相关的综合性生活方式管理的重要临床意义，并培训医学生帮助肥胖患者建立良好的健康生活习惯。医疗机构应加强肥胖预防和治疗相关的继续教育，将肥胖的预防和治疗的知识和技能纳入在职医护人员的继续教育范畴，并鼓励相关的临床科学研究。

（三）规范肥胖的临床治疗

临床专业学术组织应该出台肥胖临床治疗的业务指南，明确不同治疗方法的适应证、治疗方法、效果评价措施等，并配套出台操作性强的《肥胖症临床诊疗手册》。鼓励医疗机构开发和应用新技术、新手段，利用可穿戴设备、APP等新技术，对肥胖患者进行新颖、方便的生活方式管理，同时为肥胖患者建立健康档案、实施个体化管理等新手段，对肥胖患者进行系统性的生活方式综合管理。

（四）促进肥胖患者的自我管理

医护人员对肥胖患者进行临床诊治是肥胖治疗的必要手段，肥胖患者的自我管理则是有效维持治疗效果的关键措施之一。肥胖患者既需要配合临床治疗，也需要在日常生活中自我主动采用并坚持健康的生活行为方式。医护人员在进行肥胖的诊治过程当中，应该针对患者进行个体化的健康教育，教会患者在日程生活中如何进行疾病的自我管理。同时出台相关政策，以慢性非传染性疾病防控示范区和全民健康生活方式为平台，培育和促进肥胖患者自我管理活动，强化从自我做起采用健康生活方式。在技术上，可采用 APP 等基于互联网的新手段，强化自我管理效能和质量监控。

六、肥胖的医疗保险政策

肥胖的治疗，无论是综合性生活方式管理，还是内外科治疗，都需要有相应的医疗费用支付体系的支持。国家有关部门应该出台政策支持患者使用医疗保险支付肥胖的诊断、治疗费用，特别是肥胖的综合性生活方式管理的费用。

从医疗保险的角度，出台肥胖治疗的专项制度，可以参照高血压、糖尿病等慢性非传染性疾病的医保政策，将肥胖作为一种慢性疾病而纳入医保支持的“门慢”病种之一，既把肥胖治疗相关的生活方式管理（如为减轻体重而需要的体育运动和锻炼）、内外科诊疗措施纳入医保目录，也提高治疗报销比例等。

另一方面，从政策层面鼓励和支持商业健康保险对肥胖治疗的支持。在肥胖治疗方面，引入商业健康保险，对现行医保政策进行必要的补充。鼓励商业健康保险公司针对特定人群，推出以体重控制为手段的健康管理计划，实施预防与治疗并重的健康体重干预服务措施。

第五节　加强未来肥胖研究与防控工作的建议

一、关于肥胖相关研究工作的建议

我国政府和学术机构，以及民间组织今后需要支持和加强开展与肥胖相关的研究工作。

（一）肥胖预防相关研究

1. 研究相关政策、标准指南在未来肥胖预防工作中的作用

尽管未来的干预研究应针对众多领域，然而优先考虑的重点仍然是各级政府在帮助改善环境、促进健康行为、分配足够的资源、将有效研究转化为实践，以及干预项目实施中发挥领导作用。与欧美发达国家相比，我国这方面的研究非常缺乏。

鉴于中国独特的饮食文化、快速的经济发展，以及已经改变的民众生活方式和急剧的社会和环境变化，究竟什么样的肥胖预防措施更有效并且可持续？这还

是一个尚未解决的问题。需要食品供给系统、医疗保健系统、医疗保险系统、交通系统、城市规划和其他相关方面的研究和改革来探究如何将肥胖干预措施有效地纳入国家政策制定中。

2. 强调基于科学证据，支持大规模、多层次监测和干预项目

中国未来的肥胖预防研究强调基于科学证据，如人群监测、年度数据分析等。

开展基于政策支持的、多层次、多成分的肥胖干预项目，针对弱势人群，包括儿童、孕妇和更多接触致肥胖环境人群的肥胖预防控制研究。

3. 研究如何有效开展、扩大和保持基于学校的有效干预项目

发达国家的研究显示，基于学校的干预对儿童肥胖最为有效。然而发达国家的经验是否适用于中国还有待验证。应该进行更多的此类研究来探究针对不同人群最有效的干预环境。南京“青年奥运会健康遗产项目”是目前国内针对在校学生开展的多层次、多成分生活方式干预的成功案例，对于体重正常者或已经肥胖者干预都有效果，这说明在政策支持下，在学校开展肥胖干预既可行、又有效，值得推广。

4. 探索新的干预方法和研究方法

例如，支持对系统学方法、社会网络方法、新信息技术在干预中的应用，支持参与性方法以及财政、保险、税收等的研究。

5. 加大人居环境对健康的影响，包括对肥胖风险影响的研究

有益健康的人居环境对居民的体力活动水平的提高、肥胖等慢性非传染性疾病的预防都具有积极的意义。考虑到中国的快速城市化进程，在城市规划和建设过程中，充分考虑营造有益健康的人居环境，以环境的刚性约束来帮助人们行为的改变和维持。

6. 加强干预项目的效果和影响评价的研究

前面的章节中已经充分强调了干预评价的重要性。要采用先进的科研方法，开展多学科、跨学科合作研究，并强化从健康经济学角度出发的肥胖干预项目的成本效益分析和评价。

（二）肥胖治疗与管理相关研究

1. 如何有效合理开展并保障对肥胖治疗的健康/医疗保险服务，帮助患者获得适当的治疗服务，帮助他们支付费用，同时合理有效地控制医疗费用上涨。

2. 如何适当及时地在医学生教育中开展帮助患者建立良好的健康生活习惯和关于肥胖防治的培训。

3. 医院科室与人员的配置怎样适应疾病谱的变化，满足患者的需要，包括建立开设肥胖诊疗门诊。

4. 制定相应政策与指南，规范肥胖的治疗方案与质量监管；明确此类政策与指南和相关日常工作的影响因素。

二、关于今后重点肥胖防控工作的建议

1. 我国目前迫切需要对肥胖与超重的定义、诊断、预防和治疗的规范化管理。同时，要加强对健康医务工作者相关知识和技能教育。

2. 身体脂肪量及分布的测量评估，“金标准”检测方法及参照标准急待建立和完善。我们需要简单的工具和策略，简单、可靠、易操作、成本低、受试者依从性好，运用简单的工具定义存在高风险的超重和肥胖，帮助制订适合的预防和治疗目标。

3. 今后要加强个体肥胖的精准诊断和预防、治疗、控制的研究。同时，要开展关于肥胖长期后果的研究，包括对健康和社会经济后果的研究。

4. 加强全社会、不同机构共同参与的肥胖预防工作，并与国家“全民健康”和“健康中国 2030”的重大国家战略，以及相关的健康促进和慢性非传染性疾病防控项目相结合。

5. 肥胖的预防和控制策略需要贯穿整个生命周期（从怀孕前、孕期、产后到出生、婴幼儿、儿童、青少年、成年、直至老年）。在每个生命阶段对可能造成肥胖的风险因素进行干预控制，才能有效地控制肥胖的发生和发展，减少肥胖相关疾病的患病风险，从而有效地降低肥胖造成的各种经济和社会负担。

6. 肥胖干预项目的合理设计、实施、督导和评价非常重要；合理有效的评价应该贯穿全过程。在肥胖干预项目的设计和实施过程中，适当的行为与健康促进理论模型的运用是项目成功的重要保障。

7. 加强关于肥胖预防、治疗、控制的相关政策、法规的研究与制定和实施。

8. 加强国际交流合作，包括与国家“一带一路”相关项目的结合。

（王友发　赵文华　杨月欣　翟屹　薛宏　赵莉　徐斐
米杰　杨晓光　谢敏豪）

参考文献

[1] 世界卫生组织. 第九届全球健康促进大会上海宣言：可持续发展中的健康促进 2030. 2016.

[2] 世界卫生组织. 膳食、营养与非传染病预防研究组报告：膳食、营养与慢性病预防. 1990.

[3] World Health Organization. Report of a WHO Consultation-Obesity: Preventing and Managing the Global Epidemic. 2000.

[4] 世界卫生组织. 饮食、身体活动与健康全球战略. 2004.

[5] 联合国. 联合国关于预防和控制非传染性疾病问题的高级别会议. 2011.

[6] 联合国. 预防和控制非传染性疾病问题联合国大会高级别会议的政治宣言的后续行动.

2013.
［7］第二届国际营养大会．营养问题罗马宣言．2014.
［8］World Health Organization．Sustainable Development Goals（SDGs）．2015.
［9］World Health Organization．United Nations Decade of Action on Nutrition．2016.
［10］世界卫生组织．健康饮食．实况报道第 394 号．2015.
［11］世界卫生组织．饮食、身体活动与健康全球战略．2010.
［12］World Health Organization．Global Action Plan for the Prevention and Control of Noncommunicable Diseases 2013—2020．2013.
［13］世界卫生组织．关于向儿童推销食品和非酒精饮料的一系列建议．2010.
［14］World Health Organization．Population-Based Approaches to Childhood Obesity Prevention．2012.
［15］世界卫生组织．孕产妇和婴幼儿营养全面实施计划．2014.
［16］World Health Organization．Report of the Commission on Ending Childhood Obesity．2016.
［17］World Health Organization．Fiscal policies for diet and the prevention of noncommunicable diseases．2016.
［18］World Health Organization．European Food and Nutrition Action Plan 2015-2020.
［19］世界卫生组织．第六十三届世界卫生大会．2010.
［20］World Health Organization．Final Report of Commission on Ending Childhood Obesity（ECHO）．2016.
［21］Flegal KM，Kruszon-Moran D，Carroll MD，et al．Trends in obesity among adults in the United States，2005 to 2014．JAMA，2016，315（21）：2284-2291.
［22］Skinner AC，Perrin EM，Skelton JA．Prevalence of obesity and severe obesity in US children，1999—2014．Obesity，2016，24（5）：1116-1123.
［23］White House Task Force on Childhood Obesity．Let's Move．2010．Website：https：//letsmove．obamawhitehouse．archives．gov/about
［24］Food and Nutrition Service，United States Department of Agriculture．National School Lunch Program．Website：https：//www．fns．usda．gov/nslp/national-school-lunch-program-nslp
［25］NHS Digital．Statistics on Obesity，Physical Activity and Diet-England．2017．网址：https://digital．nhs．uk/data-and-information/publications/statistical/statistics-on-obesity-physical-activity-and-diet/statistics-on-obesity-physical-activity-and-diet-england-2017.
［26］Organization for Economic Co-operation and Development（OECD）．Obesity Update．2017．https://www.oecd.org/els/health-systems/Obesity-Update-2017.pdf.
［27］日本厚生劳动省．平成 14 年 8 月 2 日法律第 103 号．2002.
［28］日本食育推进会．平成 17 年 6 月 17 日法律第 63 号．2005.
［29］Australian Institute of Health and Welfare．Report：An interactive insight into overweight and obesity in Australia．2017.
［30］Australian Federal Department of Health and Aging．The National Healthy School Canteens Guidelines（NHSCG）

[31] 中华人民共和国卫生部疾病控制司. 中国成人超重和肥胖症预防控制指南（试行）2003，http://www.bjcdc.org/data/upload/feipangfzzn.pdf.
[32] 中国超重/肥胖医学营养治疗专家共识编写委员会. 中国超重/肥胖医学营养治疗专家共识（2016年版）. 中华糖尿病杂志，2016，8（9）：525-540.
[33] 陈春明. 中国学龄儿童少年超重和肥胖预防与控制指南（试用）. 北京：人民卫生出版社，2008.
[34] 中国疾病预防控制中心. 中国癌症预防与控制规划纲要（2004—2010）. 2005.
[35] 中华人民共和国国家卫生和计划生育委员会. 中国慢性病防治工作规划（2012—2015年）. 2012.
[36] 中共中央国务院. "健康中国2030"规划纲要. 2016.
[37] 中华人民共和国国务院办公厅. 国民营养计划（2017—2030年）. 2017.
[38] 中华人民共和国国务院. 全民健身条例（国务院令第560号）. 2009.
[39] 中华人民共和国国务院. 全民健身计划（2011—2015年）. 2011.
[40] 中华人民共和国国务院. 全民健身计划（2016—2020年）. 2016.
[41] 中华人民共和国国务院. 全民健身计划纲要. 1995.
[42] 中华人民共和国国务院. 关于加强青少年体育增强青少年体质的意见. 2007.
[43] 中华人民共和国国务院. 关于加快发展体育产业促进体育消费的若干意见. 2014.
[44] 中华人民共和国国家体育总局. 全民健身指南. 2017.
[45] 中华人民共和国国务院. 中国儿童发展纲要（2011—2020年）. 2011.
[46] 中华人民共和国教育部. 国家学生体质健康标准. 2014.